코로나19 바이러스
"친환경 99.9% 항균잉크 인쇄"
전격 도입

언제 끝날지 모를 코로나19 바이러스

99.9% 항균잉크(V-CLEAN99)를 도입하여 「안심도서」로

독자분들의 건강과 안전을 위해 노력하겠습니다.

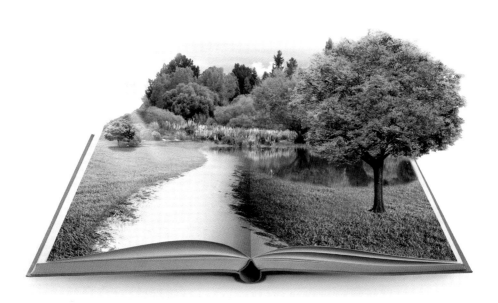

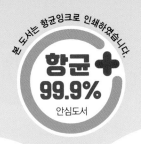

본 도서는 항균잉크로 인쇄하였습니다.

항균 ✚ 99.9%
안심도서

항균잉크(V-CLEAN99)의 특징

◉ 바이러스, 박테리아, 곰팡이 등에 항균효과가 있는 산화아연을 적용

◉ 산화아연은 한국의 식약처와 미국의 FDA에서 식품첨가물로 인증받아 **강력한 항균력**을 구현하는 소재

◉ 황색포도상구균과 대장균에 대한 테스트를 완료하여 **99.9%의 강력한 항균효과** 확인

◉ 잉크 내 중금속, 잔류성 오염물질 등 **유해 물질 저감**

TEST REPORT

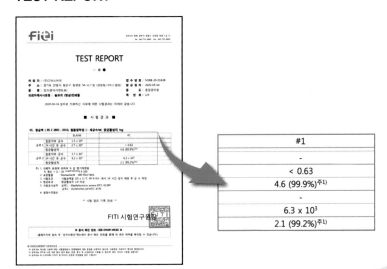

#1
-
< 0.63
4.6 (99.9%)주1)
-
6.3 x 10³
2.1 (99.2%)주1)

Clean Zone

SD에듀
(주)시대고시기획

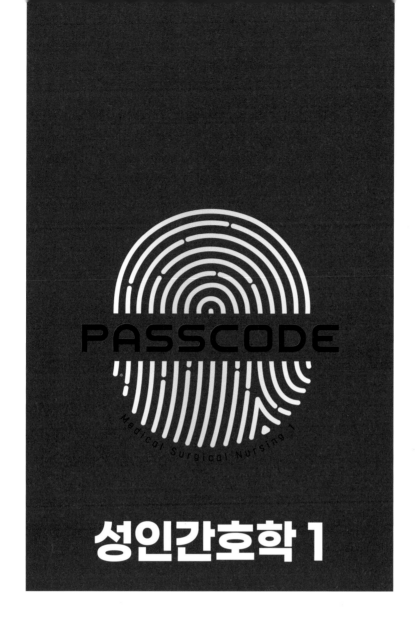

PASSCODE

Medical Surgical Nursing 1

성인간호학 1

SD에듀
(주)시대고시기획

Always with you

사람이 길에서 우연하게 만나거나 함께 살아가는 것만이 인연은 아니라고 생각합니다.
책을 펴내는 출판사와 그 책을 읽는 독자의 만남도 소중한 인연입니다.
SD에듀는 항상 독자의 마음을 헤아리기 위해 노력하고 있습니다.
늘 독자와 함께하겠습니다.

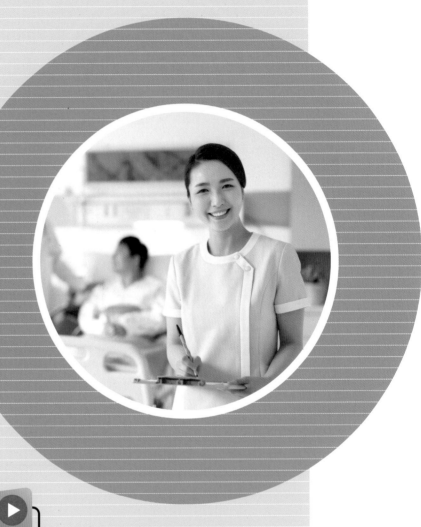

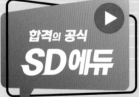

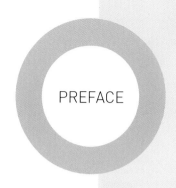

PREFACE

해마다 간호사 국가고시를 통해 면허를 받고 의료 혹은 보건현장에 배치되는 간호 인력은 2만 여명이 넘는다. 법이 정한 자격을 갖추고 국가면허시험을 통과하면 국가로부터 면허와 자격을 부여받는 간호사에게는 일정한 법적 지위와 특권이 주어진다. 간호사의 각종 의무와 책임은 바로 이러한 법적 지위에서 나오는데 이처럼 국가와 사회가 인정한 공인된 지위를 보통 전문적 지위라고 한다. 간호사라는 전문적 지위를 정당하게 받기 위한 첫 번째 관문이 바로 간호사 국가시험이다. 즉, 간호사가 되기 위한 최소한의 기준이라고 할 수 있다.

본 교재는 간호사 국가고시 대비 기본서로 최근 출제경향에 따른 핵심이론으로 구성하였기에 간호사 국가고시를 준비하는 간호 학생들에게 유용성을 더한 교재이다. 또한 각 단원에 상세한 해설을 첨부한 출제유형문제로 이론을 한 번 더 되새길 수 있다.

이 교재로 공부한 많은 간호 학생들이 합격의 기쁨을 나누면서 이 시대의 건강을 책임질 수 있는 리더로서 우뚝 서길 바란다.

공저자 올림

시행처

한국보건의료인국가시험원

개요

간호사는 의사의 진료를 돕고 의사의 처방이나 규정된 간호기술에 따라 치료를 행하며, 의사 부재 시에는 비상조치를 취하기도 한다. 환자의 상태를 점검·기록하고 환자나 가족들에게 치료, 질병예방에 대해 설명해 주는 의료인을 말한다.

수행 직무

- 간호사는 간호 요구자에 대한 교육·상담 및 건강증진을 위한 활동의 기획과 수행, 그 밖의 대통령령으로 정하는 보건활동을 임무로 한다(의료법 제2조 제2항 제5호).
- 대통령령으로 정하는 보건활동이란 다음의 보건활동을 말한다(의료법 시행령 제2조).
  - 「농어촌 등 보건의료를 위한 특별조치법」 제19조에 따라 보건진료 전담공무원으로서 하는 보건활동
  - 「모자보건법」 제10조 제1항에 따른 모자보건전문가가 행하는 모자보건 활동
  - 「결핵예방법」 제18조에 따른 보건활동
  - 그 밖의 법령에 따라 간호사의 보건활동으로 정한 업무
- 모든 개인, 가정, 지역사회를 대상으로 건강의 회복, 질병의 예방, 건강의 유지와 그 증진에 필요한 지식, 기력, 의지와 자원을 갖추도록 직접 도와주고 간호대상자에게 직접 간호뿐만 아니라 교육, 설명, 지시, 조언, 감독, 지도 등의 중재적 활동을 수행한다(의료법 제2조 및 동법 시행령 제2조, 대한간호협회 간호표준).

응시 자격

- 평가인증기구의 인증을 받은 간호학을 전공하는 대학이나 전문대학(구제(舊制) 전문학교와 간호학교를 포함한다)을 졸업한 자
- 보건복지부장관이 인정하는 외국의 학교를 졸업하고 외국의 간호사 면허를 받은 자

시험 시간표

구 분	시험과목(문제수)	교시별 문제수	시험 형식	입장시간	시험시간
1교시	1. 성인간호학(70) 2. 모성간호학(35)	105	객관식	~ 08:30	09:00 ~ 10:35 (95분)
2교시	1. 아동간호학(35) 2. 지역사회간호학(35) 3. 정신간호학(35)	105	객관식	~ 10:55	11:05 ~ 12:40 (95분)
3교시	1. 간호관리학(35) 2. 기본간호학(30) 3. 보건의약관계법규(20)	85	객관식	~ 13:00	13:10 ~ 14:30 (80분)

※ 보건의약관계법규 : 감염병의 예방 및 관리에 관한 법률, 검역법, 국민건강보험법, 국민건강증진법, 마약류 관리에 관한 법률, 보건의료기본법, 응급의료에 관한 법률, 의료법, 지역보건법, 혈액관리법, 호스피스 · 완화의료 및 임종과정에 있는 환자의 연명의료결정에 관한 법률, 후천성면역결핍증 예방법과 그 시행령 및 시행규칙

시험 과목

- 시험과목 : 8과목
- 문제수 : 295문제
- 배점 : 1점 / 1문제
- 총점 : 295점
- 문제 형식 : 객관식 5지 선다형

합격 기준

- 전 과목 총점의 60% 이상, 매 과목 40% 이상 득점한 자를 합격자로 한다.
  ※ 과락 기준 : 정답 문항이 성인간호학 28문항, 모성간호학 · 아동간호학 · 지역사회간호학 · 정신간호학 · 간호관리학 14문항, 기본간호학 12문항, 보건의약관계법규 8문항 미만인 경우
- 응시자격이 없는 것으로 확인된 경우 합격자 발표 이후에도 합격이 취소된다.

GUIDE

구 분	일 정	비 고
응시원서 접수	• 2022년 10월경 • 국시원 홈페이지 [원서 접수] 메뉴 • 외국대학 졸업자로 응시자격 확인서류를 제출하여야 하는 자는 접수기간 내에 반드시 국시원 별관(2층 고객지원센터)에 방문하여 서류 확인 후 접수 가능함	• 응시수수료 : 90,000원 • 접수시간 : 해당 시험직종 접수 시작일 09:00부터 접수 마감일 18:00까지
시험 시행	• 2023년 1월경 • 국시원 홈페이지 – [시험안내] – [간호사] – [시험장소(필기/실기)] 메뉴	• 응시자 준비물 : 응시표, 신분증, 필기도구 지참(컴퓨터용 흑색 수성사인펜은 지급함) ※ 식수(생수)는 제공하지 않습니다.
최종합격자 발표	• 2023년 2월경 • 국시원 홈페이지 [합격자조회] 메뉴	휴대전화번호가 기입된 경우에 한하여 SMS 통보

※ 상기 시험일정은 시행처의 사정에 따라 변경될 수 있으니 한국보건의료인국가시험원 홈페이지(www.kuksiwon.or.kr)에서 확인하시기 바랍니다.

회 차	연 도	접수인원	응시인원	합격인원	합격률(%)
제62회	2022	24,367	24,175	23,362	96.6
제61회	2021	23,064	22,933	21,741	94.8
제60회	2020	22,586	22,432	21,582	96.2
제59회	2019	21,511	21,391	20,622	96.4
제58회	2018	20,870	20,731	19,927	96.1
제57회	2017	20,356	20,196	19,473	96.4
제56회	2016	18,755	18,655	17,505	93.8

CONTENTS

CONTENTS

1부

안전과
안위 간호

간호사 국가고시

성인간호학 I

Always with you

사람이 길에서 우연하게 만나거나 함께 살아가는 것만이 인연은 아니라고 생각합니다.
책을 펴내는 출판사와 그 책을 읽는 독자의 만남도 소중한 인연입니다.
(주)시대고시기획은 항상 독자의 마음을 헤아리기 위해 노력하고 있습니다. 늘 독자와 함께하겠습니다.

성인간호 총론

간호사 국가고시

성인간호학 I

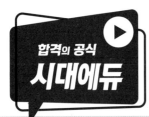

수분의 균형 및 불균형

1 세포외액량 결핍 및 과다

(1) 세포외액량 결핍

① 세포외액량 결핍의 개요

    ㉠ 혈장액, 간질액 감소를 의미한다.

    ㉡ 수분 균형을 회복시키기 위해 세포에서 혈관으로 수분이 이동되므로 세포 내 수분 손실을 초래할 수 있다.

    ㉢ 수분소실 → 혈액량 감소 → 말초혈관 수축, 심박동수 증가

    ㉣ 유 형
- 고장성(Hyperosmolar) 세포외액량 결핍 : 수분 상실 > 전해질 상실
- 등장성(Iso-osmolar) 세포외액량 결핍 : 수분 상실 = 전해질 상실
- 저장성(Hypoosmolar) 세포외액량 결핍 : 수분 상실 < 전해질 상실

② 병태생리 및 원인

    ㉠ 세포외액량 병태생리
- 세포외액의 수분손실로 혈액량이 감소되면 압수용체(Baroreceptor)에 의해 감지되어 말초혈관이 수축되고 심박동수가 증가한다.
- 수분손실로 혈청 내 나트륨의 농도가 증가하면 삼투수용체(Osmoreceptor)에 감지되어 갈증이 유발되며, 고삼투성을 감소시키기 위해 세포에서 혈관 내로 수분이 이동하는 보상기전이 일어나고, 이 과정이 실패하면 탈수를 초래한다.

    ㉡ 원인 : 수분, 나트륨이 섭취되는 것보다 더 많이 빠져나가기 때문에 발생한다.
- 불충분한 섭취 : 의식장애, 연하곤란, 금식, 혼수, 갈증, 감각의 손상
- 배설 증가 : 위장관(설사, 구토, 흡인), 신장(요농축 불능, 과다한 요배설, 요붕증), 폐(과다한 환기, 기관절개술), 피부(과다한 발한, 화상, 고열)

③ 증상 : 세포외액량 결핍증상 및 병태생리적 근거

증상 및 징후		병태생리적 근거
의식이 있는 경우 갈증이 있다.		세포가 수분 부족으로 탈수가 일어나면 시상하부의 삼투수용체가 갈증을 자극하기 때문
피부 탄력성 저하		간질액 감소는 피부조직을 서로 붙게 하기 때문
피부와 점막이 마름		세포가 마르기 때문
안구 함몰(심한 경우)		안구의 수분 장력이 감소하기 때문
체온 상승		수분결핍으로 증발이 일어날 수 없다.
불안감, 안절부절못함, 혼수(심한 경우)		뇌세포의 탈수 때문
빈 맥		순환성 허탈을 보상하기 위해 심장이 빨리 뛰기 때문
호흡수 증가		순환부족으로 인한 산소 공급저하를 보상하기 위해
수축기압 15mmHg, 이완기압 10mmHg 이상 하강		등장성 수분 손실의 경우 혈장량이 부족하게 되어 수축기압이 떨어지기 때문
맥압 감소, 중심정맥압 감소		정맥 귀환의 감소
누운 자세에서 경정맥을 볼 수 없다.		정맥 귀환의 감소
체중 감소		수분 결핍
핍 뇨		저혈량증에 대한 신장 반응 때문
검사 결과	혈청 삼투압 농도 증가(>295mOsm/kg)	용질보다는 수량의 손실이 많기 때문
	혈청 내 Na이 증가하거나 정상(>145mEq/L)	Na보다 수분량의 손실이 많거나 등장성 수분 손실로 혈장 내 Na은 정상 범주에 있을 수 있다.
	BUN의 증가(>25mg/dL)	혈액의 농축 때문에 상승될 수 있다.
	고혈당(>120mg/dL)	혈액의 농축 때문에 상승될 수 있다.
	Hct 상승(>55%)	등장성 용액 상실 시 Hct는 정상일 수 있다.

④ 간호중재
  ㉠ 사 정
    • 활력징후 : 혈압 저하, 맥박 증가, 체온 상승, 호흡 증가
    • 체중감소
    • I/O : 갈증, 소변량 감소
    • 의식상태
    • 임상검사 결과 : Hct, 혈장 나트륨 농도, BUN 및 혈청 크레아티닌
    • 피부상태
  ㉡ 중 재
    • 구강이나 정맥으로 수분 보충(용액의 종류는 체액손실의 형태에 따라 등장액 또는 저장액으로)
      → 수액을 너무 빨리 주입하면 뇌부종, 폐수종 발생
    • 적절한 영양 공급
    • 심장, 신장, 간 질환자는 수액공급에 따른 합병증 감시를 위해 중심정맥압(CVP)과 폐동맥압 (PAP)을 모니터
    • 필요시 변형된 트렌델렌버그 체위
    • 피부, 구강간호
    • 혼돈 대상자는 Side rail, 필요시 억제대 적용

(2) 세포외액량 과다

혈장액, 간질액 증가, 혈량 과다증을 말한다.

① **병태생리** : 세포외액량 과다 시 정수압 증가로 수분이 조직으로 이동되어 말초부종과 폐수종을 유발한다.

② **원 인**

  ㉠ Na^+ 증가 : Na^+의 경구/정맥 공급 증가, 알도스테론 투여로 Na^+의 재흡수가 증가한다.

  ㉡ 심장, 신장질환

  ㉢ 화상, 단백질 결핍증이 회복되면서 혈관 내로 체액이 이동한다.

  ㉣ 저장액으로 관장이나 위세척 시 발생한다.

  ㉤ 항이뇨호르몬 부적절 시 나타나는 분비 증후군

③ **증상** : 세포외액량 과다증상이 나타나는데 병태생리적 근거는 다음과 같다.

증상 및 징후		병태생리적 근거
계속적인 자극적인 기침		고혈량으로 인해 폐포에 수분이 축적되었기 때문
호흡 곤란		폐에 수분의 울혈 때문
폐의 시끄러운 소리		정수압의 상승으로 폐포가 수분으로 울혈되었기 때문
청색증		수분으로 채워진 모세혈관에 산소 교환의 손상 때문에 오는 폐수종의 후기 증상
반좌위에서 경정맥의 정체 강한 맥박, 혈압 상승		• 수분의 과다로 정맥 귀환이 지연되기 때문 • 말초혈관의 수분 과다 때문
제3심음(S3)		심실의 채워짐은 지연되고 초기 이완기에 심실이 급히 채워짐으로서 심실의 과다 정체 때문
하지에 요흔성 부종		모세혈관의 정맥 쪽 끝에 삼투압이 간질압을 초과하여 수분이 혈류 내로 들어 올 수 없기 때문
천골 부위 부종		누운 자세에서는 천골 부위가 가장 신체를 지지하는 부위이기 때문
체중 증가		1L의 체액정체는 약 1kg의 체중 증가 초래
의식 수준의 변화		뇌부종으로 인한 권태감, 혼돈, 두통, 무기력
검사 결과	혈청 삼투압 농도 (<275mOsm/kg)	수분량에 비해 용질이 적은 희석된 체액을 의미
	혈청 내 Na 변화 (<135mEq/L, >145mEq/L)	Na 정체나 수분 정체의 양에 따라 혈청 내 Na량은 정상이거나 감소되거나 상승할 수 있다.
	Hct의 감소	혈액이 희석되었기 때문
	요비중 1.010 이하	소변이 희석되었기 때문

④ **부종** : 간질조직, 체강에 체액이 과다 축적된다.

  ㉠ 발생기전

   • 혈관 정수압 증가 : 혈장이 간질로 빠져나와 부종을 일으킨다.

   • 정수압 : 수분의 압력이 높은 곳에서 낮은 곳으로 이동하는 원리

   • 혈장 교질 삼투압 감소 : 체액이 혈관 안쪽에서 간질로 빠져나와 부종이 나타난다.

   • 교질 삼투압 : 혈장 단백질에 의해 나타나는 압력

   • 림프관 폐쇄 : 림프부종

   • 나트륨, 수분 정체 : 혈액량 증가, 정수압 증가, 교질 삼투압 감소로 부종이 나타난다.

   • 고장성 용액의 투여 시 수분이 세포 내 → 혈관으로 빠져나온다(세포가 탈수되어 쪼그라든다).

안심Touch

ⓛ 형 태
- 요흔성 부종(Pitting edema) : 압력을 가할 경우 함몰 부위를 남기는 경우
- 비요흔성 부종(Nonpitting edema) : 얼굴, 눈 주위 같이 피하조직이 성긴 곳에 발생

⑤ 간호중재
ㄱ 사정 : 활력징후(강한 맥박, 혈압상승), 호흡음(악설음, 천명음), 천골과 하지의 요흔성 부종, 정맥울혈, 체중, I/O, 의식수준(뇌부종)
ㄴ 중 재
- 예방 : 정맥주입의 경우 속도 조절(Infusion pump 이용)
- 이뇨제, 안지오텐신 전환효소 억제제(ACE inhibitor), 베타차단제(Beta-blocker), 강심제 (Digitalis)
- 저염식이, 수분제한
- 심부전 환자는 침상안정
- 하지부종 대상자는 오래 서 있거나 다리를 꼬고 앉지 않도록 한다.
- 침상머리 30~45° 상승 : 정맥귀환량 증진

출제유형문제 최다빈출문제

1-1. 응급실을 방문한 55세 환자가 오심, 구토 증상을 호소하고 혈액 검사상 Hemoglobin이 17, Hematocrit이 54%인 환자의 간호중재는?

① 혈액투석을 한다.
② 수혈을 한다.
③ 이뇨제를 투여한다.
❹ 정맥으로 수분을 공급한다.
⑤ 구강으로 수분섭취는 금지한다.

해설
세포외액 결핍의 간호중재
- 탈수에 대한 간호중재 시행
- 구강으로 식염수 제공

1-2. 세포외액량 결핍증과 관련있는 내용은?

① 체온이 하강한다.
② 혈류를 극대화시키기 위해서 쇄석위로 눕힌다.
③ 다뇨가 나타난다.
❹ 피부의 탄력성이 저하된다.
⑤ 기침이 나타난다.

해설
세포외액량 결핍
세포외액량 결핍은 혈관 내 혈장과 간질액이 감소된 상태로 저혈량증을 일으키는 가장 흔한 원인이다. 이때에는 간질액 감소로 인해 피부 탄력성이 저하되고 체온증발에 필요한 수분이 부족하여 체온이 상승한다. 또 저혈량증에 대한 신체의 보상반응으로 인해 시간당 30mL 이하의 핍뇨가 나타난다. 그 밖의 증상으로는 갈증, 불안감, 안절부절못함, 심한 경우 혼수, 빈맥, 수축기압과 이완기압의 이상 하강, 맥압과 중심정맥압의 감소, 정맥귀환량 감소, 체중 감소 등이 있다.

1-3. 심한 오심과 구토, 발한 증상이 있는 탈수 환자의 사정 결과로 예상되는 것은?

① 맥압 증가
② 요비중 감소
❸ 구강점막 건조
④ 헤마토크리트 감소
⑤ 적혈구침강속도 증가

해설
세포외액량 결핍증상
• 갈증, 근육의 약화, 피부탄력성 저하
• 피부와 점막의 건조
• 안구함몰, 불안감
• 안절부절못함
• 두통, 혼동, 혼수, 체온상승
• 빈맥, 체중감소, 핍뇨

1-4. 세포외액량 과다 시 나타나는 증상으로 옳은 것은?

① 회색변
❷ 호흡곤란
③ 체온상승
④ 소변비중 감소
⑤ 피부 탄력성 감소

해설
세포외액량 과다 시 나타나는 증상
• 체중증가, 부종, 경정맥 팽창
• 호흡곤란, 계속적 기침
• 강한 맥박, 혈압 상승
• 의식수준의 변화 : 뇌부종에 의함
• 청색증

1-5. 세포외액량 과다 증상으로 옳은 것은?

① 경정맥 소실
② 혈압, 맥박 감소
③ 체중감소
④ 교질삼투압 증가
❺ 요비중 감소

해설
세포외액량 과다
세포외액량 과다증상으로는 계속적인 기침, 호흡곤란, 강한 맥박, 폐 잡음, 청색증, 경정맥 울혈, 혈압상승, 사지부종, 폐수종, 하지에 요흔성 부종, 체중증가, 의식수준 변화, 교질삼투압 감소(275mOsm/kg 이하), 요비중 감소(1.010 이하) 등이 있다.

1-6. 단백 용액을 빠르게 투여한 환자가 갑자기 자극적 기침, 호흡곤란을 보이며 경정맥(목정맥)이 과다 팽창되었다. 검사 결과 혈청 내 나트륨이 135mEq/L, 소변검사 결과 비중이 1.010 이하로 나왔다. 이 환자에게 의심되는 수분 불균형 현상은?

① 세포내액 결핍
② 세포내액 과다
③ 세포외액 결핍
❹ 세포외액 과다
⑤ 아나필락시스 쇼크

해설
세포외액 과다(고혈량)
• 수분과다로 고혈량
• 원인 : 혈관질환, 신장질환, 수분과다섭취, 고단백용액 빠른 투여
• 병리 : 혈관증가 → 혈관의 정수압 증가 → 조직으로 수분 이동 → 부종, 혈장교질삼투압 감소→ 혈관 내 수분이 간질액으로 이동 → 부종
• 증상 : 계속적인 자극적 기침, 호흡곤란, 폐의 시끄러운 소리, 목정맥의 팽창, 소변비중의 감소, 혈청 내 나트륨 감소, Hematocrit 감소, BUN 감소, 이뇨증상, 혈청 내 삼투압농도 275mOsm/kg 이하, 중심정맥압과 폐모세관 쐐기압 증가
• 치료 및 간호 : 이뇨제 및 강심제 투여, 염분과 수분 제한, 부종 시 피부 간호, 신체 압박수위 상승, 탄력스타킹 적용, 알부민 부족 시 단백질 섭취

2 세포내액량 결핍 및 과다

(1) 세포내액량 결핍

① 정의 : 세포 내 수분소실이 아주 심한 상태

② 원인 : 고나트륨혈증, 세포외액량 결핍

③ 병태생리 및 증상

   ㉠ 세포의 탈수

   ㉡ 갈증, 발열, 핍뇨, 중추신경계 변화(혼돈, 무의식, 뇌출혈)

④ 간호 : 탈수환자에게 투여 가능한 용액 : 혈장과 비슷한 농도의 용액-등장성 용액(0.9% 생리식염수, 하트만 용액)

(2) 세포내액량 과다(수분 중독증)

① 정의 : 너무 많은 물에 희석된 상태, 용질의 결핍 상태, 세포부종

② 원 인

   ㉠ 0.45% 생리식염수와 같은 저삼투성 용액 정맥 내 과다 투여(용질 결핍)

   ㉡ 5% 포도당과 같은 등장성 용액 정맥 내 과다 투여(수분 과다)

   ㉢ 항이뇨호르몬 부적절분비 증후군(SIADH)

③ 증 상

   ㉠ 뇌압 상승 초기 증상 : 두통, 행동 변화, 불안, 흥분, 지남력 상실

   ㉡ 뇌압 상승 후기 증상 : 서맥, 혈압 상승, 맥압 상승, 호흡수 증가

   ㉢ 동공의 크기 변화, 운동 및 감각 기능 저하

④ 간호중재

   ㉠ 사정 : 의식수준, 활력징후, 동공반응, 체중, I/O

   ㉡ 중 재

   • 예 방

     정맥주입의 경우 흐름, 속도 조절(Infusion pump 이용)

     혈청 전해질 농도 감시

   • 뇌압의 변화가 있을 경우, 의식수준, 활력징후 지속적 감시

   • 혼돈이나 지남력 상실, 운동실조 등으로 인한 낙상사고 예방 → 침상난간 올리기

   • I/O 기록, 체중변화 확인, 필요시 수분제한

출제유형문제 최다빈출문제

2-1. 세포내액량 과다가 나타나는 경우는?

❶ 0.45% 염화나트륨 수액의 과다투여

② 불감성 수분소실

③ 항이뇨호르몬 감소로 소변량 과다

④ 혈청 내 삼투압 295mOsm/kg 이상

⑤ 혈청 Na^+ 증가 혹은 정상

2-2. 다음은 세포내액량 과다에 관련된 설명이다. 옳은 것은?

① 중재하기 위하여 0.45% 생리식염수를 정맥 주입한다.

❷ 불안, 흥분, 지남력 변화 등 뇌압 상승의 초기 징후가 나타날 수 있다.

③ 수분을 제한할 필요 없다.

④ 고삼투성 용액의 과다주입으로 인하여 세포내액량 과다가 발생할 수 있다.

⑤ 혈중 소듐 수치가 증가하면 세포내액량이 과다해질 위험이 높아진다.

해설

세포내액량 과다

• 너무 많은 물에 희석된 상태, 용질의 결핍 상태

• 세포부종

• 원인 : 0.45% 생리식염수 등 저삼투성 용액 정맥 내 과다 투여

• 항이뇨호르몬 부적절분비 증후군(SIADH)

해설

세포내액량 과다

③ 세포내액량 감소를 위해 수분을 제한해야 한다.

①, ④ 0.45% 생리식염수 같은 저삼투성 용액의 과다 주입으로 인해 세포내액량 과다가 발생할 수 있다.

⑤ 혈중 소듐(나트륨) 수치 증가 시 세포외액량이 증가한다.

제 2 장

전해질의 불균형

1 나트륨(Na$^+$, Sodium)

(1) 나트륨의 기능

① 세포외액에 가장 많은 양이온

② 세포외액량 조절

③ 산, 염기 조절

④ 효소 반응과 신경근 활동 조절 : 심장·골격근의 수축

(2) 나트륨의 조절

① 혈장 나트륨 수치에 따른 삼투압 변화 → 갈증 중추 반응과 수분이 이동하는 보상기전

② 신장의 사구체 여과율(GFR)

③ 레닌-안지오텐신-알도스테론 체계

④ 항이뇨호르몬(ADH)

(3) 나트륨 불균형

① 정 의

　㉠ 고나트륨혈증(Hypernatremia) : 혈장 나트륨 145mEq/L 이상일 때

　㉡ 저나트륨혈증(Hyponatremia) : 혈장 나트륨 135mEq/L 이하일 때

② 원 인

구 분	고나트륨혈증(Hypernatremia)	저나트륨혈증(Hyponatremia)
원 인	• 나트륨 배설 저하 : Aldosterone 과잉증, 신부전, 쿠싱 증후군 • 나트륨 섭취 증가 • 수분 섭취 감소 : 금식 • 수분 소실 증가 : 대사율 증가, 과다 환기, 감염, 과도한 발열, 설사, 탈수	• 나트륨 배설 증가 : 과도한 발한, 이뇨제, 위장관 배액, Aldosterone 분비 저하, 고지혈증, 신장질환 • 부적절한 나트륨 섭취 : 금식, 저염식이 • 혈청 나트륨의 희석 : 저장성 용액의 과도한 섭취, 신부전, 고혈당, 울혈성심부전, 항이뇨호르몬 부적절분비증후군

안심Touch

③ 증상 및 치료간호

구 분	고나트륨혈증(Hypernatremia)	저나트륨혈증(Hyponatremia)
증 상	• 신경계 : 기면, 혼미, 혼수, 근긴장도 증가, 심부건 반사의 이상, 대사성 산독증, 섬망, 경련 • 심혈관계 : 심근의 수축력 저하, 보상성 빈맥 – 저혈량성 : 체위성 저혈압 – 고혈량성 : 고혈압, 경정맥 팽창, 말초정맥 충혈, 심잡음, 부정맥, 체중증가, 부종 • 호흡계 : 호흡곤란, 수포음, 흉막삼출 • 신장 : 다뇨(고혈량성), 핍뇨(저혈량성) • 갈증, 발열, 체온상승 • 검사 : 혈장 삼투압>295mOsm/kg	• 신경계 : 두통, 불안, 혼돈, 환각, 행동변화, 경련, 두개내압 상승, 근허약감 • 심혈관계 : 수축기압과 이완기압 감소, 체위성 저혈압, 약한 맥박, 빈맥(cf. 고혈량성 저나트륨혈증—혈압은 정상이거나 상승, 강한 맥박) • 호흡계 : 빈호흡, 호흡곤란, 기좌호흡, 신경학적 과호흡, 악설음, 수포음 • 위장관계 : 오심, 구토, 장음 항진, 복부경련, 설사 • 피부, 혀, 점막의 건조 • 검사 : 혈장 삼투압<275mOsm/kg
치료 간호	• 근본적인 원인 교정 • 이뇨제(Lasix)와 포도당 용액 투여 • 저장액 투여 : 0.2% 또는 0.45% 식염수, 5% 포도당액 (포도당은 대사되고 수분만 남아 저삼투질 용액이 됨) • 나트륨 섭취 제한	• Na+ 126~135mEq/L : 수분제한과 균형 잡힌 식이요법 • Na+ 116~125mEq/L : 수액요법(0.9% 생리식염수, 젖산염 링거액) • Na+ 115mEq/L 이하(신경학적 징후 보임) : 고장액 (3% 식염수)을 천천히 주입 • 이뇨제 투여(체액 과다 예방)

출제유형문제 최다빈출문제

1-1. 다음의 증상을 나타내는 환자의 수분 전해질 불균형 증상에 대해서 취해 주어야 할 간호중재는 무엇인가?

피부긴장도 저하, Na+ 150mEq/L, 요비중 1.040, 체위성 저혈압, 체온 38.5°C

① 이뇨제 투여
② Na 섭취 격려
❸ 0.45% N/S 제공
④ 5% 포도당 정맥 투여
⑤ 고장액 주입

해설

수분부족 현상의 증상 및 간호(고삼투성 불균형)

• 증 상
 – 입이 마르고 갈증을 느낀다.
 – 안구 함몰
 – 피부 탄력성이 저하된다.
 – 체온 상승
 – 안절부절못함, 섬망, 경련 또는 사망
 – 핍뇨와 무뇨
 – 요비중이 상승, Hb이 증가한다.
• 간호중재
 – 수분소실의 원인 교정
 – 구강섭취, 정맥 내로 생리식염수 주입
 – 안전도모
 – 섭취량과 배설량 측정
 – 체중증가 활력징후 측정

1-2. 외상으로 인해 뇌 손상을 입은 환자가 있다. 이 환자의 혈중 나트륨 농도는 115mEq/L이다. 이 환자에게 제공할 수 있는 적절한 간호 중재로 옳은 것은?

① 맹물을 마시도록 한다.
② 머리를 심장보다 30° 이상 높은 상태로 유지한다.
③ 항고혈압 약물을 투여한다.
④ 고개를 숙이고 있게 한다.
❺ 수액요법으로 고장액을 IV로 투여한다.

1-3. 고나트륨혈증의 증상으로 옳은 것은?

① 체온 35.8℃, 삼투질 농도 290mOsm/kg 이하
❷ Na$^+$ 148mEq/L, 맥박 108회/분, 혈압 90/50mmHg
③ 혈장 삼투압 275mOsm/kg 이하
④ 장음 항진, 복부경련
⑤ Na$^+$ 115mEq/L, 혼돈, 경련

[해설]
저나트륨혈증 간호중재
• Na$^+$ 126~135mEq/L : 수분제한과 균형 잡힌 식이요법
• Na$^+$ 116~125mEq/L : 수액요법(0.9% 생리식염수, 젖산염 링거액)
• Na$^+$ 115mEq/L 이하(신경학적 징후 보임) : 고장액(3% 식염수)을 천천히 주입
• 이뇨제 투여(체액 과다 예방)

[해설]
고나트륨혈증의 증상
• 정상나트륨 수치(135~145mEq/L)
• 임상증상은 혈청 내 Na 농도가 145mEq/L 이상, 체온상승, 오심과 구토, 갈증, 혼돈과 혼수, 빈맥, 저혈압 혹은 고혈압, 핍뇨, 혈청 내 삼투질 농도 295mOsm/kg 이상 증가 등이다.
④ 저나트륨혈증의 증상이다. 나트륨이 감소되면 평활근을 지배하는 뉴런의 흥분성이 증가된다. 오심, 구토, 장음의 항진, 복부경련, 설사 등의 위장관 증상이 야기된다.
⑤ 저나트륨혈증의 증상이다. 나트륨이 115mEq/L로 떨어지면 혼돈, 환각, 행동변화, 경련 등과 같은 심각한 신경학적 변화가 나타난다.

② 칼륨(K^+, Potassium)

(1) 칼륨의 기능

① 생존에 절대 필요하며, 체내에 저장될 수 없다(매일 섭취).

② 세포 내 주요 양이온(98%가 세포 내 존재, 2%가 세포 외 존재)

③ 세포 내 삼투압 농도를 조절

④ 신경자극 전도 및 신경과 근육을 흥분시켜 골격근, 심근, 평활근의 수축 증진

⑤ 효소반응에 관여하여 세포 내 대사를 돕는다.

⑥ 간에 글리코겐 저장을 도와준다.

⑦ 수소이온과의 교환을 통해 산-염기 균형 유지에 기여한다.

(2) 칼륨의 조절

① 칼륨 배설기관은 신장(사구체에서 여과되며 근위세뇨관과 헨리고리에서 재흡수된다)과 위장관(대변)

② 삼투성 이뇨제 사용 시 근위세뇨관에서 K^+ 재흡수를 방해한다.

③ 알도스테론은 원위세뇨관에서 K^+의 배설량을 증가시킨다.

④ 인슐린은 나트륨-칼륨 펌프를 자극하여 세포 내로 칼륨 흡수를 촉진한다.

당뇨성 케톤산증 치료를 위해 인슐린을 투여하면 K^+가 다시 세포 내로 이동되어 저칼륨혈증이 될 수 있으므로 정맥용 수액에 K^+를 혼합하여 투여해야 한다.

⑤ 산독증 시 → 혈중 H^+ 농도가 높아지면 H^+의 세포 내로의 이동이 증가, 동시에 세포 내의 K^+이 세포 밖으로 방출 → 혈중 이온화된 칼륨(K^+)량이 증가(고칼륨혈증)한다.

⑥ 알칼리증 시 → 혈중 H^+ 농도가 낮아지면, 세포 밖의 K^+이 세포 안으로 이동 → 혈중 이온화된 칼륨(K^+)량이 감소(저칼륨혈증)한다.

※ 칼륨과 관련된 식품

• 칼륨이 많이 들어 있는 음식 : 정제가 덜된 곡류(오트밀, 귀리, 메밀, 팥 등), 과일(대추, 무화과, 곶감, 바나나, 오렌지, 자두, 건포도, 특히 말린 과일), 녹황색 야채(고사리, 미역, 파래, 고추잎, 연근, 마른 버섯, 시금치, 양배추, 토마토 등), 육류(소고기, 돼지고기) 등

• 칼륨이 적은 음식 : 정제된 곡식(밀가루, 백미 등), 과일(귤, 레몬, 사과, 파인애플 등), 야채(옥수수, 무, 콩나물, 고구마, 감자), 닭고기, 조개, 해삼, 인스턴트커피, 콜라, 레몬주스

(3) 칼륨 불균형

① 정 의

  ㉠ 고칼륨혈증(Hyperkalemia) : 혈장 내 K^+ 농도가 5.0mEq/L 이상일 때

  ㉡ 저칼륨혈증(Hypokalemia) : 혈장 내 K^+ 농도가 3.5mEq/L 이하일 때

② 원 인

구 분	고칼륨혈증(Hyperkalemia)	저칼륨혈증(Hypokalemia)

원 인	• K^+ 섭취 증가 : 과도한 정맥주입
	• 세포외액으로의 K^+ 이동 : 산독증, 조직의 이화작용
	• Digitalis 제제 과량투여 : 심근 수축력 감소, 심부정맥 유발
	• 부신피질 장애
	• 신부전
	• 화 상
		• K^+ 섭취 감소
		• 세포 내로 K^+ 유입
		  – 알칼리혈증
		  – 과식 또는 포도당 정맥투여로 인한 인슐린 과다분비
		• K^+ 배출 증가
		  – 이뇨제, 투석
		  – 설사, 변완화제 사용
		  – 지나친 발한
		• K^+ 소실 : 구토, 비위관 흡인

③ 증 상

구 분	고칼륨혈증(Hyperkalemia)	저칼륨혈증(Hypokalemia)
증 상	• 설사, 장 경련 • 골격근 약화, 이완성 마비 • 심부정맥, 심장마비 → 사망 • 허약감, 지각 이상 • 위장관의 산통 • 불안, 예민함	• 복부팽만, 장음 감소, 변비 • 체위성 저혈압 • 골격근 약화, 이완성 마비 • 심부정맥 • 전신 허약감, 심부건반사 감소 • 약한 맥박, 저혈압, 약한 심음 • 근긴장 저하, 호흡이 짧고 약함

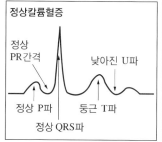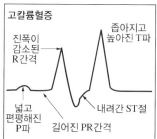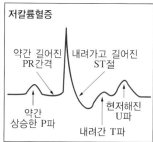

[칼륨 불균형 시의 심전도 변화]

출제유형문제 최다빈출문제

2-1. 설사, 구토가 지속되거나 스테로이드를 장기 복용한 경우 나타날 수 있는 전해질 불균형으로 옳은 것은?

① 저나트륨혈증
❷ 저칼륨혈증
③ 고인산혈증
④ 고칼슘혈증
⑤ 고나트륨혈증

2-2. 다음 중 저칼륨혈증이 발생할 수 있는 상황은?

① Digitalis 과량 투여
❷ 이뇨제 사용
③ 나트륨 배설 증가
④ 저장성 용액의 과도한 섭취
⑤ Vit D 섭취 부족

2-3. 저칼륨혈증을 보일 때 취해야 할 간호중재로 맞는 것은?

① 젖산염 링거액을 주입한다.
② Vit C를 제공한다.
③ 이동 시 골절에 주의한다.
④ Kayexalate 정체관장을 한다.
❺ 시금치, 바나나, 고기를 섭취한다.

해설
저칼륨혈증
• 세포 내로 K^+ 유입
  – 알칼리혈증
  – 과식 또는 포도당 정맥투여로 인한 인슐린 과다분비
• K^+ 배출 증가
  – 이뇨제, 투석
  – 설사, 변완화제 사용
  – 지나친 발한
  – 스테로이드제제 장기 복용
• K^+ 소실 : 구토, 비위관 흡인

해설
① 고칼륨혈증의 원인(심근세포에서 칼륨방출 촉진)이고, ③, ④ 저나트륨혈증의 원인, ⑤ 저칼슘혈증의 원인
저칼륨혈증의 원인
• K^+ 섭취 감소
• 세포 내로 K^+ 유입
  – 알칼리혈증
  – 과식 또는 포도당 정맥투여로 인한 인슐린 과다분비
• K^+ 배출 증가
  – 이뇨제, 투석
  – 설사, 변완화제 사용
  – 지나친 발한
  – 스테로이드제제 장기 복용
• K^+ 소실 : 구토, 비위관 흡인

해설
저칼륨혈증
혈중 칼륨의 농도를 높이기 위해 칼륨의 함량이 높은 오렌지주스, 토마토주스, 시금치, 바나나, 고기 등을 섭취하거나 칼륨을 정맥주사로 투여할 수 있다. 이때에는 ECG를 관찰해야 한다.
① 저나트륨혈증에 대한 설명이다.
②, ③ 고칼슘혈증에 대한 설명이다.
④ 고칼륨혈증에 대한 설명이다.

2-4. 포타슘(칼륨) 수치가 2.8mEq/L인 환자에게 포타슘 투여 시 확인해야 하는 것은?

❶ 심전도
② 요검사
③ 혈당수치
④ 프로트롬빈 시간 지연
⑤ 혈 압

저칼륨혈증의 간호중재
• 저칼륨혈증 : 혈장 내 K^+ 농도가 3.5mEq/L 이하
• 고농도 포타슘 투여는 심혈관계 합병증을 유발할 수 있기 때문에 심장 모니터를 연결, 심장상태변화를 확인하여야 한다.

2-5. 만성 신부전 환자의 전해질 수치가 다음과 같았다. 이 환자에게서 나타날 것으로 보이는 EKG 검사 결과로 적절한 것은?

- Na : 140 mEq/L
- HCO_3^- : 26mEq/L
- K : 7.0mEq/L

① QT간격 증가
② ST분절 상승
③ T파가 넓어짐
❹ 좁고 뾰족한 T파
⑤ 아래로 하강하는 U파

해설
고칼륨혈증
• 혈중 칼륨의 정상치는 3.5mEq/L~5.5mEq/L
• EKG상 좁고 뾰족한 T파와 소실된 P파
• PR 간격 및 QRS파가 넓어진다.

3 칼슘(Ca^{2+})

(1) 칼슘(Ca^{2+})의 기능

① 신경근육의 흥분성을 증가, 근육수축을 증가
② 효소의 반응과 활동 강화
③ 혈액응고 보조(프로트롬빈이 트롬빈으로 전환하는데 필요)
④ 위장관에서 비타민 B$_{12}$의 흡수를 도움
⑤ 뼈의 강도와 밀도 향상

(2) 칼슘(Ca^{2+})의 조절

① 칼슘의 증가는 인의 감소를 초래한다(길항적 작용).
② 칼슘과 인은 주로 뼈와 치아(99%)에 있고 혈액과 조직에 있다.
③ 용해된 칼슘의 절반은 혈장단백질(알부민)과 결합되어 있고, 나머지 절반은 이온화된 칼슘이다.
④ 산독증 시 → 혈장 단백질이 H$^+$과 결합하기 위해 칼슘과 대치되어 이온화된 칼슘(Ca^{2+})량 증가(고칼슘혈증)
⑤ 알칼리증 시 → 단백질 결합형태의 칼슘 증가(Ca^{2+} 감소, 저칼슘혈증), 테타니(Tetany) 발생
⑥ 칼슘 농도 조절하는 호르몬 : 부갑상샘 호르몬(증가), 칼시토닌(감소)
⑦ 장관에서 칼슘 흡수 시 비타민 D가 필요하다.

(3) 칼슘 불균형

① 정 의

ㄱ 고칼슘혈증(Hypercalcemia) : 혈장 칼슘 11.5mg/dL(5.5mEq/L) 이상일 때
ㄴ 저칼슘혈증(Hypocalcemia) : 혈장 칼슘 9mg/dL(4.5mEq/L) 이하일 때

② 원 인

구 분	고칼슘혈증(Hypercalcemia)	저칼슘혈증(Hypocalcemia)

원 인	• 섭취, 흡수 증가
	  – 비타민 D의 지나친 섭취
	  – 과도한 칼슘의 구강 섭취
	• 뼈로부터 칼슘 방출
	  – 부갑상샘 기능항진증
	  – 악성종양(유방암, 폐암, 전립선암, 다발성 골수종 등)
	  – 장기간 부동
	  – 칼시토닌 생성 저하
	• 칼슘 배출 감소
	  – 신부전, Thiazide계 이뇨제 사용
	• 혈액 농축
		• 위장관에서 칼슘 섭취 및 흡수 감소
		  – 칼슘 식이 섭취 부족
		  – 흡수불량 증후군, 유당불내증
		  – 비타민 D의 섭취 부족
		• 칼슘 배출 증가
		  – 신부전의 이뇨기 단계
		  – 설사, 지방변, 상처 배액(위장관)
		• 내분비 장애
		  – 부갑상샘 장애
		• 이온화 칼슘 감소
		  – 고단백혈증
		  – 알칼리증
		  – 급성 췌장염
		  – 고인산혈증

③ 증상 및 간호치료

구 분	고칼슘혈증(Hypercalcemia)	저칼슘혈증(Hypocalcemia)
증 상	• 위장계 : 식욕부진, 오심, 구토, 장유동성 감소 • 신경근계 : 경증-허약감, 피로감, 우울, 집중력 감소 중증-심한 무력감, 감각기능 감소, 혼돈, 혼수 • 심혈관계 : 부정맥, 심장전도 차단, 심장마비, ECG의 변화-ST분절 감소, QT간격 감소 • 비뇨기계 : 다뇨, 신결석, 신부전 • 근골격계 : 뼈의 통증, 골절	• 위장계 : 장유동성 증가, 설사 • 신경근계 : 강직 증상(테타니)-입주변의 뒤틀림, 손가락의 저림, 무감각, 손발의 경련, 후두경련, Chvostek's sign 양성, Trousseau's sign 양성 • 심혈관계 : 심계항진, 부정맥, 약한 맥박, 저혈압, ECG의 변화-QT 간격이 넓어짐 • 근골격계 : 병리적 골절 • 출혈시간의 지연
간 호	• 활력징후, ECG • 유제품, 칼슘 풍부한 음식 제한 • 수분섭취 격려 : 신결석 예방(3,000~4,000mL/일) • 체위변경, 이동 시 골절 주의 • 혼돈, 기면 혼수 시 안전사고 예방 • 소변 산성화 : 칼슘 용해성 증가 　– 칼슘 신석 예방을 위해 산성 식이 : 자두(주스), 비타민 C 제공, 육류, 치즈, 계란 등 • 운 동	• Trousseau's sign, Chvostek's sign 사정 • 활력징후, ECG • 출혈 경향 사정 • 병리적 골절 예방 • 칼슘 식이 : 우유, 치즈, 요구르트, 녹색 채소(부갑상샘 기능저하일 때는 유제품 등이 함유된 음식 제한) • 과도한 우유 섭취는 인의 섭취도 증가시키므로 조절
치 료	• 생리식염수 주입, 이뇨제(Furosemide) 사용 : 칼슘 배설이 나트륨 배출에 의해 촉진된다. • 인 투여 : 구강 혹은 정맥으로 • Etidronate Disodium(Didronel), Gallium Nitrate 투여	• 정맥 내 칼슘 투여(정맥염 주의) • 구강 칼슘 투여 : 비타민 D와 같이 처방 • 운동, 부신피질 호르몬

※ Trousseau's sign : 팔의 상부에 혈압기를 감거나 손목을 꽉 잡고 수 분간 혈액 순환을 억제시키면 손바닥이 굴곡된다.
※ Chvostek's sign : 관자놀이 밑 안면신경 부위를 가볍게 쳤을 때 안면근육 경련이 일어난다.

출제유형문제 최다빈출문제

3-1. 장기 침상안정 환자의 칼슘 유리 방지를 위한 예방법은?

❶ 조기이상
② 수분섭취
③ 우유, 유제품 제한
④ Vit D 투여
⑤ Ca^{++} 투여

칼슘 불균형

장기 침상안정 환자에게 조기이상을 하도록 함으로써 부동으로 인해 뼈에서 칼슘이 상실되는 것을 감소시킬 수 있다.

3-2. 장기간 부동을 하고 있는 환자가 무긴장성 근육반사를 보인다. 다음 중 환자에게서 나타나는 전해질 이상으로 적절한 것은?

❶ 고칼슘혈증
② 저칼슘혈증
③ 고칼륨혈증
④ 저칼륨혈증
⑤ 고나트륨혈증

해설
고칼슘혈증

• 피로감과 전신의 근육 허약
• 반사 감소
• 골다공증(뼈엉성증)
• 뼈의 통증

3-3. 혈중 칼슘수치가 3.5mEq/L일 때 우선적인 간호중재는?

① 생리식염수를 주입한다.
② Vit E를 함께 섭취한다.
③ 병리적 골절을 예방한다.
❹ Vit D와 함께 칼슘을 섭취하여 칼슘의 흡수를 높여 준다.
⑤ 우유를 하루에 1,000mL 이상 섭취한다.

해설
저칼슘혈증

• 정상칼슘수치(4.5~5.5mEq/L)
• 저칼슘혈증의 간호중재로는 Ca의 섭취를 격려하는 것이 필요하다. 칼슘은 Vit D와 함께 복용 시 흡수가 빠르다.
• 우유에는 칼슘과 더불어 인이 함유되어 있으므로 적당량 섭취하는 것이 좋다.

3-4. 부갑상선을 절제한 50세 여성 환자가 얼굴에 경련을 호소하며 응급실을 내원하였다. 피부에 점상출혈이 나타나는 이 환자의 전해질 불균형은?

① 고인혈증
② 저칼륨혈증
③ 저나트륨혈증
❹ 저칼슘혈증
⑤ 저마그네슘혈증

해설
저칼슘혈증

• 원인 : 산증을 지나치게 교정할 때, 부족한 칼슘의 섭취, 과다한 인(유제품)의 섭취, 대사성 알칼리증, 신부전
• 증상 : 신경근육의 흥분 과다, 심계항진, 부정맥, 설사, 호흡곤란, 후두강직, 심계항진, 장운동 증가, 혈청 인 증가, 저혈압, 테타니(급성), 근경련, 출혈시간의 지연, 혈중 칼슘 농도와 인은 서로 역으로 작용하며 저칼슘혈증에서는 혈청 인 농도는 증가한다. 저칼슘혈증은 크보스테크(Chvostek's) 징후(안면근육경련), 트루소 징후(손의 무감각과 저림) 등이 나타난다.
• 치료 : 구강으로 칼슘의 투여, 비타민 D를 섭취하고, 인이 함유된 음식은 피한다.

산-염기 균형

3장

1 산-염기의 균형

(1) 산-염기 조절 체계

체내 산도(pH)는 수소이온(H^+)의 농도에 의해 결정되고, 산-염기의 균형을 위한 탄산(H_2CO_3)으로 중탄산이온(HCO_3^-)의 비율 = 1 : 20

① 혈액완충계

    ㉠ 산-염기 불균형에 가장 빨리, 가장 광범위하게 작용한다.

    ㉡ 약산(탄산, H_2CO_3), 수소이온과 결합할 수 있는 염기성염(중탄산나트륨, $NaHCO_3$)으로 구성된다.

    ㉢ 적혈구(Hb, HCO_3^-, 인산염), 혈장(HCO_3^-, 단백질, 인산염) : 강산과 강염기를 약산과 약염기로 전환한다.

    ㉣ 기타 전해질(K^+, Na^+, Cl^-)과 단백질

② 폐

    ㉠ 산(탄산, H_2CO_3)을 휘발성산인 가스(이산화탄소, CO_2)의 형태로 전환시켜 체외로 배출시킨다.

    ㉡ $CO_2 + H_2O \leftrightarrow H_2CO_3 \leftrightarrow HCO_3^- + H^+$

③ 신 장

    ㉠ 가스로 전환될 수 없는 고정산(황산, 인산, 케톤산, 젖산 등)은 신장에서 소변으로 배설한다.

    ㉡ 소변으로 H^+를 배출하거나, 세뇨관에서 중탄산이온(HCO_3^-), 암모니아, 인의 재흡수를 통해 재생성함으로써 pH를 조절한다.

(2) 산-염기 보상작용

① 산-염기의 균형이 깨질 경우 폐와 신장에서는 질환이 없는 한 일련의 과정을 통해 탄산(산 : H_2CO_3) : 중탄산이온(염기 : HCO_3^-)의 비율 = 1 : 20을 유지하여 정상 pH를 유지한다.

② 신장 질환으로 인해 고정산을 배설하지 못하면 폐가 환기를 증가시켜 휘발성 산인 CO_2를 배출시켜 보상한다.

③ 호흡부전이 있을 때는 신장이 더 많은 염기(HCO_3^-)를 재흡수하거나 H^+를 더 배출시킨다.

(3) 정상 ABGA

구 분	pH	PaO₂	PaCO₂	HCO₃
정상범위	7.35~7.45	80~100mmHg	35~45mmHg	22~26mEq/L

※ 동맥혈의 채취

- 검사를 위한 혈액표본은 혈액응고를 막기 위해 미리 헤파린을 첨가시킨 주사기를 이용하여 요골, 상완 또는 대퇴동맥에서 얻는다.
- 요골동맥에서 채취할 경우 Allen's test를 하여 척골동맥의 혈액순환이 정상인지 확인한다.
- 주사기는 혈액표본 채취 후 공기접촉을 피하기 위해 코르크 마개로 막아두고 분석할 때까지 얼음을 채운 그릇에 보관한다.
- 채혈부위의 출혈을 막기 위해 바늘을 제거한 후 적어도 5분 정도 압박을 가해 눌러준다.

출제유형문제 최다빈출문제

ABGA의 정상 수치로 알맞은 것은?

① PaO₂ 75mmHg, PaCO₂ 45mmHg
② pH 7.3, PaCO₂ 40mmHg
③ HCO₃⁻ 19mEq/L, PaCO₂ 55mmHg
④ HCO₃⁻ 35mEq/L, PaO₂ 80mmHg
❺ pH 7.38, HCO₃⁻ 24mEq/L

해설
동맥혈 가스분석(ABGA)의 정상범위
- PaO₂ : 80~100mmHg
- pH : 7.35~7.45
- PaCO₂ : 35~45mmHg
- HCO₃⁻ : 22~26mEq/L

2 산증 및 알칼리증

(1) 산증(Acidosis)

① 원 인

구 분	호흡성 산증(Respiratory acidosis)	대사성 산증(Metabolic acidosis)

원 인	• 호흡 저하
	  – 만성 폐쇄성폐질환, 신경근 질환, 호흡중추 기능
	    저하 약물(진정제, 마약, 마취제), 중추신경계 질
	    환(척수손상으로 인한 연수의 호흡중추 억압),
	    성인호흡곤란 증후군, CO_2 중독 등
	• CO_2 과다 : CO_2 배출부전
	  – 과다한 대사(패혈증, 화상), 과다한 당질 섭취 등
		• 과다한 비휘발성산 : CO_2 이외의 산이 혈액 내 축적
		• HCO_3^- 소실
		  – 신부전, 조절되지 않는 당뇨병, 요독성 산증, 젖
		    산증, 독물질(아스피린 등) 섭취
		• 염기의 부족
		  – 신세뇨관 산증, 중탄산염의 손실(심한 설사, 장루)
		• 부신기능 부전증

② 증상 및 검사 · 간호

구 분	호흡성 산증(Respiratory acidosis)	대사성 산증(Metabolic acidosis)
증 상	• 두 통 • 흐린 시야, 빈맥 • 부정맥, 기면, 졸림 • 호흡곤란, 과다환기 • 고칼륨혈증	• 뇌척수액 pH 감소 • 두통, 복통 • 중추신경계 억압 증상 사정 : 혼돈, 졸림, 혼수 • 과환기(Kussmaul), pH<7.0일 때 호흡억제 • 고칼륨혈증
검 사	• pH : 7.35 이하 • $PaCO_2$: 45mmHg 이상 • HCO_3^- : 정상	• pH : 7.35 이하 • HCO_3^- : 22mmHg 이하 • $PaCO_2$: 정상이거나 약간 감소
간 호	• 원인 요인 치료 • 환기증진 • 의식수준에 맞는 안전대책 • 마약성 진통제 사용 금지 : 호흡 억제 • 전해질 불균형 조절 • $NaHCO_3$ 정맥 투여	• 원인 요인 치료 • Bicarbonate(중탄산 이온) 투여 • 의식수준에 맞는 안전대책 • 구강간호 : 과환기로 인한 구강건조 관리 • 마약성 진통제 사용 금지 : 호흡억제 • 전해질 불균형 조절 • I/O Check • 수분 공급

(2) 알칼리증(Alkalosis)

① 원 인

구 분	호흡성 알칼리증(Respiratory alkalosis)	대사성 알칼리증(Metabolic alkalosis)

원 인	• 호흡과다 : CO_2 부족 : 호흡 깊이, 횟수 증가로 CO_2
	  과잉배출(과환기)
	  – 저산소혈증(폐기종, 성인호흡곤란 증후군)
	  – 발열, 저산소증에 의한 과다 환기
	  – 과도한 기계 환기
	  – 갑상샘 기능항진증
	  – 호흡 중추의 외상성 자극(중추신경계 손상, 스트레
	    스, 통증, 뇌압 상승)
		• 비휘발성 산 소실 : CO_2 이외의 산의 부족
		• HCO_3^- 증가
		  – 구토, 위 흡인 : 위산의 부족
		  – 제산제나 중조의 과다섭취
		  – 이뇨제 사용으로 인한 저칼륨혈증
		• 염기물질의 과다 섭취(우유알칼리증후군)
		• 과다한 HCO_3^- 재흡수
		  – 쿠싱증후군 또는 알도스테론증

② 증상 및 검사·간호

구 분	호흡성 알칼리증(Respiratory alkalosis)	대사성 알칼리증(Metabolic alkalosis)
증 상	• 저리고 얼얼한 느낌 : 손가락, 발가락의 무감각증, 저림 • 가벼운 두통 • 신경근 흥분성 증가 : 반사항진, 경련 • 저칼륨혈증 • 저칼슘혈증	• 뇌척수액 pH 증가 • 오심, 구토 • 혼돈, 기면, 지각 이상 • 부정맥 • 저칼륨혈증, 저칼슘혈증 • 호흡기의 보상기전으로 느리고 얕은 호흡 • 신장계는 알칼리성 소변배설
검 사	• pH : 7.45 이상 • $PaCO_2$: 35mmHg 이하 • HCO_3^- : 정상	• pH : 7.45 이상 • HCO_3^- : 26mmHg 이상 • $PaCO_2$: 정상이거나 약간 증가
간 호	• 과환기의 급작한 중지는 위험 → 산소화 증진 • 호기된 공기를 다시 호흡 : CO_2의 정체를 통한 CO_2 증가 - 종이봉투 사용 → 혈중 $PaCO_2$ 증가 • 경련(Tetany) 예방을 위한 안전대책 강구	• 원인 요인 치료 • 제산제의 적절한 사용 교육 • 과환기의 급작한 중지는 위험 → 산소화 증진 • 전해질 결핍(칼륨, 칼슘) 보충 • 적절한 수분 섭취 • 이뇨제(Diamox)

(3) 산증과 알칼리증을 확인하는 방법

① 1단계

  ㉠ 산도(pH) 확인으로 산증, 알칼리증 확인 : 7.35~7.45

  ㉡ 산증 <7.35, 알칼리증 >7.45

② 2단계 : 호흡성, 대사성인지 확인한다.

  ㉠ $PaCO_2$(35~45mmHg)가 문제이면 호흡성

   • 호흡성 산증 : >45mmHg

   • 알칼리증 : <35mmHg

  ㉡ HCO_3^- (22~26mEq/L)이 문제이면 대사성

   • 대사성 산증 : <22mEq/L

   • 대사성 알칼리증 : > 26mEq/L

③ 3단계 : 문제 적용

출제유형문제 최다빈출문제

2-1. 다음의 결과는 어떤 상태를 나타내는가?

> pH 7.20, PaCO$_2$ 65mmHg, HCO$_3^-$ 25mEg/L

① 정 상
② 대사성 산독증
③ 호흡성 알칼리증
❹ 호흡성 산독증
⑤ 대사성 알칼리증

2-2. 의식을 잃고 쓰러져 응급실에 실려 온 환자에게 호흡 시 악취가 나며, 혈당검사 결과 400mg/dL, 동맥혈검사 결과 중탄산염이 15mEq/L, 탄산이 1.2mEq/L, 이산화탄소 분압이 40mmHg, pH 7.2로 측정되었다. 이 환자에게 적절한 간호중재는?

❶ Bicarbonate를 투여한다.
② 산소를 공급한다.
③ 기관지 확장제를 투여한다.
④ 체위배액을 실시한다.
⑤ 포타슘을 투여한다.

해설

동맥혈 가스분석(ABGA)
• 1단계 : 산도(pH) 확인으로 산증, 알칼리증 확인 : 7.35~7.45
  – 산증 : <7.35
  – 알칼리증 : >7.45
• 2단계 : 호흡성인지 대사성인지를 확인
  – PaCO$_2$(35~45mmHg)가 문제이면 호흡성
  – 호흡성 산증 : >45mmHg
  – 호흡성 알칼리증 : <35mmHg
  – HCO$_3^-$(22~26mEq/L)가 문제이면 대사성
  – 대사성 산증 : <22mEq/L
  – 대사성 알칼리증 : >26mEq/L

해설

대사성 산증
• 기준 : pH 7.35 이하, 중탄산 : 22mEq/L 이하
• 원인 : 산성물질 과대(신부전, 당뇨성 케톤산증), 금식, 탄산의 감소, 중탄산의 증가
• 염기(중탄산염)소실 : 심한 설사, 장루, 약물, 비위관 흡인, 저혈량증, 고알도스테론, 구토
• 증상 : 두통, 복통, 혼돈, 졸림, 의식 저하, 과다환기(보상성 과호흡), 부정맥(포타슘(칼륨) 과잉)
• 치료 : Bicarbonate(중탄산나트륨, NaHCO$_3$) 투여, 수분과 전해질 대체
• 보상기전 : 호흡수와 깊이 증가, 폐에서 이산화탄소 배출 증가, 신장에서 중탄산이온 형성 증가
※ 정상 동맥혈 가스분석 결과
• pH : 7.35~7.45
• PaO$_2$: 80~100mmHg
• PaCO$_2$: 34~45mmHg
• HCO$_3^-$: 22~26mEq/L
• 탄산 : 중탄산의 비율은 1 : 20
• 대사성 산증과 대사성 알칼리증의 구분은 pH와 HCO$_3^-$이며, 호흡성 산증과 호흡성 알칼리증의 구분은 pH와 PaCO$_2$이다.

2-3. 다음은 급성 호흡곤란 증후군 환자의 동맥혈 가스분석 검사(ABGA) 결과이다. 다음 중 결과를 알맞게 해석한 것은?

> • pH : 7.32
> • pO_2 : 60mmHg
> • pCO_2 : 55mmHg
> • HCO_3^- : 28mEq/L

① 정 상　　　　　❷ 호흡성 산증
③ 호흡성 알칼리증　　④ 대사성 산증
⑤ 대사성 알칼리증

해설
pH가 7.35 이하이고 pCO_2는 45mmHg 이상이므로 호흡성 산증이다.

2-4. 다음 보기와 같은 상태를 설명할 수 있는 것은 무엇인가?

> pH=7.3, pCO_2=55mmHg, pO_2=60mmHg, HCO_3^-=24mEq/L

① 대사성 산증　　　　② 대사성 알칼리증
③ 호흡성 알칼리증　　❹ 호흡성 산증
⑤ 정 상

해설
호흡성 산증
• pH : 7.35 이하
• $PaCO_2$: 45mmHg 이상
• HCO_3^- : 정상

2-5. 호흡 35회, pO_2<60, pCO_2>55, pH 7.2, FiO_2>0.6인 환자에게 우선적으로 수행해야 하는 간호중재는?

❶ 반좌위　　　　　② 진통제 투여
③ 흡 인　　　　　④ 보 온
⑤ 체위배액

해설
호흡성 산증 대상자 간호
• 원인 요인 치료
• 환기 증진(우선순위)
• 마약성 진통제 사용 금지 : 호흡 억제
• 전해질 불균형 조절
• $NaHCO_3$ 정맥 투여

2-6. 환자가 과호흡 시 해 주어야 하는 중재는?

① 산소를 투여한다.
② 반좌위를 취해 준다.
❸ 내뱉은 CO_2를 다시 마시도록 봉지를 대준다.
④ 정맥 수액을 준다.
⑤ 이뇨제를 투여한다.

해설
호흡성 알칼리증
호기된 공기를 다시 호흡 : CO_2의 정체를 통해 CO_2 증가시키기 → 종이봉투 사용 → 혈중 $PaCO_2$ 증가

2-7. 다음 중 호흡성 알칼리증 시 나타날 수 있는 전해질 불균형으로 옳은 것은?

① 고칼슘혈증
② 저나트륨혈증
③ 고마그네슘혈증
④ 고칼륨혈증
❺ 저칼슘혈증

해설
호흡성 알칼리증
• 저칼슘혈증 : pH 상승은 혈액 내의 Ca^{2+} 이온이 단백질이나 다른 음이온들과 결합하도록 하여 생리학적으로 이용 가능한 Ca^{2+}을 저하시킨다. 전체 Ca^{2+} 이온의 총량은 정상일 수도 있다.
• 저칼륨혈증 : H^+ 이온이 세포 밖으로 나옴으로써 동시에 K^+ 이온이 세포 내로 들어가게 된다.

2-8. 대사성 산증 환자의 증상은?

❶ Kussmaul 호흡
② 저산소증
③ 저칼륨혈증
④ 저칼슘혈증
⑤ 강직성 경련

대사성 산증의 증상
• 뇌척수액 pH 감소
• 두통, 복통
• 혼돈, 졸림, 혼수
• 과한기(Kussmaul) : 보상기전
• 고칼륨혈증

2-9. ABGA의 결과가 다음과 같다. 현재 대상자의 산-염기의 균형 상태는 무엇이라고 할 수 있는가?

HCO_3^- 16.0mEq/L, HCO_3^- : H_2CO_3 = 12.5:1, $PaCO_2$ 40.0mmHg, pH 7.2

❶ 대사성 산증
② 대사성 알칼리증
③ 호흡성 산증
④ 호흡성 알칼리증
⑤ 정상상태

대사성 산증
• pH : 7.35 이하
• $PaCO_2$: 정상
• HCO_3^- : 22mEq/L 이하
• pH가 산성이며 $PaCO_2$는 정상이지만, HCO_3^- : $H_2CO_3^-$의 비율이 정상치인 20:1보다 낮다. HCO_3^-가 차지하는 비율이 낮을수록 산성이 된다.

2-10. 동맥혈가스분석 결과가 다음과 같은 환자에게 보상으로 나타날 수 있는 것은?

pH 7.3, PaO_2 98mmHg $PaCO_2$ 44mmHg, HCO_3^- 19mEq/L

① 다 뇨
② 피부발적
❸ 과다환기
④ 체온 상승
⑤ 혈압 상승

대사성 산증
• PaO_2 98mmHg $PaCO_2$ 44mmHg는 정상이다.
• pH 7.3, HCO_3^- 19mEq/L는 낮은 수치이므로 대사성 산증이다.
• 보상작용으로 과다환기가 나타날 수 있다.

2-11. 다음 중 대사성 알칼리증의 임상증상으로 알맞은 것은?

① 호흡기계의 보상기전으로 깊은 호흡을 한다.
❷ 호흡기계의 보상기전으로 얇은 호흡을 한다.
③ 신장의 보상기전으로 산성 소변을 배출한다.
④ ECG상 T파가 보이지 않는다.
⑤ 고칼륨혈증이 나타난다.

대사성 알칼리증의 증상
• 뇌척수액 pH 증가
• 오심, 구토
• 혼돈, 기면, 지각이상
• 저칼슘(테타니)
• 부정맥
• 저칼륨혈증, 저칼슘혈증
• 호흡기의 보상기전으로 느리고 얇은 호흡
• 신장계는 알칼리성 소변배설

2-12. 다음의 혈액검사 결과가 의미하는 것은?

- pH 7.30
- $PaCO_2$ 35mmHg
- HCO_3^- 16mEq/L
- PaO_2 90mmHg

① 정상범위
❷ 대사성 산증
③ 호흡성 산증
④ 대사성 알칼리증
⑤ 호흡성 알칼리증

2-13. 대사성 산독증 대상자의 간호사정 중에서 적합하지 않은 것은?

① 혈장 HCO_3^-이 22mEq/L 이하인지 사정한다.
② 중추신경계의 억압으로 인한 증상을 사정한다.
③ 호흡 깊이의 변화, 횟수를 사정한다.
❹ 저칼슘혈증 증상을 사정한다.
⑤ 회복기에는 전해질 불균형을 예방하기 위해 특히 K^+ 과다상태인지 사정한다.

해설
대사성 산증
- pH 7.35 이하
- HCO_3^- 22mEq/L 이하
- $PaCO_2$ 35mmHg(35~45mmHg가 정상)

해설
대사성 산독증의 증상
- 뇌척수액 pH 감소
- 두통, 복통
- 혼돈, 졸림, 혼수
- 호흡기의 보상기전으로 과환기
- 포타슘 과다

4 제 장

면역반응과 간호

1 염증(Inflammation)

(1) 염증의 개요

① 세포 손상에 대한 일련의 반응으로, 염증성 물질을 중화시키고 괴사 물질을 제거하여 치유와 회복에 적합한 환경을 조성한다.

② 신체부위나 원인과는 상관없이 손상이나 침입이 발생하면 염증반응이 발생한다(cf. 감염(Infection)은 박테리아, 진균, 바이러스와 같은 미생물의 침입에 의한다).

(2) 염증반응

① 혈관반응 단계

    ㉠ 손상 초기에는 혈관이 일시적으로 수축

    ㉡ 곧이어 모세혈관이 이완되어 손상부위 혈류 증가(발적)

    ㉢ 모세혈관 투과성 증가, 혈류 속도 지연 → 부종

② 세포반응

    ㉠ 변연화(Margination) : 모세혈관 내벽으로 호중구와 단핵구가 이동하여 붙음 → 아메바 운동으로 모세혈관 벽을 통해 손상부위로 누출

    ㉡ 화학주성(Chemotaxis) : 백혈구 유도 인자에 의해 호중구와 단핵구 등의 염증세포들이 염증부위로 이동하여 축적

③ 식작용(Phagocytosis) : 호중구와 대식세포 등의 백혈구가 침입자를 섭취하고 효소의 분해 작용으로 침입자를 파괴하여 제거하는 반응

(3) 염증의 증상

증 상	원 인
발 적	혈류 증가(충혈)
열	국소 대사작용 증가
종창(부종)	혈관이 이완되면서 혈액 증가, 간질공간으로 염증성 삼출액 축적
통 증	신경말단 자극 인자 증가, 삼출액에서 나온 화학물질에 의한 신경자극
기능이상	종창, 통증
전신증상	허약감, 권태감(염증반응의 산물이 혈류, 림프관으로 흘러 들어감)

안심Touch

(4) 염증 치유 과정

① 증식 또는 재건(Reconstruction) 단계

㉠ 세포 이동과 재생(상피세포화) : 손상부위 가장자리로부터 상피세포가 이동하며 상처를 덮는다.

㉡ 결합조직의 침착(육아조직, Granulation tissue) : 혈소판과 대식세포에 의해 방출된 성장인자들에 의해 콜라겐 합성과 혈관이 생성되어 육아조직이 형성되며 상피화가 이루어진다.

② 복원 또는 성숙(Maturation) 단계

㉠ 조직수축 : 상처 중심을 향해 조직 전체가 움직여 수축 → 반흔조직이 줄어든다.

㉡ 콜라겐섬유 재형성 : 상처의 장력 증가(cf. 켈로이드(Keloid) : 비정상적으로 많은 양의 교원질의 축적으로 생긴 비후성 반흔조직)

(5) 급성 염증 대상자 간호

① 부종 조절 : RICE

㉠ 휴식(Rest)

㉡ 냉(Ice)

㉢ 압박(Compression)

㉣ 상승시키기(Elevation)

② 염증 감소 : 항염증제제(NSAIDs, 코르티코스테로이드), 항생제

③ 전신반응 모니터

㉠ 고열 : 낮은 열은 세균성장을 지연시키므로 고열은 수액과 해열제로 조절

㉡ 통증 : 염증반응 24~72시간은 냉적용, 그 후에는 열적용을 하여 조절, 진통제

㉢ 영양 : 콜라겐 형성 및 혈관 형성, 조직 형성과 치유를 위해 고칼로리, 고단백, 고비타민 C 식이제공

㉣ 백혈구 증가증, 적혈구 침강속도(ESR) 증가 모니터

㉤ 그 외에 식욕부진, 허약감, 빈호흡, 빈맥 등 모니터

출제유형문제 최다빈출문제

1-1. 염증의 국소반응에서 부종이 나타나는 이유는?

① 림프액이 세포 안으로 유출
② 지방조직으로 체액 유출
③ 프로스타글란딘 감소
❹ 모세혈관 투과성 증가
⑤ 혈류 속도의 증가

해설
염증
염증의 증상 중 종창(국소 부종)은 간질 공간으로 염증성 삼출액과 림프액이 축적되고 혈관이 이완되며 혈액이 증가하는 것이 원인이다.

1-2. 병원성 감염에 의해 조직이 손상되었다. 이에 대한 생체염증반응으로 옳지 않은 것은?

① 종창
❷ 냉감
③ 통증
④ 발열
⑤ 발적

해설
염증의 증상
발열, 발적, 종창, 통증, 기능 상실

1-3. 다음 중 염증의 반응에 해당하지 않는 것은?

❶ 1차 유합
② 식작용
③ 세포반응
④ 혈관반응
⑤ 삼출액 형성

해설
1차 유합은 염증의 회복과정에 해당한다.

1-4. 염증의 원인에 대해 설명한 것 중 적절하지 않은 것은?

① 미생물 감염 : 세균, 진균, 바이러스, 리케차
② 물리적 요인 : 화상, 자외선, 방사선, 전기, 타박상
③ 화학적 요인 : 산, 알칼리, 산화제, 알코올
④ 면역반응 : 즉시형 과민반응, 자가면역
❺ 조직의 괴사 : 대량 출혈

해설
조직의 괴사는 대량 출혈이 아니라 허혈이다.

2 면역과 면역세포

(1) 면역의 개요(용어)

① 면역(Immunization) : 미생물 침입, 종양 단백질과 같은 이물질로부터 인체를 보호하는 반응을 말하며, 면역 반응의 특징은 다음과 같다.

㉠ 특이성 : 이종 항원이 체내에 침입했을 때 이에 대한 특이 항체를 생성하거나 감작된 림프구를 형성하는 특정 항원에 대한 숙주의 특이반응

㉡ 기억성 : 항원을 기억하는 능력, 이로 인해 2번째 이후의 반응은 더 강하고 빠르게 나타날 수 있다.

㉢ 자기 인식성 : 인체의 백혈구는 자기 항원이 있어 자기와 비자기를 구별한다.

㉣ 자기 관용성 : 자기와 비자기를 구별하여 자기구성성분에 대해서는 면역반응이 일어나지 않게 한다.

② 항 원

㉠ 면역반응을 유발하는 물질

㉡ 단백질 형태를 갖춘 화학 물질

㉢ 박테리아, 바이러스, 그리고 이들로부터 유리되는 독소

㉣ 주체(Host) 내의 항체를 생성하게 하는 물질

③ 항 체

㉠ 면역체 또는 면역글로불린(Immunoglobulin)

㉡ 혈청 단백질 중에서 γ-Globulin으로 알려져 있는 부분이 항체의 역할을 한다.

④ 백 신

㉠ 면역계가 반응할 수 있는 항원을 포함한다.

㉡ 박테리아 낭(Capsule)과 같은 병원성 세균의 일부로 사균, 약화된 생균, 비활성화시킨 독소인 유독소(Toxoid)로 구분한다.

(2) 면역 세포

① 호중구(Neutrophile) : 백혈구의 55~70%, 미생물에 대한 즉각적이고 비특이적인 방어로 식작용을 한다.

② 단핵식세포(Mononuclear phagocyte)

㉠ 단세포와 대식세포를 포함, 항원의 존재를 림프구에 알려 주는 역할, 세포성・체액성 매개 면역반응자극

㉡ Cytokines 분비, 자기와 비자기 구분

③ 림프구(Lymphocyte)

㉠ B림프구

• B림프구는 항원에 노출되면 형질세포(Plasma cell)와 기억세포(Memory cell)로 분화

• 형질세포는 항체(면역글로불린) 생성, 체액성 면역

- 면역글로불린의 종류

군	상대적 혈청농도(%)	위 치	특 성
IgG	76	혈장, 간질액	• 태반을 통과하는 유일한 글로불린 • 이차 체액성 면역반응의 주항체
IgA	15	체액(눈물, 침, 모유, 초유)	점막(호흡기, 피부, 위장관)에 분포, 신체 보호
IgM	8	혈 장	• 일차 체액성 면역반응의 주항체 • ABO 항원에 대한 항체 형성
IgD	1	혈 장	• 림프구의 표면에서만 발견 • B림프구 분화 보조
IgE	0.002	혈장, 간질액, 내분비액	• 알레르기 반응의 증상을 일으킴(아나필락시스쇼크) • 비만세포(Mast Cell), 호염기구를 활성화 • 기생충 감염에 대한 방어

- ㉡ T림프구 : 흉선에서 분열 증식되고 성숙
  - CD4+ T세포 : 보조(Helper) T세포
  - CD8+ T세포 : 세포독성 세포
    - Killer T세포 : 세포막상의 항원을 공격하여 세포를 직접 파괴
    - 억제(Suppressor) T세포 : Lymphokines 분비 용해성 소형단백질
- ㉢ 자연살해세포(Natural killer cell, NK cell)
  - 과립성 림프구의 일종
  - 비특이적으로 비자기세포(바이러스 감염세포, 종양세포, IgG로 싸인 표적세포)를 인식하여 파괴한다.

(3) 면역 반응의 매개체 종류

① 보체(Complement)
  - ㉠ 항체와 결합된 세균이나 세포를 살균하거나 용해하는 작용을 하는 단백질로 항체의 기능을 돕는 역할
  - ㉡ 항체분자에 의해 활성화되면 식세포 작용을 강화시키고 혈관 투과성, 화학주성, 세포 용해를 증가
  - ㉢ 혈중에서 불활성 상태로 존재
② 사이토카인(Cytokines)
  - ㉠ 백혈구에서 분비되는 단백질 활성물질
  - ㉡ 인터루킨(Interleukin) : 면역 조절인자
  - ㉢ 인터페론(Interferon) : 항바이러스 작용, 면역조절기능

2-1. 다음 중 조혈모세포 이식을 준비하는 사람이 이식 후 부작용을 예방하기 위하여 실시하는 검사는?

① Coomb's test
② Schilling's test
③ 응고인자 분석검사
④ 전혈검사
❺ 조직 적합성 항원검사

해설
조직 적합성 항원검사
• 공여자의 장기와 수여자 사이에서 세포매개성 면역반응이 일어날 수 있는지를 알아보는 검사이다.
• 대표적인 검사항원으로는 HLA가 있다.

2-2. 신장 이식을 실시한 환자가 퇴원 2주 후 소변량이 감소하고, 크레아틴 수치가 상승하였다. 이때 수행되어야 할 사정으로 옳은 것은?

① 초급성 이식 거부 반응
❷ 급성 이식 거부반응 사정
③ 이식편대 숙주질환 사정
④ 자가면역질환 사정
⑤ 항원-항체 반응 사정

해설
급성 이식 거부반응
• 증상발현시기 : 1주일 이후~3개월까지
• 주요 임상소견 : 발열, 권태감, 요량감소, BUN, Cr 값의 상승, Cr 청소율 저하, 이식신의 증대·경화·혈류량의 감소, 단백뇨, 혈뇨, 림프구뇨
• 처치 : 스테로이드 투여, 방사선 조사

2-3. 이종 단백의 자극으로 생체세포가 생산한 혈청 단백은?

① 항독소   ② 백 신
③ 알레르기원   ④ 항 원
❺ 항 체

해설
항 체
• 면역체 또는 면역 Globulin
• 혈청 단백으로 생체를 보호하는 물질
• 혈청 단백질 중에서 γ-globulin으로 알려져 있는 부분이 항체의 역할

2-4. 혈청항체의 76%를 차지하고 태반을 통해 신생아에게 전달되는 면역글로불린은?

❶ IgG
② IgA
③ IgM
④ IgD
⑤ IgE

해설
IgG
• 상대적 혈청농도(%) : 76
• 위치 : 혈장, 간질액
• 특성 : 태반을 통과하는 유일한 면역글로불린
• 보체 활성화 이차 체액성 면역반응의 주요 항체

2-5. 체내에 침입한 바이러스, 곰팡이 또는 암세포에 대한 면역기전에 관여하는 면역세포로 옳은 것은?

① B림프구
❷ T림프구
③ 세망내피계
④ 보 체
⑤ 대식세포

해설
T림프구의 면역 반응
• 결 핵
• 곰팡이 감염
• 접촉성 피부염
• 이식 거부반응
• 종양 세포의 파괴

3 면역의 종류

(1) 비특이적 면역

① 태어날 때부터 지니게 되는 방어기전-병원체에 상관없이 감염이 되면 일어나는 기전이다.

② 대표적으로 피부, 점막 및 분비물(케라틴층, 피지, 단백질 분해효소, 정상 상주균 등)

③ 백혈구의 식작용

④ 자연 살해세포의 세포 파괴

⑤ 보체의 활성화

⑥ 체액 내 인터페론

⑦ 발열반응

⑧ 염증반응

(2) 특이적 면역

① 체액성 면역(Humoral immunity) = 항체 매개성 면역

　㉠ B림프구의 항체 생성을 통해 일어나는 면역과정

　㉡ 대식세포, T림프구, B림프구가 항원-항체 상호작용을 시작하여 완성

② 세포성 면역(Cell-mediated immunity) = 세포 매개성 면역

　㉠ 항원이 세포 내에 존재함으로써 체액성 면역반응을 일으킬 수 없는 항원에 대한 면역반응

　㉡ T림프구에 의해 일어난다(B림프구와는 달리 항체를 생성할 수 없다).

③ 체액성 면역과 세포성 면역의 비교

특 징	체액성 면역	세포성 면역
관련 세포	B림프구	T림프구, 대식세포
생성물	항 체	감작된 T 세포, 사이토카인
기억세포	존 재	존 재
방 어	• 세균, 바이러스(세포 외) • 호흡기와 위장관 병원체	• 곰팡이, 바이러스(세포 내) • 만성 감염인자, 종양세포
면역 반응의 예	• 아나필락시스 • 아토피 질환 • 수혈 반응 • 세균 감염	• 결 핵 • 곰팡이 감염 • 접촉성 피부염 • 이식 거부반응 • 종양 세포의 파괴

(3) 후천성 특이면역의 유형

구 분	자연적	인공적

능동면역
(항원에 적극적으로 반응하여
특이항체 생성)
	• 질병을 앓고 난 후 획득
	• 이물질에 대한 기억을 통해 발생, 재발하지 않음
	• 수두, 홍역, 볼거리
		• 예방접종 : 심한 질병을 피하게 하는 방어
		  – 생균(소아마비(구강), 홍역, 풍진, 결핵)
		  – 사균(장티푸스, 콜레라, 소아마비(주사용))

수동면역 (=피동면역, 다른 사람이나 동물에서 만들어진 항체를 체내 주입)	태아가 모체에서 받은 면역(모유)	• 인체 감마 글로불린의 주사(다른 사람이나 동물에 의해 이미 만들어진 항체 주입, 면역 반응 즉각적이지만 효과는 일시적, 2~3주) – 광견병, 파상풍, 독사에게 물린 경우

출제유형문제 최다빈출문제

3-1. 다음 중 특이적 방어에 해당하는 것은?

① 호중구
❷ 감작 T림프구
③ 체액 내 인터페론
④ 대식세포의 식작용
⑤ 보체 활성화

해설

면역의 종류
• 비특이적 면역
  – 태어날 때부터 지니게 되는 방어기전, 대표적으로 피부, 점막 및 분비물(예 케라틴 층, 피지, 단백질 분해효소 등)
  – 백혈구 식작용, 자연 살해세포의 세포파괴, 보체의 활성화, 체액 내 인터페론, 발열반응, 염증반응
• 특이적 면역
  – 항체 매개성(=체액성) 면역
  – 세포 매개성(=세포성) 면역

3-2. 다음 중 세포매개성 반응으로 이루어진 면역현상으로 옳지 않은 것은?

① 이식거부 반응
② 결핵반응
③ 접촉성 피부염
❹ 혈청질환
⑤ 종양 세포의 파괴

해설

세포매개성 반응(T림프구)의 예
• 결 핵
• 곰팡이 감염
• 접촉성 피부염
• 이식 거부반응
• 종양 세포의 파괴

3-3. 항생제의 알레르기성 반응을 검사하기 위해 피내주사를 실시한 후, 24~72시간 후에 일어나는 면역반응을 살펴보고자 하였다. 이는 어떠한 면역을 확인하기 위한 검사인가?

① 체액성 면역
② 세포독성 면역
③ 아나필락시스 면역
④ 즉시형 면역
❺ 세포매개성 면역

해설
세포매개성 면역(지연형 과민반응)
• 항체가 관여하지 않아 세포매개성 면역반응이다.
• 반응세포는 T림프구
• 24시간 이전까지 분명하지 않다가 24~72시간에 반응이 정점에 달한다.
• 투베르쿨린 반응, 장기이식 후 숙주질환, 이식거부반응
• 박테리아, 바이러스, 곰팡이 간염, 알레르기성 접촉성 피부염

3-4. 김씨는 예방접종을 받은 경험이 없는데 A형 간염 항체를 가지고 있다. 다음 중 김씨에게 해당하는 면역은?

① 선천 면역
② 자연수동면역
③ 획득수동면역
④ 획득능동면역
❺ 자연능동면역

해설
후천적 특이면역
유형 : 자연능동면역(질병을 앓고 난 후), 인공수동면역(예방접종), 자연수동면역(모체로부터), 인공수동면역(면역글로불린 주사)
⑤ A형 간염 항체는 모체로부터 획득되는 면역이 아니며, 김씨는 예방접종 경험이 없으므로 자연능동면역에 해당

4 면역 결핍증

(1) 선천성 면역결핍 질환

① 선천성 면역결핍 : 태아기 때 면역계 중 필수적 기능을 하는 부분이 잘 발달하지 못해 발생하며, 매우 다양하나 실제 빈도는 낮다.

② 종 류

    ㉠ 간세포 결핍
- T림프구의 부족이 B림프구의 부족보다 심하게 나타나 발생하며, T림프구의 성숙에 결함이 생긴다.
- 1년 이내 사망에 이르며, 골수이식이 유일한 치료법이다.

    ㉡ 항체형성 결핍
- 골수에서 간세포가 B림프구로 성숙되지 못하는 질환
- 호흡기 감염, 자가면역 질환이 호발하며, IgA 결핍, 아토피성 질환이 호발한다.

    ㉢ 세포-매개성 면역 결핍
- 흉선의 기능저하로 발생
- 장기들의 기형

    ㉣ 보체기능 이상
- 유전성 보체인자의 부족으로 발생한다.
- 전신성 홍반성 낭창 및 결합조직 질환이 잘 발생한다.

(2) 후천성 면역결핍 질환(Acquired immune deficiency syndrome, AIDS)

① 후천성 면역결핍

    ㉠ 원인균 : HIV(Human immunodeficiency virus)

    ㉡ 전파경로 : 성적 접촉, 혈액 및 혈액제제, 모체로부터의 전파

② 병태생리

    ㉠ HIV 인체 침입 → CD4+ Helper T세포 공격 → 손상된 Helper T세포와 파괴된 세포 잔여물을 식세포가 식균 → HIV 저장 및 증식소 역할

    ㉡ 감염된 T세포 내에서 정상 인체 DNA 대신 바이러스 RNA 생산, 복제 → 면역계 파괴

    ㉢ HIV 감염된 대식세포 : 바이러스 저장소로 활동

③ 질병 단계

    ㉠ 1단계
- 급성 감염기, CD4+ T세포의 일시적 감소(정상 CD4+ T : 800~1,200개/μL)
- 감기몸살 증상
- 2~3주 후 완전 소멸
- CD4+ T세포수는 일시적으로 감소되었다가 회복

- © 2단계
  - 무증상적 감염기, CD4+ T세포 : 500개/μL 이상
  - 7~15년
  - 건강한 일상생활수행
  - 자신이 감염되었다는 것을 모르기 때문에 전염성이 높다.
- © 진행기
  - CD4+ T세포 : 200~500개/μL
  - 초기에 볼 수 없었던 증상 악화 : 지속적인 발열, 야간 발한, 만성 설사, 두통, 피로 등
  - 면역체계 기능 저하 : 구강 인두의 칸디다증, 질칸디다증, 카포시육종, 구강백반증
- ② 만성 감염
  - 후기 AIDS
  - 에이즈 관련 복합증상 : 기회감염 증가, 악성 질환, 소모성 질환, 치매

④ **진단적 사정** : HIV 감염 후 6~12주 후 항체 형성
- ③ 항체검사
  - 효소면역분석법(Enzyme-linked immunosorbent assay, ELISA)
  - ELISA 양성 반복이면 : WB(Western blot) 검사, IFA(Immunofluorescence assay) 검사
- © 바이러스 배양
- © 바이러스 부하 검사
- ② 림프구수
- ① CD4/CD8 세포수

⑤ **검사결과 해석**
- ③ HIV 양성
  - 반드시 에이즈임을 확정하지는 못한다.
  - 앞으로의 질병예측이 불가능하고, 다른 사람에게 전파할 수 있다.
  - 항체가 계속 존재한다.
  - 장기기증은 안 된다.
- © HIV 음성 : 항체가 존재하지 않으며 감염이 안 되어 있다. 지속적 예방이 필요하다.

⑥ **간호중재**
- ③ 치료약물 : 칵테일 약물요법(바이러스 증식 억제 목적)
  - Nonnucleoside 역전사 효소 억제제
  - Nucleoside 역전사 효소 억제제 : Zidovudine(AZT)
  - Nucleotide 역전사 효소 억제제
  - 단백질분해효소 억제제
  - 세포 내 침입 억제제
- © 감염의 예방
  - 피부통합성, 호흡기, 소화기 상태의 세심한 평가와 신체사정이 필요하다.
  - 건조한 피부는 로션으로 마사지한다.

- 주삿바늘 사용 후 캡을 다시 씌우지 않는다(대부분 사용 후 캡을 씌우면서 찔린다).
- 성관계 시 콘돔을 사용하도록 교육한다.
- 주삿바늘, 면도기, 칫솔을 따로 사용한다.
- 단순한 피부접촉, 가벼운 키스, 포옹은 감염위험이 없다.
- 호중구수가 500개/cm^3 이하인 환자 : 엄격한 무균술
- 피임 권유(주산기 전파율 25%, 약물 치료 시 2%)

ⓒ 영양상태 증진
- 식욕부진, 오심, 구내염, 연하곤란 등의 원인의 사정 및 섭취 개선을 위한 적절한 전략의 개발
- 고열량, 고단백 식이를 자주 제공
- 식전의 구강간호, 다른 사람과 식사하는 것, 즐거운 환경을 만들기 등 음식 섭취를 도울 수 있는 방법을 격려한다.
- 장관염이 있는 경우에는 장의 휴식을 위해 구강섭취를 제한한다.

ⓔ 의사소통 증진
- 감정을 표현할 수 있게 돕는다.
- 여러 분야의 자원을 이용한다.

ⓜ 피로 감소
- 충분한 야간 수면을 취하도록 한다.
- 대상자의 활동에너지를 보유할 수 있는 환경을 조성한다(예) 대상자가 사용하는 물건은 손닿기 쉬운 곳에 둔다).

ⓗ 두려움의 감소
- 두려움을 확인하고 두려움을 다루는 환자의 방법을 사정한다.
- 지지그룹을 이용하도록 격려한다.

ⓢ 사회적 상호작용을 유지하도록 한다.

출제유형문제 최다빈출문제

4-1. 다음 중 HIV 감염에 대한 위험요인으로 적절한 것은?

① 피임기구 사용
② 감염된 환자와의 대화
③ 청결하지 못한 식습관
❹ 감염된 혈액으로 수혈
⑤ 비말감염

해설

HIV 감염의 경로

HIV는 오염된 혈액이나 오염된 주삿바늘에 의해 감염될 수 있고 성행위가 문란하거나 성행위 상대가 여러 명인 경우에도 감염의 위험성이 있다. HIV 감염된 산모에서 태어난 신생아의 25%는 HIV에 감염되어 태어난다.
②, ⑤ 일상적인 대화나 비말로는 감염되지 않는다.
③ 식습관과는 관련이 없다.

4-2. 에이즈 환자의 감염경로를 파악할 때 사정해야 하는 것은?

❶ 다른 환자와 주사기를 같이 사용한 적이 있는지
② 입 안에 다른 상처가 있었던 적이 있는지
③ 공공 모임에 얼마나 참여하는지
④ 식기를 같이 사용했는지
⑤ 외국 여행을 한 적이 있는지

해설
HIV의 감염경로
• 체액 내에 생존함으로 체액을 통해 감염된다.
• 성적 접촉, 혈액 및 혈액 제제 접촉, 모체 전파 등의 경로를 통해 감염된다.

4-3. HIV 감염을 예방하기 위해서 간호사가 주의해야 할 일과 관련있는 것은?

❶ 환자의 체액이 튈 것이라 예상되면 마스크를 낀다.
② 환자가 사용한 식기를 살균 소독한다.
③ 양압 처리한 1인실에 환자를 격리한다.
④ 감염된 여성과 성관계를 할 수 없다.
⑤ 환자와 대화하는 것을 최대한 지양한다.

해설
HIV 감염경로
• HIV는 성적 접촉, 혈액 및 혈액제제, 모체로부터 전파된다.
• 환자가 사용한 식기는 따로 처리하지 않아도 된다.

4-4. 후천성 면역결핍을 일으키는 바이러스 경로이다. 가장 적합하지 않은 것은?

① 감염된 산모의 태아 출생 시
② 성적 접촉으로 인해
③ 마약 중독자의 주삿바늘 교차 사용 시
❹ 감염된 모기, 진딧물에 의해
⑤ 감염된 사람의 혈액 수혈 시

해설
HIV의 감염경로
• 직접적인 성 접촉
• 감염된 혈액, 오염된 주삿바늘 등에 노출
• 감염된 모체로부터 태어난 신생아의 감염

4-5. 에이즈 환자 간호로 옳은 것은?

① 사회적으로 격리하여 보호, 관찰한다.
② 식사를 같이 하지 않는다.
③ 피부접촉, 가벼운 키스는 자제해야 한다.
④ 주삿바늘, 면도기, 칫솔은 같이 사용해도 된다.
❺ 카포시육종, 폐렴 등 감염증상을 관찰한다.

해설
AIDS 간호중재
• 건조한 피부는 로션으로 마사지한다.
• 주삿바늘 사용 후 캡을 다시 씌우지 않는다.
• 주삿바늘, 면도기, 칫솔 따로 사용한다.
• 성관계 시 콘돔을 사용하도록 교육한다.
• 단순한 피부접촉, 가벼운 키스, 포옹은 감염 위험은 없다.
• 호중구수가 500개/cm^3 이하인 환자 : 엄격한 무균술

5 **과민반응=알레르기 반응**

(1) 과민반응

① 이전에 노출된 항원(알레르기원)에 대한 지나친 면역반응이며, 조직손상이 있을 수 있다.

② 발생과 강도

ㄱ 숙주의 방어력

ㄴ 항원의 성질과 농도

ㄷ 인체 침입경로

ㄹ 항원노출 → 위의 조건에 따라 반응 정도가 달라진다.

③ 알레르기원(Allergen) : 과민반응을 나타나게 하는 물질로, 유형별 유발물질은 다음과 같다.

ㄱ 흡인성 : 꽃가루, 먼지, 동물 비듬, 진균 등

ㄴ 섭취성 : 음식(달걀, 우유, 견과류, 땅콩, 갑각류, 생선, 초콜릿 등), 식품 첨가물, 약물

ㄷ 접촉성 : 비누, 나무, 꽃가루, 라텍스 등

ㄹ 주사약물 : 이물혈청, 약물(Penicillin, Aspirin, Tetracycline, Sulfonamide, Insulin, 국소마취제, 항암제 등), 벌독

ㅁ 감염원이나 박테리아

ㅂ 자가알레르기원 : 체내에 존재

ㅅ 기타 : 감정적 스트레스, 열/냉 공기, 태양광선, 연기, 과도한 운동

(2) 알레르기 매개물질

① Mast cell의 화학적 매개물질

ㄱ Histamine : 혈관 투과성 증가, 평활근 수축, 수용체 자극

• 기관지 평활근을 수축 : 천명음, 기관지 청련

• 후두부종, 두드러기, 혈관부종, 홍반, 두드러기

• 위나 점막세포의 분비 증가 : 오심, 구토, 설사

• 쇼크

ㄴ 혈소판 활성화 인자(Platelet activating factor, PAF) : 혈소판 분비 및 응집, 혈관 확장 자극
→ 저혈압, 폐동맥압 상승

② 아라키돈산 대사산물

ㄱ Leukotrienes

• 기관지 평활근 수축, 혈관투과성 증가

• 세기관지의 지속적인 경련 유발, 평활근에 히스타민 작용 강화

ㄴ Prostaglandin

• 혈관 이완 자극, 평활근 수축

• 피부의 팽진과 발적, 저혈압, 기관지 경련

③ Serotonin(혈소판에서 유리) : 혈관투과성 증가, 평활근 수축 → 점막부종, 기관지 수축

④ Kinins : 느리고 지속적인 평활근 수축, 혈관투과성 자극, 점막 분비 자극, 통증 수용체 자극 →
통증을 동반한 혈관부종, 기관지 수축

(3) 과민반응의 유형

유 형	관련 항체	발현시간	매개물질	증상 및 질환
제1유형 아나필락틱	IgE	즉 시	비만세포 : 히스타민, 류코트리엔, 프로스 타글란딘	• 아나필락시스 쇼크 : 과민반응 중 가장 심각 - 소양증, 부종, 콧물 → 호흡곤란, 청색증, 천명음 • 아토피성 : 음식, 약물에 의해 발생(예방이 최선) - 건초열, 기관지 천식, 아토피 피부염, 알레르기, 두드러 기(담마진)
제2유형 세포독성	IgG, IgM	즉 시	보체 용해 조직 내 대식세포	• 수혈반응 : 혈액형이 다른 경우 • 두통, 요통, 흉통, 오심, 구토, 빈맥, 저혈압
제3유형 면역복합체성	IgG, IgM	즉시 또는 지연	호중구 보체 용해	• 항원-항체 복합체가 과도하게 형성되어 축적된 기관에서 발병 : 사구체염, 류머티스 관절염, SLE • 혈청질환 : 이종혈청을 주사한 경우 - 부종, 열, 두드러기
제4유형 지연성	없 음	24~72시간	사이토카인, T세포, 단핵구, 대식세포	• 접촉성 피부염 • 투베르쿨린 반응 • 장기이식 거부 반응

(4) 진단적 검사

① 임상병리검사 : IgE과 호산구 증가 : 제1형 과민반응 의심
② 피부검사

  ㉠ 아나필락시스 쇼크 경험이 있는 경우 검사 금물 : 검사 시-산소공급, 에피네프린 피하주사, 항히
    스타민, 아미노필린 정맥주사 준비
  ㉡ 긁는 검사(Scratch test) : 안전하여 소아나 민감한 환자에게 실시
  ㉢ 첩포검사(Patch test) : 알레르기원을 피부에 부착 후 반응 확인, 접촉성 피부염 진단
  ㉣ 피내 반응 검사(Intradermal test) 주사 후 10~20분 후 반응, 가장 정확한 방법

(5) 치료 및 간호중재

① 과민반응 증상의 예방, 완화에 중점을 두고, 항원을 피하는데 드는 비용, 약물치료 비용 등을 고려하
  여 환자가 결정한다.
② 알레르기원 확인과 회피 : 약물, 먼지, 꽃가루, 곤충
③ 환경통제 : 카펫, 화분, 애완동물금지, 침구와 커튼 등은 세탁이 용이한 면직 이용
④ 약물요법

  ㉠ Antihistamine

    • 부종이나 가려움증 치료에 효과적, 기관지 수축 예방에는 효과가 작다.
    • Histamine에 의한 혈관투과성 증가, 혈관평활근의 이완을 억제한다.

ⓒ 교감신경자극제 Epinephrine(Adrenaline)
- α작용 : 혈관 수축(내장, 혈관, 피부, 골격근), 동공산대
- β_1작용 : 심박수 증가, 심근 수축력 증대, 장관이완
- β_2작용 : 혈관 확장(내장, 혈관, 피부, 골격근), 기관지 확장

ⓒ Aminophylline
- 약리작용 : β-수용체 자극과 같은 효과
- 직접 호흡기의 평활근 이완, 신장에 직접 작용하여 이뇨작용을 일으킨다.

ⓔ Corticosteroid
- 각종 염증성 질환에 항염증제로 사용한다.
- 또한 면역억제나 호르몬 대체요법으로 사용한다.

ⓜ 비만세포 안정제
- 비강 분무제, 알레르기 비염과 천식 치료제
- 비만세포에 작용하여 탈과립되지 않도록 세포 안정

ⓗ Leukotrien 수용체 길항제 : 구강 투여, 알레르기 비염과 천식 치료제

⑤ 면역요법(탈감작 요법)
ⓐ 제1유형 IgE 매개형 과민반응 치료에 사용
ⓑ 방 법
- 정확한 양의 알레르기원을 일정기간 규칙적으로 주사
- 횟수를 거듭하면서 알레르기원의 용량 증가

ⓒ 탈감작 요법 시 주의할 점
- 주사용 항원용액병은 냉장고에 바로 세워서 보관한다.
- 항원 주사 시 아나필락시스 쇼크에 대비하여 응급처치 준비를 해야 한다.
- 주사하기 직전에 항원의 양과 보관날짜, 항원의 이름과 대상자를 확인한다.
- 전 회의 주사 시 부작용이 없었는지 확인, 발적이나 부종들의 부작용은 항원이 다량 주입되었음을 의미하므로 바로 보고한다.
- 환자가 정규 주사계획을 지키지 않은 경우에는 전문의에게 알려서 다시 항원의 양을 희석하고 재계획을 짜도록 한다.
- 상박에 피하 주사하며, 아나필락시스 쇼크에 대비하여 매 주사 시마다 부위를 변경하는 것이 바람직하다.
- 항원의 용량을 정확히 측정하기 위하여 1cc 주사기를 사용한다. 주사 후 20분간 환자를 관찰하여 머리 부분의 소양감, 손바닥의 가려움증, 전신소양감, 둔해지는 감각, 인후부종, 쇼크 등의 유무를 확인하고 이런 증상들이 발생되면 곧 응급처치를 해야 한다.
- 가장 소량에서 차츰 최대 농도가 될 때까지 알레르기원을 증가시킨다.

ⓓ 아나필락시스(Anaphylaxis) : 제1형의 과민반응의 가장 치명적인 상태이며, 알레르기원에 노출된지 수 초~수분 내에 영향이 나타난다.

증 상	• 콧물, 재채기, 충혈, 눈물 • 광범위한 혈관확장, 심박출량 감소, 심각한 기관지 협착
관 리	• 적절한 환기와 조직관류 유지 • 기도 유지, Fowler's 체위 • 필요시 1:1,000 Epinephrine 0.3~0.5mL, 10~15분 간격으로 반복 피하 투여 • 고용량의 산소투여 • 수액 정맥 투여 • 두드러기, 혈관부종, 기관지 경련 의심, 항경련제(Anticonvulsive), 항히스타민제, 코르티코스테로이드 사용 • 쇼크, 기도 폐쇄, 심부정맥, 위 내용물의 흡인, 발작 등의 징후 관찰 • 24시간 이내에 아나필락시스의 재발 관찰 • 대상자와 가족지지

◎ 라텍스(Latex) 알레르기 : 규칙적으로 라텍스에 노출되는 경우 발생하고, 제I형, 제IV형으로 발생한다.

유형별 증상	제1형	• 접촉한 후 즉시 발생 • 피부 발적, 두드러기, 비염, 결막염에서 아나필락시스 쇼크
	제4형	• 접촉 후 6~48시간 후 지연 발생 • 건조, 소양감, 열창, 피부 균열, 발적, 부종, 가피 등

출제유형문제 최다빈출문제

5-1. 알레르기 비염이 나타난 환자에게 가장 먼저 취해 주어야 하는 중재는 무엇인가?

① 몸을 따뜻하게 해 준다.
❷ 알레르기 위험인자를 제거한다.
③ 기관지 확장제를 투여한다.
④ 수분공급을 한다.
⑤ 항콜린제제를 투여한다.

해설
알레르기 비염 중재
• 가장 흔한 알레르기 질환으로서 꽃가루, 먼지 등의 흡입에 의하여 상기도에 국한되어 나타나는 즉시형 과민반응의 결과
• 특이한 환경적 알레르기원이 확인되면 대상자가 확인된 항원을 피하거나 접촉을 금하도록 하는 회피요법이 가장 우선적으로 해 주어야 할 중재

5-2. 즉시형 과민반응에서 면역글로불린 E(IgE)가 비만세포를 자극해 히스타민이 방출되어 나타나는 증상으로 옳은 것은?

❶ 모세혈관 투과성이 증가되어 홍반이 생긴다.
② 혈소판 응집이 일어난다.
③ 기관지 평활근이 이완된다.
④ 변비가 생긴다.
⑤ 호흡음이 사라진다.

해설
즉시형 과민반응의 증상
• 기관지 평활근을 수축 : 천명음, 기관지 경련
• 작은 세정맥의 확장 : 홍반, 부종, 두드러기
• 위나 점막세포의 분비 증가 : 설사

안심Touch

5-3. 항원에 대한 IgE 항체가 생성된 후 히스타민과 같은 매개물을 분비하여 발생하는 과민반응은?

❶ 천 식
② 치료 기간은 6개월 정도 소요
③ 여러 종류의 알레르기원을 한 번에 투여
④ 치료 시작부터 월 1회 알레르기원을 투여
⑤ 소량의 알레르기원으로 시작한 용량을 점차 증가

|해설|
Type 1 즉시형 과민반응
• IgE에 의한 즉시형 과민반응은 가장 흔한 유형이다.
• 알레르기원이 체내에 들어오는 경로에 따라 알레르기성 비염, 천식, 아나필락시스 등이 있다.

5-4. 항생제 투여 후 다음과 같은 반응이 나타났을 때 우선적으로 투여해야 하는 약물은?

> • 의식수준의 저하
> • 하의 부종
> • 호흡곤란, 갑작스러운 혈압 하강
> • 불규칙한 맥박

① 도파민
② 아트로핀
❸ 에피네프린
④ 스테로이드
⑤ 항히스타민제

|해설|
아나필락시스 쇼크
• 음식 섭취, 약물 투여 또는 곤충에 쏘이는 등의 원인으로 인해 IgE에 의해 급격한 알레르기 반응이 나타난다.
• 기관지 경련 및 수축, 호흡곤란, 천명음이 나타난다.
• 혈류량이 줄어 쇼크 증상이 나타난다.
• 피부 또는 점막에 두드러기, 소양감이 나타나고 입술이나 혀에 혈관부종이 생긴다.
• 가장 우선적으로 호흡곤란을 해결해야 하므로 에피네프린을 투여한다.
• 항히스타민제나 스테로이드를 통해 염증반응을 줄일 수 있다.

5-5. 다음 중 약물로 인한 아나필락시스 쇼크를 예방하기 위한 방법은?

① 저체온증 예방   ❷ 피부 반응 검사
③ 아미노필린 투여   ④ 정맥 투여로 확보
⑤ 항히스타민제 투여

|해설|
아나필락시스 쇼크의 예방
• 아나필락시스 쇼크의 예방은 알레르기원을 최소화하거나 알레르기 반응을 보이는지에 대한 여부를 미리 알아보는 등의 예방이 필요하다.
• 항히스타민제 투여는 예방이 아닌 치료의 단계에서 사용해야 하는 방법이다.

5-6. 알레르기 검사 후 24~72시간 뒤에 반응을 볼 수 있었다. 이 면역반응에 해당하는 것은?

❶ 세포성 면역
② 세포독성 과민반응
③ 체액성 면역
④ 면역복합체성 과민반응
⑤ 아나필락틱성 과민반응

|해설|
제4유형 지연성 과민반응
알레르기 반응 유형 중 하나로 발현시간은 24~72시간이며 매개물질은 사이토카인, T세포, 대식세포 등이다. 이러한 매개물질과 관련되어 있는 면역은 세포성 면역으로 세포성면역은 T림프구, 대식세포와 관련되어 있으며 생성물은 감작된 T세포, 사이토카인이다.

5-7. 페니실린 주사 직후 아나필락틱 반응을 일으킨 환자 간호 중 옳은 것은?

① 교감신경 억제제를 투여한다.
② 기관지 이완을 방지하기 위해 에피네프린을 투여한다.
③ 즉시 저감작요법을 시작한다.
❹ 혈압상승제를 투여한다.
⑤ 구강으로 수분을 섭취하도록 격려한다.

아나필락시스 쇼크 치료
• 기도개방 유지, 산소투여
• 정맥선 개방 유지
• 에피네프린, 항히스타민제, 코르티코스테로이드 제제
• ECG
• 5분 간격으로 활력징후 관찰

5-8. 알레르기를 가진 환자 간호 시 우선적으로 고려해야 할 간호원칙은?

① 다른 신체질환과의 관계성 여부를 확인한다.
② 휴식과 영양공급에 대한 중요성을 교육한다.
❸ 알레르기원을 파악하여 피하도록 한다.
④ 정서적인 지지로 자아 존중감을 유지하도록 한다.
⑤ 약물요법에 대한 부작용을 교육한다.

해설
알레르기 환자 교육
알레르기를 가진 환자는 증상의 예방이나 완화에 중점을 둔다. 우선적으로 알레르기원을 피하는 예방이 필요하다.

5-9. 응급실에 내원한 환자의 다음 사정결과로 예상되는 것은?

• 땅콩을 섭취한 후부터 갑자기 숨 쉬기가 어려워진다.
• 쉰 목소리, 두드러기, 입과 눈 주위 부종, 청색증, 천명음
• 혈압 90/50mmHg

① 심장성 쇼크　　　　② 지연형 과민반응
❸ 아나필락시스 쇼크　④ 세포독성 과민반응
⑤ 면역복합체 과민반응

해설
아나필락시스 쇼크
• 조영제, 항생제 등 약물, 음식, 독, 곤충 등에 의한 과민반응으로 나타난다.
• 기관지 부종에 의한 목소리 변화, 천명음, 두드러기, 부종, 호흡부전에 의한 청색증 등의 증상을 보인다.

5-10. 곤충에 의한 전신적 알레르기 반응으로 호흡곤란, 발진 등을 보이는 환자에게 우선적으로 해야 하는 간호는 무엇인가?

① 수혈을 한다.
② 상처를 붕산수로 소독한다.
❸ 에피네프린을 주입한다.
④ 상처 부위를 압박한다.
⑤ 침상안정을 취하게 한다.

해설
아나필락시스 쇼크 치료
• 기도개방 유지, 산소투여
• 정맥선 개방 유지
• 에피네프린, 항히스타민제, 코르티코스테로이드 제제
• ECG
• 5분 간격으로 활력징후 관찰

5-11. 탈감작요법을 설명한 것이다. 옳지 않은 것은?

① 제1유형(IgE 중개형) 과민반응 치료에 사용한다.
② 항원용액병은 냉장고에 바로 세워서 보관한다.
③ 상박에 주사하며 항원용량을 정확히 측정하기 위해 1cc 주사기를 사용한다.
❹ 확인된 알레르기원을 희석하여 용액으로 조제 후 근육으로 주입한다.
⑤ 주사 후 20분간 소양감이나 둔해지는 감각, 인후부종, 쇼크 등을 관찰한다.

해설
탈감작요법
• 제1유형(IgE 중개형) 과민반응 치료에 사용한다.
• 항원용액병은 냉장고에 바로 세워서 보관한다.
• 상박에 주사하며 항원용량을 정확히 측정하기 위해 1cc 주사기를 사용한다.
• 확인된 알레르기원을 희석하여 용액으로 조제 후 피하로 주입한다. 점차 양을 늘려 항원에 둔해지게 하는 방법이다.
• 주사 후 20분간 소양감이나 둔해지는 감각, 인후부종, 쇼크 등을 관찰한다.
• 쇼크에 대비한 응급처치를 한다.

5-12. 알레르기 환자에게 탈감작 요법을 실시할 때 가장 주의해야 할 사항은?

① 같은 용량을 반복적으로 주입한다.
② 같은 부위에 요법을 실시한다.
③ 주사 후 1분간 관찰한다.
④ 항상 일정한 간격을 두고 실시해야 한다.
❺ 아나필락시스 반응에 주의한다.

해설
탈감작 요법은 알레르기원을 희석하여 보통 피하주사하고 점차 용량을 증가하면서 일정기간 규칙적으로 주사하는 것이다. 매 주사 시마다 부위를 변경해야 하며 아나필락시스 쇼크에 대비하여 응급처치를 준비해야 한다.

5-13. 알레르기 치료로 탈감작요법을 실시하기 전에 환자에게 교육할 내용은?

① 알레르기원을 정맥으로 주입
② 치료 기간은 6개월 정도 소요
③ 여러 종류의 알레르기원을 한 번에 투여
④ 치료 시작부터 월 1회 알레르기원을 투여
❺ 소량의 알레르기원으로 시작한 후 용량을 점차 증가

해설
탈감작요법 시 간호중재
• 알레르기원을 피하로 주사 또는 설하약으로 복용한다.
• 권장되는 치료기간은 최소 3년 이상이다.
• 여러 종류의 알레르기원을 혼합하여 투여할 수도 있으나 이로 인해 치료 효과 및 유효 농도가 달라질 수 있어 가능한 단독으로 처방된다.
• 일반적인 투여 간격은 주 1~2회이다.
• 아주 소량으로 시작해 투여량을 서서히 늘려가며 신체를 적응시킨다.

5-14. 알레르기 반응에 대한 설명이다. 옳은 것은?

① 면역 반응의 결과로 조직이 손상된 것이고, 이 숙주를 알레르기원이라고 한다.

② 과민반응은 알레르기원에 1회 노출되었을 때 발생한다.

③ 노출 강도가 약할수록 강한 면역반응이 나타나 비가역적인 장애를 갖게 된다.

④ 과민반응은 발생 강도, 숙주의 방어조직, 항원에 노출된 정도에 관계없이 나타난다.

❺ 알레르기원은 히스타민, 세로토닌, 브래디키닌 등 매개물질을 방출시킨다.

[해설]
과민반응
과민반응은 발생강도, 숙주의 방어력, 항원의 본질과 농도, 항원의 노출 정도, 인체 침입경로 등에 따라 반응의 정도가 달라진다.

5-15. 아나필락시스 쇼크에 대한 설명 중 옳은 것은?

❶ 아나필락시스 쇼크와 관련된 Immuno-globulin은 IgE이다.

② 과거 주사했던 항생제는 그대로 주사해도 상관없다.

③ 환자의 과거력은 확인하지 않아도 된다.

④ 주사 후에 굳이 환자의 반응을 관찰할 필요는 없다.

⑤ 쇼크 반응은 24~72시간에 일어나므로 오랜 시간 반응을 관찰해야 한다.

[해설]
아나필락시스 쇼크
②, ③ 과거 주사했던 항생제에 대한 대상자의 반응을 사정한다.
④ 주사 후에는 약물에 대한 알레르기 반응과 같은 부작용이 있는지 관찰해야 한다.
⑤ 지연성 과민반응에 대한 설명이다.

5-16. 아나필락시스성(즉시형 과민반응)의 반응으로 옳은 것은?

① 국소적 조직괴사

② 혈청병

③ 급성 사구체신염

④ 접촉성 피부염

❺ 약물 알레르기

[해설]
아나필락시스성(즉시형 과민반응)
• 아나필락시스성 쇼크
• 아토피성 알레르기
• 건초열(알레르기성 비염)
• 기관지 천식
• 아토피성 피부염
• 식품 알레르기
• 약물 알레르기
• 두드러기

5-17. 알레르기성 비염 환자에게 항히스타민제 투여 시 가장 우선적으로 간호가 필요한 부작용은?

① 고혈압, 설사

② 발한, 구강궤양

③ 호산구 증가

④ 저혈압, 식욕부진

❺ 졸림, 어지럼증

[해설]
항히스타민제
항히스타민제의 부작용은 변비, 땀 분비 감소, 졸림, 어지러움증, 시야장애, 구강에 인후 건조, 광선과민증, 오심, 구토이다.

6 자가면역질환

(1) 정의 및 발생기전

① 정의 : 자가항원에 대한 면역관용(자신의 체조직 구성성분에 대해서는 면역반응을 일으키지 않는다)
이 깨지면서 이에 대한 세포성・체액성 면역 반응을 일으키는 질환

② 자가면역질환의 종류

전신질환	전신성 홍반성 낭창, 류머티스 관절염, 진행성 전신성 경화증(공피증), 복합성 결체조직 질환
혈 액	자가면역성 용혈성 빈혈, 면역성 혈소판 감소성자반증
신경・근육계	다발성 경화증, 길랑 바레 증후군, 중증 근무력증
내분비계	에디슨 질환, 갑상샘염, 제Ⅰ형 당뇨병
위장기계	궤양성 대장염
신 장	Goodpasture 증후군, 사구체 신염
눈	포도막염

③ 발생기전

㉠ 자기항체의 변화, 조절장애

㉡ 항원 격리에 의한 비정상적인 염증반응

㉢ 바이러스가 정상적인 면역기능을 방해한다.

㉣ 특정 가족에게 발생률이 높아 유전적 소인과 관련 있다.

㉤ 여성에게 빈번하여 성호르몬과 관련 있다.

㉥ 노인에게 빈발하여 노화과정과 연관 있다.

㉦ 변형된 항원, 교차반응항체

(2) 전신홍반성 낭창증(Systemic lupus erythematosus, SLE)

① 정의 : 결체조직을 침범하는 만성 염증성 질환으로, 일생 동안 병의 증상 악화와 완화가 불규칙적으로
반복되며, 가임기간의 젊은 여성(20~40대)에 호발한다.

② 병태생리

㉠ 세포의 핵 부위에 대한 자가항체 생성

㉡ 면역복합체가 광범위한 조직손상 유발

㉢ 특정 가족에게 발생 빈도가 높다.

㉣ B림프구의 과도한 활동

③ 증 상

㉠ 관절염 : 특히 손과 발(관절부위에 열, 부종, 압통 느낌)

㉡ 얼굴에 나비모양 발진(햇빛에 노출되었을 때 뚜렷함)

㉢ 신증상 : 혈뇨, 단백뇨, 소변량 감소 → 신부전으로 전신적으로 증상이 나타날 수 있어 위험하다.

㉣ 백혈구감소증

㉤ 만성적 염증질환

      ⓗ 심폐증상 : 심내막염, 심근염, 심낭염 등

      ⓢ 위장계 : 복통, 설사, 연하곤란, 오심과 구토 등

      ⓞ 신경계 : 정신증, 발작, 편두통, 뇌신경마비, 말초신경 증상

④ 진 단

      ㉠ 혈청 내 자가항체, Anti-DNA antibody, Anti nuclear antibody(ANA) 확인

      ㉡ 백혈구감소증

      ㉢ ESR의 증가

      ㉣ 면역글로불린 증가

      ㉤ 본체 감소

      ㉥ 혈청에 면역 복합체의 존재

⑤ 치 료

      ㉠ 스테로이드제제, 비스테로이드성 항염제(아스피린 : 발열, 관절통과 같은 염증의 경감을 위해)

      ㉡ 혈청교환방법(Plasmapheresis) : 자가항체, 면역복합체 제거(일시적)

⑥ 간호중재

      ㉠ 관절운동범위, 근육강화(등척성) 운동, 열·냉 적용, 진통제 복용 30~60분 후

      ㉡ 피부통합성 유지

        • 철저한 위생, 피부자극이 되지 않도록 한다.

        • 외출 시 : 자외선 차단크림, 긴소매 옷, 챙이 넓은 모자 착용

        • 건조한 피부에는 로션을 바른다.

      ㉢ 적절한 휴식과 활동

      ㉣ 감염된 사람과 접촉 금지

      ㉤ 신체적, 정서적 스트레스 방지

      ㉥ 필요시 결혼 임신 관련 상담

      ⓢ 망막종의 합병증을 예방하기 위해 6개월마다 안과 검진

      ⓞ 처방 없이는 머리 염색도 금지한다.

    ※ 전신성 홍반성 낭창 환자 간호

        • 염증에 약하므로 감염되지 않도록 감염된 사람과의 접촉을 피한다.

        • 스트레스를 최소한으로 하며 자극을 줄 수 있는 요인을 제거한다.

        • 추운 곳에 노출되지 않도록 하며 휴식을 적절히 취한다.

        • 피부증상 발현 시 피부가 햇빛에 노출되는 것을 피한다(소매가 긴 옷을 입거나 모자를 쓴다).

        • 처방받은 약을 적절히 복용하고, 처방 없이 스테로이드 복용을 갑작스럽게 중단하지 않는다.

        • 망막증의 합병증을 예방하기 위해 6개월마다 안과검진을 한다.

출제유형문제 《최다빈출문제》

6-1. 다음 중 자가면역질환에 관련된 설명이다. 옳은 것은?

① 자가면역의 대표질환으로는 천식, 암, 파킨슨병이 있다.

② 자가면역질환의 경우 유전에 의한 것으로 분명하게 밝혀졌다.

❸ 자가면역 유발요인과 관련 있는 것은 바이러스, 호르몬, 변형된 항원 등이다.

④ 자가면역의 반응은 자가 항체가 감소하기 때문이다.

⑤ 노화과정과 관련이 없다.

6-2. 전신홍반루푸스(SLE)의 설명으로 옳은 것은?

❶ 입, 인두, 점막에 심한 궤양이 생긴다.

② 젊은 남성에게 많다.

③ 윤활막과 근육의 염증은 기능성 증가를 가져온다.

④ 둔부에 나비모양 발진이 생긴다.

⑤ 혈소판 수치가 증가한다.

6-3. SLE 진단을 받은 45세 김씨를 대상으로 교육을 하고자 한다. 옳은 것은?

❶ 의사의 처방 없이는 함부로 투약을 하지 않는다.

② 감염된 사람을 피해야 할 이유는 없다.

③ 안구 합병증을 예방하기 위하여 6주마다 안과를 방문하도록 한다.

④ Vit D 합성을 위하여 일광욕을 자주 한다.

⑤ 관절염 예방을 위하여 최대강도로 근육운동을 한다.

해설

자가면역질환

• 자기항체의 변화, 조절장애
• 항원 격리에 의한 비정상적인 염증반응
• 바이러스가 정상적인 면역기능을 방해
• 특정 가족에게 발생률이 높아 유전적 소인과 관련 있다고 보인다.
• 여성에게 빈번하여 성호르몬과, 노인에게 빈번하여 노화과정과 연관이 있어 보인다. 변형된 항원, 교차반응항체

해설

전신홍반성 낭창(SLE)

• 결체조직을 침범하는 만성 염증성 질환
• 일생 동안 병의 증상악화, 완화 등 불규칙 반복
• 가임기간의 젊은 여성(20~40대) 호발

증 상

• 관절염 : 특히 손과 발(관절부위에 열, 부종, 압통느낌)
• 얼굴에 나비모양의 발진(햇빛에 노출되었을 때 뚜렷함)
• 신증상 : 혈뇨, 단백뇨, 소변량 감소 → 신부전으로 전신적으로 증상이 나타날 수 있어 위험
• 백혈구 감소증
• 만성적 염증질환
• 심폐증상 : 심내막염, 심근염, 심낭염 등
• 위장계 : 복통, 설사, 연하곤란, 오심과 구토 등
• 신경계 : 정신증, 발작, 편두통, 뇌신경마비, 말초신경 증상

해설

전신성 홍반성 낭창 환자 간호

처방받은 약을 적절히 복용하고, 처방 없이 스테로이드 복용을 갑작스럽게 중단하지 않는다. 망막증의 합병증을 예방하기 위해 6개월마다 안과검진을 한다.

제5장

감 염

1 감염의 전파 과정 및 인체의 방어기전

(1) 감염의 전파 과정

① 병원소
  ㉠ 병원체의 저장소
  ㉡ 생물학적 저장소 : 사람, 동물, 곤충
② 병원체 : 감염성 질환을 일으키는 원인(박테리아, 바이러스, 진균, 리케차, 기생충 등)
③ 숙주 : 인체는 숙주로서 자신을 방어하는 효과적인 체계를 갖고 있다.
④ 침입경로 : 호흡기계, 위장기계, 비뇨생식기계, 피부, 점막, 혈류를 통해 침입
⑤ 전파방법
  ㉠ 접촉(MRSA, VRE, 성병, B형 간염, 인플루엔자 등)
  ㉡ 공기(결핵, 수두 등)
  ㉢ 매개물(오염된 음식, 물, 정맥수액에 의한 전파, 살모넬라)
  ㉣ 매개충(곤충, 동물, 진드기, 모기 등)
⑥ 병원체의 출구
  ㉠ 들어온 경로로 병원체를 다시 배출한다.
  ㉡ 호흡기계, 위장관계, 비뇨생식기계, 피부, 점막

(2) 감염에 대한 인체의 방어기전

① 비특이적 방어기전
  ㉠ 1차 방어선 : 피부, 눈(눈물), 소화기계(타액, 연하, 연동운동), 호흡기계(코의 섬모, 콧물, 기침), 비뇨생식기계(산성유지)
  ㉡ 2차 방어선 : 식균 작용, 자연살해세포, 염증반응, 항미생물성 단백질(인터페론)
② 특이적 방어기전
  ㉠ 외부에서 이물질 침입 시 자기와 비자기를 없앰으로써 항상성을 유지하는 일련의 방어기전
  ㉡ 면 역

안심Touch

출제유형문제 최다빈출문제

다음 중 감염에 대한 인체의 방어기전 중 특이적 방어기전에 해당하는 것은?

① 기 침
② 타 액
❸ 면 역
④ 염증반응
⑤ 코의 섬모

해설
특이적 방어기전
이물질 침입 시 자기와 비자기를 식별하여 비자기를 없애는 방어기전인 면역이 있다.

2 감염예방 및 감염관리법

(1) 감염예방

① 예방 : 손 씻기, 개인보호구 착용(장갑, 마스크, 가운, 고글), 격리, 개인위생 관리, 쓰레기 처리, 멸균과 소독

② 손 씻기 방법

㉠ 물을 이용하는 경우 : 우선 물로 손을 적신 후 손 위생 제제를 묻혀 손과 손가락의 모든 표면을 세척한다(40초 ~ 60초).
- 물로 헹군 후 일회용 타월로 완전히 건조시킨다(가능한 청결하고 흐르는 물을 이용해야 한다).
- 뜨거운 물은 반복 사용할 경우 피부염 발생 위험을 증가시킬 수 있으므로 피하는 것이 좋다.
- 수도꼭지는 타월을 이용하여 잠그고 손에 분비물이나 오염물질이 묻은 경우 반드시 물을 이용한 손 씻기를 해야 한다.

㉡ 일반 비누 사용 : 액체, 고형, 파우더 형태를 모두 사용할 수 있으며, 고형 형태의 비누는 작은 크기를 선택하여 배수가 용이한 비누곽을 사용하여 건조가 용이하게 한다.

㉢ 알코올을 기본으로 마찰을 이용하는 방법 : 소독제 일정량을 한 손바닥에 덜고 양손을 함께 비비는데, 제제가 완전히 건조될 때까지 손과 손가락의 모든 표면을 문지른다(20~30초 소요).

(2) 감염 경로에 따른 감염관리법

① 공기감염

㉠ 해당 질환 : 홍역, 결핵, 수두

㉡ 관리 : 음압병실 사용 HEPA 통해 외기교환, 방문 닫기, N-95 마스크 착용(출입 전에 착용)

② 비말감염

㉠ 해당 질환 : 디프테리아, 인두염, 폐렴, 성홍열, 인플루엔자, 뇌막염, 이하선염, 백일해

㉡ 관리 : 독방 사용 또는 코호트 격리(같은 집단끼리 사용), 일회용 마스크 착용

③ 접촉감염

㉠ 해당 질환 : MRSA, VRE, 옴, Rota virus, C. difficile toxin, 콜레라, 페스트, 장티푸스, 파라티푸스, 세균성 이질, 장출혈성 대장균감염증)

㉡ 관리 : 독방 사용 또는 코호트 격리, 접촉 전 장갑 및 가운 착용, 접촉 후 손 위생 강화, 접촉 후 환경관리(기구사용 후 소독 철저히 시행)

④ 혈액감염

㉠ 해당 질환 : B형 간염, C형 간염, VDRL, HIV

㉡ 관리 : 혈액, 체액에 노출되지 않도록 주의(날카로운 기구에 의한 베임이나 주삿바늘 찔림 주의)

출제유형문제 최다빈출문제

2-1. 모든 감염의 예방을 위한 가장 중요하며 우선적으로 시행해야 하는 것은?

① 멸균과 소독　　　　② 장갑 착용

③ 항생제 사용　　　　❹ 손 씻기

⑤ 목 욕

2-2. 물을 이용한 손 위생법에 대한 설명으로 가장 적절한 것은?

① 손을 씻을 경우 소요시간은 약 5분 정도이다.

❷ 사용한 고형비누는 건조시켜야 한다.

③ 되도록 뜨거운 물을 이용하여 오염물을 제거한다.

④ 모든 시술이나 처치 전후에는 물을 이용하여 손을 닦아야 한다.

⑤ 오염이 심한 경우에는 물로 손 씻기 후 알코올 젤로 이중 손 씻기를 해야 한다.

2-3. 음압병실을 사용하고 병실 문을 항상 닫도록 해야 한다. 또한 병실 출입 전에 반드시 마스크를 착용해야만 하는 감염병은?

❶ 결 핵　　　　　　　② 성홍열

③ 백일해　　　　　　④ AIDS

⑤ 장티푸스

2-4. 항생제로 치료를 받는 폐렴 환자의 사정결과가 다음과 같을 때 우선적인 간호중재는?

- 식욕부진, 설사
- 체온 36.9℃, 맥박 72회/분. 호흡 23회/분, 혈압 110/70mmHg
- 반코마이신내성 장알균(Vancomycin resistant enterococcis) (+)

① 체위 변경　　　　　② 수분 제한

❸ 접촉주의 격리　　　④ 얼음주머니 제공

⑤ 비위관 영양액 제공

2-5. 대상포진 환자를 위한 교육내용은?

① 수포는 양측성으로 발생한다.

② 장기간 스테로이드를 복용한다.

③ 개인위생으로 재발을 예방할 수 있다.

④ 증상을 완화하기 위해 항생제를 복용한다.

❺ 면역이 저하된 사람과 접촉하지 않게 한다.

해설

모든 감염의 예방을 위한 가장 중요하며 우선적으로 시행해야 하는 것은 손 씻기이다.

해설

손 위생은 물이나 알코올을 이용한다. 물로 손 씻기를 하는 경우는 손에 오염물질이 묻었거나 묻었을 가능성이 있을 경우이다. 뜨거운 물은 반복 사용 시 피부염 발생 위험이 있으므로 피하고 물로 손 씻는 시간은 40~60초 소요된다. 오염이 심한 경우에는 물과 비누를 이용하여 손 씻기를 시행한다.

해설

홍역, 결핵, 수두 등은 공기감염에 해당되기 때문에 음압병실 사용 HEPA 통해 외기교환, 방문 닫기, N-95 마스크 착용(출입 전에 착용)한다.

해설

반코마이신내성 장알균
(Vancomycin resistant enterococcis)

- 장알균이 반코마이신 내성 세균으로부터 반코마이신 내성 유전자를 전달받아 반코마이신 내성 장알균이 된다.
- 병원 내 반코마이신을 투약하는 환자에게 발생한다.
- 전파를 막기 위해서는 접촉주의에 따라 환자 1인실 배치, 손위생, 가운 및 장갑 착용 원칙을 지켜야 하고 반코마이신을 비롯한 필요치 않은 항생제 투여를 줄여야 한다.

해설

대상포진

- Varicella zoster virus에 의한 질환으로 60세 이상의 고령, AIDS, 암 환자, 항암제 치료 환자, 과로 환자 등에서 면역기능이 저하되어 병에 걸리게 된다.
- 비대칭적(편측성)으로 발생한다.
- 항바이러스 제제를 투약한다.
- 개인위생으로 재발을 예방할 수 없다.
- 습포를 적용한다.
- 진통제, 해열제, 항히스타민제를 투여한다.

제**6**장

암

1 암(Cancer)의 발생과 원인

(1) 정의 및 종류

① 정의 : 정상세포가 어떤 자극을 받아 유전자 형질이 바뀌어 세포의 모양과 기능 변화를 일으킨 변형세
포가 무절제하게 증식하여 생긴 조직 덩어리이며, 신생물(Neoplasm) 또는 종양(Tumor)이라고도
한다.

② 종 류

㉠ 생명에 위협을 초래하지 않는 양성 종양(Benign tumor)

㉡ 생명을 위협하는 악성 종양(Malignant tumor) : 암(Cancer)

㉢ 양성 종양과 악성 종양 비교

구 분	양성 종양	악성 종양
성장속도	비교적 느리다.	빠르다.
성장양식	확대, 팽창하면서 성장범위가 한정되어 있다.	주위 조직을 침윤하면서 성장하고 염증·궤양·궤사를 초래한다.
피 막	섬유소 막 속에 국한된다.	없다.
세포의 특성	• 대부분 잘 분화된다. • 역행위축세포는 없다. • 세포 내에서 핵이 차지하는 공간이 적다.	• 대부분 분화가 안 된다. • 역행위축상태에 있다. • 핵이 크고, 세포 자체는 작기 때문에 핵의 비율이 크다.
재 발	재발 거의 없다.	세포들이 견고하게 붙어 있지 않기 때문에 효소 등의 영향으로 재발이 흔하다.
전 이	없다.	아주 흔함. 직접 퍼지거나 림프계, 혈액, 이식에 의해 다른 장기로 전이된다.
종양의 영향	숙주에 거의 해가 없다(단, 종양의 주요기관에 압박을 가하거나 폐쇄시킬 때는 문제가 된다).	• 항상 숙주에 해가 된다. • 신체적 결합과 여러 기관의 기능장애, 영양장애를 유발하며, 궤양, 출혈, 천공, 패혈증, 조직괴사를 일으킨다.
예 후	주요 기관의 압박이나 폐쇄가 없는 한 좋다.	나쁘다(단, 분화가 잘되어 있거나 전이가 없으면 좋다).

안심Touch

(2) 암 발생 원인

① 외적 요인

ㄱ 화학적 발암물질 : 방향족 아민계 발암물질, 식염, 담배, 대기오염

ㄴ 물리적 발암요인 : 기계적 자극, 방사선 물질, 자외선

ㄷ 생물학적 발암요인 : 종양바이러스

② 내적 요인

ㄱ 소인 : 장기(소장암, 심장암 흔하지 않음), 성별(남녀 발생비율 다름), 연령(55세 이상에서 호발), 인종

ㄴ 유전적 요인

ㄷ 내분비적 요인 : 호르몬이 종양 증식에 영향

ㄹ 면역학적 요인 : 면역상태가 종양 증식 및 억제에 영향

③ 국내 주요 호발암의 일반적인 원인

위 암	식생활(염장식품−짠 음식, 탄 음식, 질산염 등), 헬리코박터 파일로리균
폐 암	흡연, 직업력(비소, 석면 등), 대기오염
간 암	간염바이러스(B형, C형), 간경변증, 아플라톡신
대장암	유전적 요인, 고지방식, 저식이섬유 섭취
유방암	유전적 요인, 고지방식, 여성호르몬, 비만
자궁경부암	인유두종바이러스, 성관계

출제유형문제 최다빈출문제

다음 중 악성 종양의 특징은?

① 병변의 경계가 분명하다.

② 증식 속도가 느리다.

❸ 주위조직으로의 침윤이 나타난다.

④ 정상세포의 형태를 보유하고 있어 원래 조직과 비슷하다.

⑤ 수술로 쉽게 제거할 수 있다.

해설
악성 종양의 특징
• 지속적이고 빠른 세포분열
• 다른 가까운 혈관이나 조직으로 침윤, 전이되기가 쉬움
• 수술로 정확히 암 부위를 절제하기가 어려워 근치적 절제술을 시행

2 신생물의 분류와 단계

(1) 세포학적 분류

① Carcinoma(암종) : 상피세포의 악성 종양

② Sarcoma(육종) : 결체조직(뼈, 근육, 림프)의 악성 종양

③ Leukemia : 혈액생성조직의 악성 종양

④ Lymphoma : 림프조직의 악성 종양

(2) TNM staging 분류 체계

종양의 크기 (Tumor)	T_X	종양이 측정되거나 발견되지 않는다.
	T_0	원발성 종양의 증거가 없다.
	TIS	상피세포내암(Carcinoma in situ)
	T_1, T_2, T_3, T_4	종양의 크기와 침투의 정도가 상승
결절, 림프절의 침범 정도 (Node)	N_X	국소 림프절에 대하여 임상적으로 평가할 수 없다.
	N_0	림프절에 질병의 증거가 없다.
	N_{1a}, N_{2a}	국소 림프절에서 질병을 확인할 수 있고, 전이가 의심되지 않은 경우
	N_{1b}, N_{2b}, N_{3b}	국소 림프절에서 질병을 확인할 수 있고, 전이가 의심되는 경우
전이의 유무 (Metastasis)	M_X	원거리 전이를 사정할 수 없다.
	M_0	멀리 전이의 증거가 없다.
	M_1, M_2, M_3	멀리 있는 림프절을 포함하여 숙주의 전이성 침투의 정도가 상승

(3) 정도별 분류

① 악성의 정도별 분류 : 0~4등급 → 등급이 높을수록 예후가 나쁨

② 종양의 전이 정도별 분류 : 0~4단계 → 단계가 높을수록 광범위한 전이 상태

등급(Grade)		특 징	
Stage 0		정상조직	상피세포내암
Stage 1	T_1, N_0, M_0	잘 분화되어 있으며 원래의 조직에서 최소한 이탈되어 있다.	• 종양이 발생한 조직 내에 국한된다. • 수술로 절제가 가능하며, 생존율이 높다.
Stage 2	$T_2, N_0 \sim N_1, M_0$	중간 정도로 잘 분화되어 있다. 원래의 정상 조직과는 다른 구조이다.	• 국소부위에 제한적으로 퍼진다. • 수술로 절제가능하나 완전 절제는 불확실하다.
Stage 3	T_3, N_2, M_0	분화가 잘 안 되며, 원래의 정상조직과는 광범위한 구조적 변화를 보인다.	• 국소부위와 주위에 광범위하게 퍼진다. • 육안적으로 병변이 남고 생존율 20% 내외
Stage 4	T_4, N_3, M_1	매우 퇴화되어 있으며, 원래의 조직과 전혀 닮지 않는다.	전이되어 전신적으로 퍼진다.

(4) 전이의 종류

① 직접 확산 : 암에서 분비되는 효소에 의해 인접해 있는 주위 조직으로 침습

② 혈행성 전이

    ㉠ 전형적인 전이 경로

    ㉡ 정맥혈을 따라 이동(정맥벽은 얇다)

    ㉢ 간, 폐전이 쉬움(혈행이 간, 폐로 많이 간다)

③ 림프성 전이

    ㉠ 혈관과 림프관 사이 많은 연결이 있어 림프관을 통한 전이가 가능하다.

    ㉡ 자연 관류 경로를 따라 일어난다. → 국소 림프절로 먼저 전이한다.

④ 직접 파종성(Seeding) 전이

    ㉠ 체강 부위로 관통 후 체강 내로 파종되어 발생한다.

    ㉡ 복강에서 빈번하게 발생한다.

    ㉢ 드물게 의료기구나 장갑을 낀 손에 의해 옮겨지기도 한다.

출제유형문제 최다빈출문제

2-1. 유방암 T_1, N_0, M_0이 뜻하는 것은?

① 림프절 침범   ② 주위조직 침범

③ 원격전이   ❹ 종양 2cm 미만

⑤ 장간막 내에 위치

해설

TNM 분류체계

T_1 : 종양의 크기가 2cm 미만

M_0 : 원위부 전이의 증거가 없다.

N_0 : 림프절에 질병의 증거가 없다.

2-2. 암환자의 응급상황은?

❶ 산재성 혈관 내 응고증, 척추압박증

② 상대정맥증후군, 고칼륨혈증

③ 당뇨, 고칼륨혈증

④ 척추압박증, 저칼슘혈증

⑤ 항이뇨호르몬 부적절 분비증후군, 저칼슘혈증

해설

암환자의 응급상황

• 상대정맥후군(위대정맥증후군, 호흡곤란, 안면부종)

• 척수압박증

• 고칼슘혈증

• 심낭삼출증

• 산재성 혈관 내 응고증

• 항이뇨호르몬 부적절 분비증후군

3 암의 증상 및 진단

(1) 암의 증상

① 국소 증상 : 압박, 인접조직의 괴사, 폐색
② 전신 증상 : 빈혈, 감염, 악액질(Cachexia), 통증, 사회심리적 변화

(2) 암의 진단

① 종양표지자

    ㉠ 종양표지자란 종양에 의해, 종양에 대한 반응으로 정상세포가 만들어내는 물질

    ㉡ 암의 조기검출, 선별검사, 진단, 예후 판정, 치료경과 추적 및 재발의 조기발견 시 유용

종양표지자	기준 수치	상승하는 경우	임상적 의의
CEA(Carcinoembryonic antigen)	0~2.5ng/mL	• 유방암 • 결장직장암 • 폐암, 췌장암	확진된 대장암환자에서 예후 결정이나 수술 후 경과 관찰
AFP(Alpha-feto protein)	25ng/mL 이하	간암, 난소암, 췌장암	조기 간암의 진단 보조
PSA(Prostate specific antigen)	3.2ng/mL 이하	전립선암	전립선암의 선별검사, 수술 후 치료여부, 재발여부 진단
CA125	35unit 이하	• 난소암 • 비악성질환 • 비부인과적 암에서도 상승	난소암의 병세를 잘 반영하므로 치료 효과 판정, 경과 관찰
CA19-9	37unit 이하	• 췌장암 • 대장직장암, 염증성 대장 • 위암, 담도질환	수술 후 치료 효과 판정

② 진찰 : 유방과 갑상샘 등의 촉진검사, 항문을 통한 직장수지검사
③ 내시경 검사

    ㉠ 위내시경, 대장내시경, 방광경, 복강경 검사

    ㉡ 내시경을 통해 병변을 직접 관찰할 수 있다.

    ㉢ 동시에 생검, 조직검사도 가능

④ 영상 진단검사

    ㉠ 단순 방사선 영상

      • 가장 많이 사용되는 방법

      • 해부학적인 구조변화를 보기 위해 사용

      • 밀도의 변화, 윤곽의 불규칙성, 표면의 침식 정도, 뼈나 조직의 모양변화 관찰 가능

      • 폐, 유방, 뼈 검사 시 유용

    ㉡ 투시검사

      • 조영제를 사용하여 장기의 모양, 위치, 병변의 검사

      • 수술 시 절제부위 결정 시 유용한 검사

      • 상부 위장조영술(UGI), 대장투시검사, 내시경적 역행적 담췌관조영술(ERCP)

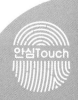

ⓒ 전산화 단층 촬영(CT)
- 선을 이용하여 연조직의 해부학적인 상태를 단층으로 촬영
- 검사결과로 병변의 악성, 양성을 구별한다.
- 병변의 특성과 정확한 부위를 확인한다.
- 인접 장기, 간, 폐, 림프절로의 전이여부의 규명 시 사용한다.
- 중추신경계, 머리와 목, 폐, 복부 장기 평가 시 이용한다.
- 원발암, 전이여부 검사 시 유용하다.

ⓓ 초음파 검사
- 음파를 이용하여 비침습적으로 쉽게 할 수 있다.
- 종양 내부의 구조 확인 시 사용된다.
- 암의 주변장기의 침범여부, 전이여부 검사 시 유용하다.
- 복부 장기, 갑상샘, 유방, 골반 내의 난소, 자궁, 전립선, 심장검사 시 유용하다.

ⓜ 자기공명영상(MRI)
- 인체 내의 특정 핵에서 기인된 자기장과 방사파의 상호작용을 기반으로 한다.
- 여러 방면의 단층상을 인체의 측면과 종면으로 제공한다.
- 암과 장기 조직의 여러 형태를 인식하여 정상, 양성, 악성의 구분에 용이하다.
- 병기나 전이여부 확인에 유용하다.
- 뇌, 척수, 유방, 근골격계, 복부장기검사에 좋다.
- 폐, 위, 대장 등과 같이 움직이는 장기의 검사로는 적절하지 않다.

⑤ 핵의학 검사
ⓐ 방사능 표지물질을 정맥주사하여 종양이 있거나 이상이 있는 부위에 방사능 물질이 농축되는 기전을 이용한다.
ⓑ 양전자 방출단층촬영술(PET) : 전이가 의심되나 다른 검사로 전이 위치를 알기 어려울 경우, 다른 검사로 암과 감별이 어려운 경우에 사용한다.
ⓒ 골스캔 : 뼈로의 전이여부를 위해 검사하나 이것만으로 암의 확진은 어렵다.

⑥ 조직, 세포 병리검사
ⓐ 직접 생검, 주사기를 이용한 세침흡인을 통해 검사한다.
ⓑ 종양 확진

출제유형문제 최다빈출문제

3-1. 암으로 진단받은 환자의 첫 번째 단계의 심리적 반응에 해당하는 것은?

① 끊임없이 울고 혼자 있기를 원한다.
② 왜 내가 암에 걸렸느냐고 화를 낸다.
③ 누군가에게 동경을 베풀려고 노력한다.
❹ 여러 병원을 찾아다니며 확인을 받는다.
⑤ 의료기관과 의사에 대한 불만을 터뜨린다.

해설
암의 진단을 받은 환자의 심리적 반응은 부정, 분노, 타협, 우울, 수용 단계를 거치게 된다.

3-2. 다음의 증상 중 암의 위험신호로 볼 수 있는 것은?

① 급격한 기분변화
② 수면 장애
③ 지속적인 집중력 저하
④ 단기간의 체중 증가
❺ 잘 아물지 않는 상처

해설
암의 7가지 경고 증상
• 배변 습관과 배뇨 습관의 변화
• 치료되지 않는 상처(잘 아물지 않는 상처)
• 비정상적인 출혈이나 분비물
• 유방이나 다른 조직에 멍울이 있거나 두꺼워짐
• 소화불량이나 삼키기 어려움
• 사마귀나 반점의 명백한 변화
• 지속적인 기침이나 쉰 목소리

3-3. 47세 여성이 오른쪽 유방에서 덩어리가 만져졌을 때 악성인지 구별할 수 있는 확실한 자료는?

① 좌우 유방의 크기
② 통증의 정도
③ 덩어리의 움직임 상태
❹ 겨드랑이에 림프절 침범
⑤ 덩어리의 성장속도 변화

해설
악성은 림프절이나 혈관 침범에 의해 전이되기 쉽다.

3-4. 혈액검사에서 CA-125가 크게 증가하였다. 예측할 수 있는 암의 종류는?

① 간 암
② 췌장암
③ 고환암
❹ 난소암
⑤ 대장암

해설
종양표지자 중 CA-125는 난소암일 때 증가한다.

3-5. 최근 들어 체중이 줄고, 소변 줄기가 가늘어진 65세 남성이 전립선암을 의심하며 검사를 받고 있다. 다음 중 증가되어 있을 것으로 기대하는 검사항목은?

❶ PSA
② CEA
③ CA-125
④ CA19-9
⑤ Calcitonin

해설
특정 암에는 혈액 중에 암 표식자 역할을 하는 화학물질이 상승된다. PSA(Prostate specific antigen)이 4mg/mL 이상일 때는 전립선암, Calcitonin이 100mg/mL 이상일 때는 갑상선 수질암과 폐암, 유방암, 융모암, CA-125가 35unit 이상일 때는 난소암과 췌장암, AFP이 10mg/mL 이상일 때는 폐암, 췌장암, 결장암, 융모암, 비점막성 고환암, 위암일 가능성이 높다.

3-6. 최근 들어 변비가 심해지고, 가끔 변에서 혈액이 보이는 48세 남성이 결장암을 의심하면서 검사를 시행하는 중이다. 가장 의미 있는 지표는 무엇인가?

① PSA   ❷ CEA
③ CA-125   ④ CA19-9
⑤ Calcitonin

[해][설]
CEA는 결장직장암, 대장암, 유방암, 폐암, 위암, 췌장암 등에서 상승한다.

3-7. 다음 중 암조직이 다른 신체조직보다 더 빠르게 당을 분해하는 특징을 이용하여 신체조직의 포도당 대사율의 차이를 확인함으로써 암을 진단하는 검사는?

① CA19-9   ② 핵의학스캔
③ 소변 카테콜아민   ④ 자기공명영상(MRI)
❺ 양전자 방출단층촬영(PET)

[해][설]
PET 검사
암 조직이 다른 신체조직보다 더 빠르게 당을 분해하는 특징을 이용하여 신체조직의 포도당 대사율의 차이를 확인함으로써 암을 진단한다. 전이가 의심되나 다른 검사로 전이 위치를 알기 어려울 경우 사용된다.

3-8. 다음 중 암을 예방하고 조기에 발견하기 위해 할 수 있는 것은?

❶ 50세 이상 폐경기 여성의 경우 2년마다 한 번씩 유방조영술을 실시한다.
② 간염이 있는 경우 3개월에 한 번씩 복부 초음파를 실시한다.
③ 남자 40세 이상인 경우 3년에 1회 위내시경을 실시한다.
④ 30세 이상의 기혼여성인 경우 3년에 1회 자궁경부 Papsmear를 실시한다.
⑤ 대장암 예방을 위해 채소와 과일을 적게 섭취하고 동물성 지방 섭취를 늘린다.

[해][설]
암의 진단검사
② 간염이 있는 경우 1년에 한 번씩 복부초음파를 실시한다.
③ 남자 40세 이상인 경우 2년에 1회 위내시경을 실시한다.
④ 30세 이상의 여성은 2년에 한번씩 Papsmear 검사를 실시하는 것이 좋다.
⑤ 대장암 예방을 위해 채소와 과일을 많이 섭취하고 동물성 지방 섭취를 줄인다.

3-9. 50세 김씨는 기침과 객담을 주호소로 입원한 환자로 흉곽 CT 결과 우측하엽 말단부에서 덩어리가 발견되었다. 내시경적 접근이 어려워 개흉을 하여 생검을 하였다. 이 수술의 목적은?

① 예방적 수술   ❷ 진단적 수술
③ 근치적 수술   ④ 완화적 수술
⑤ 미용적 수술

[해][설]
• 진단적 수술은 질병을 확인하는 데 이용된다.
• 생검을 하기 위한 수술은 진단적 수술이다.

3-10. 악성종양의 기본 치료법에 대한 설명 중 적절하지 않은 것은?

① 수 술   ② 화학요법
③ 방사선 요법   ❹ 온열요법
⑤ 수술과 항암요법

[해][설]
암 치료의 기본 형태는 수술요법, 화학요법, 방사선 요법이다. 온열요법은 대체요법에 포함된다.

④ 암의 치료 및 간호

(1) 수술요법

① 진단적 수술

㉠ 진단적 수술을 통해 종양의 분류와 유형을 알고 확진이 가능하다.

㉡ 생검도 진단적 수술의 하나

② 근치적 수술

㉠ 초기 암을 치료하는데 효과적이다.

㉡ 일반적으로 종양을 둘러싼 림프절과 원발병소 모두를 제거한다(예 근치적 자궁경부절제술, 근치적 유방절제술).

㉢ 장기에 국한된 크기가 작은 초기 암인 경우는 선택적으로 암과 주위조직 일부를 제거하는 보존수술도 가능

③ 예방적 수술 : 해롭지 않은 전암 상태의 병변을 제거하는 것이 암 예방에 도움을 주므로 실시(전암성 병변인 폴립 등을 치료하지 않은 채 남겨두면 암으로 진전될 가능성 있음)

④ 완화적 수술 : 암 치료가 가능하지 않을 때 대상자에게 가능한 최대한의 안위를 제공하고 대상자가 만족하고 생산적인 삶을 살도록 돕는 것

(2) 방사선요법

① 방사선요법 의의

㉠ 방사선요법의 목표는 정상세포를 최대한 보호하면서 모든 유해한 암세포를 파괴하는 것

㉡ 목적은 암의 치료에 있으나, 치료가 더 이상 가능하지 않을 시에는 환자의 증상을 완화시키기거나, 암 성장을 억제시키기 위해 이용

② 치료목적에 따른 분류

㉠ 근치적 방사선요법

• 완치를 목적으로 시행된다. 장기간의 치료기간이 소요

• 종양이 비교적 국소적인 상태에 머물러 있으며 전이가 없거나 전이가 있어도 원발병소에 인접해 있을 때

• 종양의 완전절제가 불가능하거나 전이가 의심스러울 때는 수술 후에 적용한다.

• 다른 암 치료방법이 시행되기 전 또는 후에 보조적 치료로 사용한다.

㉡ 완화적, 고식적 방사선 치료

• 완치의 가능성이 없는 경우

• 증상을 완화시키기 위한 목적

• 근치를 기대할 수 없는 경우 삶의 질을 높이기 위한 목적으로 하는 1~3주 단기치료

③ 방사선 조사방법에 대한 분류

    ㉠ 외부방사선요법

        • 기계를 통해 표적 부위에 고에너지 X선과 감마선 전달

        • 방사선실에는 대상자만 있고 치료사는 다른 방에서 CCTV를 통해 관찰

    ㉡ 내부방사선요법

        • 밀봉 방사선원

          – 체강 내 또는 간질 내의 표적 종양조직으로 직접 동위원소를 넣는 방법

          – 자궁암, 경부암에 이용된다.

        • 비밀봉 방사선원

          – 밀봉하지 않은 방사선원을 정맥, 구강, 체강에 주입

          – 갑상샘암, 골수성 백혈병, 다혈구증

④ 부작용

    ㉠ 피로 : 정상적으로 소모되는 것보다 더 많은 에너지가 소모됨

    ㉡ 피부의 문제 : 피부의 국소부위에 건조, 붉어짐, 부어오름, 가려움증, 벗겨짐, 약해짐 등의 증상

    ㉢ 탈모 : 치료가 끝나면 회복 가능

    ㉣ 위장관 장애 : 오심, 구토, 설사 등의 증상

    ㉤ 구강장애

        • 구강건조, 치아의 부식, 잇몸의 약해짐으로 인해 음식의 저작과 연하가 어렵다.

        • 치료 종료 후 수일 내에 증상 완화, 물을 자주 마시고 구강을 청결히 유지해야 한다.

    ㉥ 생식기 장애

        • 여성의 경우 폐경을 경험할 수 있다.

        • 남성의 경우 정자 생성능력을 상실할 가능성이 있다(아기를 갖길 원하면 방사선 요법 전 정자를 보관해 둠).

    ㉦ 골수 기능 저하

        • 적혈구보다 백혈구와 혈소판이 영향을 많이 받는다.

        • 빈혈, 백혈구 감소증, 혈소판 감소증

⑤ 간호중재

    ㉠ 외부방사선 검사에 대해 기본적으로 거부감을 느낄 수 있으므로 고통이 없음을 말해 준다.

    ㉡ 외부방사선 조사 : 치료 후 격리가 필요 없다.

    ㉢ 검사실에는 환자 혼자만 들어가게 됨을 검사 전에 설명해 주고, 불편한 사항이 있을 시에는 의사소통이 가능하다는 것을 인지시켜 준다.

    ㉣ 치료 후에 일반적으로 1~2일 안정을 취하나 절대안정을 요하지는 않는다.

    ㉤ 필요시 진토제, 진통제 사용

    ㉥ 휴식할 수 있는 환경 제공

ⓢ 피부간호

- 치료 부위를 건조하게 유지
- 치료 부위는 물로만 닦으며, 비누는 사용금지, 물기를 말릴 때는 피부를 가볍게 두드리며, 문지르지 않음, 뜨거운 물 금지
- 방사선 치료사에 의해 처방되지 않은 연고나 파우더, 로션 등 금지
- 치료 부위에 직접적으로 햇빛을 쏘이거나 찬 것, 바람에 노출 금지
- 피부에 표시된 그림을 지우지 않도록 주의
- 피부에 자극을 주거나 마찰을 일으키는 의복을 피하고 부드러운 면직물 이용
- 직접적인 태양광선, 실내수영장, 더운 물주머니, 전기 패드 등은 피한다.
- 전기면도기 이용, 면도 후 스킨, 로션은 바르지 않는다.

(3) 항암화학요법

암세포의 DNA에 직접 작용하여 DNA의 복제, 전사, 번식과정을 차단하거나, 대사과정에 개입하여 합성을 방해하거나, 암세포의 분화를 저해하는 방법

① 작용기전

암세포 분열주기	활 동	항암제
G0	휴지기 : 활발하게 분열하지 않는 단계	Nitrosoureas, 알킬제제
G1	성장기 : RNA, 단백질 합성	효소, 스테로이드, 호르몬, 항생물, 알킬제제
S	합성기 : DNA 합성	항대사물, Hydroxyurea
G2	유사분열위해 세포 준비	항생물, 항대사물
M	분 열	식물알칼로이드

ⓐ 세포 주기의 어느 단계에서나 활동하여 세포재생을 막는다.
ⓑ 어느 주기에 작용하느냐에 따라 항암제 분류
ⓒ DNA와 RNA의 활성을 억제시키는 기전

② 화학요법 투여원칙

ⓐ 화학요법제는 한 가지 약물만 투여하는 것보다 병합하여 투여하는 것이 훨씬 효과가 있다.
ⓑ 완전관해는 치유와 생존 가능성 증가를 위한 최소한의 요구
ⓒ 최초의 치료는 최고의 효과가 있는 약제를 사용해야 한다.
ⓓ 고용량의 항암제 투여는 종양세포를 가장 많이 죽이기 위함이다.
ⓔ 종종 화학요법은 수술, 방사선 같은 다른 항암치료에 보조적으로 사용된다.
ⓕ 반드시 수술 후에 사용되는 것은 아니다.
ⓖ 화학치료는 면역생성을 억제하고 백혈구수를 줄이기 때문에 감염이 있는 동안은 보류해야 한다.

③ 효과판정 기준

　　㉠ 완전관해 : 임상적으로 측정가능한 병변이 소실되고 새로운 병변의 출현이 없는 상태가 4주
　　　　이상 지속

　　㉡ 부분관해 : 측정 가능한 병변이 50% 이상으로 감소하고 새로운 병변의 출현이 없는 상태가 4주
　　　　이상 지속

　　㉢ 안정상태 : 측정 가능한 병변이 50% 미만으로 감소하거나 25% 미만으로 증가한 것으로 새로운
　　　　병변이 나타나지 않은 상태가 4주 이상 지속

　　㉣ 진행 : 측정 가능 병변의 크기가 25% 이상 증가하거나 새로운 병변이 출현

④ 항암제 투약 시 유의사항

　　대부분의 세포 특성 제재들은 피부, 눈과 점막을 자극한다.

　　㉠ 항암화학요법제의 준비

　　　• 의사의 처방에 따른 투여 방법, 용량, 용법을 확인

　　　• 장갑, 보호 안경, 긴소매에 단이 있고 앞이 트이지 않은 저투과성의 가운을 착용하고 통풍이
　　　　잘되는 곳에서 항암제를 준비

　　　• 필터 바늘로 Ample에서 필요량을 뽑고 증발을 막기 위해 멸균된 알코올 솜으로 덮는다.

　　　• 항암제가 피부에 묻었을 때에는 즉시 물과 비누로 닦아낸다. 눈에 튀었을 경우 15~30분간
　　　　세척한 후 진료과에서 응급처치 및 의학적 평가를 받도록 한다.

　　　• 항암제를 준비하는 곳에서는 화장, 흡연, 음식을 보관하고 먹는 행위를 금한다.

　　　• 과정 전후 손을 씻는다.

　　㉡ 항암화학요법제의 투여

　　　• 투여 전 손을 씻는다.

　　　• 환자의 이름과 의사의 처방을 확인하고 환자의 상태를 사정

　　　• 항암제가 주입되는 동안 수액세트의 손상, 연결부위의 유출 여부에 대해 주기적으로 관찰

　　　• 알레르기 반응이나 일혈 발생 여부를 관찰

　　　• 항암제 투여 중 피부로 누출되었을 때

　　　　- 주입 중지

　　　　- 주사기 세트에 남아 있는 약물이 흐르지 않도록 흡인하여 잔여약물을 빼낸다.

　　　　- 해독제 정맥 주입

　　　　- 바늘 제거

　　　　- 해독제 피하주사

　　　　- 냉찜질 또는 온찜질

　　　　- 필요시 성형외과 의뢰(괴사 조직의 최소화), 기록, 추후관리

　　　• 주입이 끝나면 충분한 양의 생리식염수로 Flushing한 후 다음 항암제를 연결

　　　• 투여 후 정기적으로 환자의 상태를 관찰하고 부작용 발생 여부 확인

　　㉢ 항암화학요법제 관련 물품의 폐기

　　　• 뚜껑이 있고 밀봉 가능한 용기에 분리수거

　　　• 주사기에 달린 바늘은 분리하지 말고 그대로 폐기

- 장갑을 벗은 후 즉시 손을 씻음
- 항암제에 의한 오염 물품은 24시간 이내에 병동에서 배출

(4) 부작용과 간호중재

① 골수기능 저하 : 백혈구 감소, 혈소판 감소, 빈혈, 감염, 점상출혈, 비출혈, 발열, 피로감, 창백, 홍조, 소양증 등

    ㉠ 출혈예방
- 아스피린계통 약물 금지(출혈위험성)
- 열, 오한, 코피, 검은 변 등 즉각 보고

    ㉡ 감염예방
- 개인위생 교육
- 감염 증상 파악, 임상 검사치(백혈구수, 절대호중구수) 관찰

② 소화기 : 구강건조증, 오심, 구토, 식욕부진, 구내염, 설사, 변비

    ㉠ 오심, 구토
- 항구토제 투여
- 음식냄새에 의한 자극 최소화
- 이완요법, 유도 심상법, 음악요법, 전환요법
- 쉽게 소화되는 부드러운 음식 제공, 흡연, 음주는 피함
- 늦은 저녁시간에 항암제를 투여하여 구토효과 일어날 시간에 수면
- 약물 투여 전·후 2~4시간 동안은 음식물 섭취 제한
- 영양결핍을 예방하기 위해 고단백, 고열량식이 섭취 교육
- 개인의 기호에 맞는 6대 영양소를 포함한 음식으로 소량씩 먹음

    ㉡ 구내염 예방
- 부드러운 칫솔 사용하여 구강위생 유지
- 알코올 없는 구강액 사용
- 증상이 나타나면 잦은 구강간호
- 통증 심하면 과산화수소수를 함유한 물로 구강을 헹군다.
- 곰팡이 감염을 조절하기 위해 Nystatin 구강 현탁액 사용
- 자극적인 음식이나 술, 담배는 피한다.

③ 피부 : 탈모, 발진, 광선 민감증, 각화, 색소 침착

    ㉠ 탈모는 영구적이지 않지만 질감, 색이 원래 머리털과 다를 수 있다는 것 교육
    ㉡ 화학물(파마, 염색), 극단적 온도변화(햇빛, 냉 드라이기)로부터 머리털 보호

④ 생식기능

    ㉠ 남성 : 정자의 수와 운동성이 감소하여 불임의 가능성
    ㉡ 여성 : 월경 주기가 불규칙해지거나 월경이 없어질 수도 있다(일시적 혹은 영구적).
    ㉢ 아이를 갖기 원한다면 치료 전 의료진과 상의해야 하고, 치료가 끝나고 2년 후에 임신권고
    ㉣ 항암화학요법제 치료 전 정자냉동보존, 난자냉동보존으로 보관

출제유형문제 최다빈출문제

4-1. 광범위 근치유방절제술을 받은 환자의 수술 후 간호중재로 옳은 것은?

① 통증 때문에 체위변경을 시키지 않는다.
② 수술 후 발적과 부종은 정상이라고 안심시킨다.
❸ 수술 후 2~3일째부터 환측 어깨와 팔 운동을 시작한다.
④ 수술한 쪽의 팔은 혈액순환을 원활히 하기 위해 심장보다 내려준다.
⑤ 수술부위 배액량과 정확한 측정을 위해 드레싱 교환을 수술 후 3일 이후부터 시작한다.

4-2. 대상자가 근치유방절제술을 실시한 이후에 교육해야 할 내용으로 가장 옳은 것은?

① 무거운 물건을 드는 운동을 실시한다.
❷ 수술한 당일부터 팔 운동을 실시한다.
③ 어깨부터 손 방향으로 마사지하게 한다.
④ 절대 안정을 취한다.
⑤ 환측 팔 쪽으로 혈압을 측정한다.

4-3. 좌측 변형근치유방절제술을 받은 환자에 대한 퇴원교육 내용은?

① 소매가 조이는 옷 착용
② 수면 시 엎드린 자세 유지
③ 좌측 어깨의 외전운동 제한
④ 일상생활 시 좌측 팔 사용
❺ 좌측 팔의 위치를 심장 높이보다 높게 유지

4-4. 유방암 수술 후 퇴원교육을 받은 환자의 반응 중 추가교육이 필요한 것은?

① "무거운 물건을 들지 말아야 합니다."
② "수술한 팔은 심장보다 높게 유지합니다."
③ "설거지를 할 때는 고무장갑을 적용합니다."
④ "수술한 쪽의 팔에서는 혈압을 재지 말아야 합니다."
❺ "절개 부위가 나은 후에도 팔은 움직이지 않아야 합니다."

해설

수술 후 호흡기 합병증을 예방하기 위해 심호흡, 기침, 체위변경을 시킨다. 또한 수술부위의 감염 여부를 확인하기 위해 발적, 부종, 화농성 배액 여부를 관찰하고 수술 후 어깨 부위의 재활을 위해 2~3일부터 환측의 손과 손목운동, 팔꿈치의 굴절과 신전을 매시간 간격으로 시작한다. 수술부위의 잔여물 배액을 제거하기 위해 Hemo vac을 설치하게 되는데 섭취량과 배설량을 측정할 때 측정하여 배액량에 기록한다.

해설

유방절제술 후 간호중재
• 환측부위 혈압측정이나 정맥주사 금지
• 무거운 물건 드는 것 금지
• 부종을 완화시키기 위해 환측 부위 팔을 상승시켜 정맥이나 림프의 순환을 증진한다.
• 혈액순환을 증진시키기 위해 운동을 한다.
• 관절강직 예방을 위해 운동을 한다(운동을 하지 않을 경우 환측 팔이 몸에 붙거나 머리가 기울어지는 기형적 체위가 된다).

해설

유방절제술 후 간호중재
• 조이는 옷 착용 금지한다.
• 환측 팔에 부담이 가거나 무거운 물건 드는 것 금지한다.
• 신체의 기형적 변화를 방지하기 위하여 적절한 운동이 필요하다.
• 부종의 완화를 위해 환측 팔을 심장보다 높게 유지한다.

해설

운동을 안 할 경우 환측 팔이 몸에 붙고 머리가 기울어지는 기형적 체위가 되기 때문에 운동을 반드시 해야 한다.

4-5. 방사선요법을 받고 있는 대상자의 피부손상을 예방하기 위한 간호로 적절한 것은?

① 방사선 조사 부위를 마사지한다.
② 소독비누로 깨끗이 닦는다.
③ 로션을 듬뿍 바른 후 건조시킨다.
❹ 직사광선에 피부를 노출시키지 않도록 한다.
⑤ 치료부위를 표시해 둔 곳을 깨끗이 닦는다.

해설
방사선 조사 시 피부 관리
방사선 조사로 인한 피부손상을 예방하기 위해서는 조사부위를 물로만 닦고 치료부위에 연고나 파우더, 로션을 바르지 않는다. 햇빛에 민감하므로 직접적으로 노출되지 않도록 하고 치료부위의 표시물은 정확한 조사부위를 위해 지워지지 않도록 한다. 피부의 자극을 주거나 마찰을 시키지 않도록 주의한다.

4-6. 방사선 치료를 받고 있는 환자가 심한 오심으로 식사를 하기 어렵다고 호소하고 있다. 이에 대해 간호사가 해 줄 말로 적절한 것은?

① "치료 시작 1시간 전에 식사를 해 두세요."
② "풍미가 강하고 자극적인 음식을 드셔 보세요."
❸ "구역질이 심하시면 크래커나 토스트를 드세요."
④ "드시기 힘들면 드시지 않아도 좋습니다."
⑤ "식사를 하시고 가벼운 운동을 해 보세요."

해설
방사선 치료 환자의 식이
• 구역, 구토의 부작용이 있으므로 식욕이 떨어지고 영양공급에 큰 어려움을 느낀다.
• 식사를 6~8회로 나누어 섭취한다.
• 오심이 심하면 마른 크래커, 토스트 등 마른 과자와 소화하기 쉬운 음식을 섭취한다.
• 환자가 좋아하는 음식을 조금씩 제공하여 관심을 갖게 한다.
• 열량과 단백질원을 공급하기 위해 어육류, 계란, 유제품을 제공한다.

4-7. 5-Fu, Cytoxin, 투여하는 후두암 환자에게 나타날 수 있는 부작용이 아닌 것은?

① 불 임
② 오심, 구토
③ 백혈구 감소
④ 구내염
❺ 영구적 탈모

해설
화학요법의 부작용
• 위장관 장애 : 오심구토, 설사, 구내염, 변비
• 골수 기능 저하 : 빈혈, 감염위험, 출혈위험
• 생식기계 : 비정상적인 정액 생산, 무월경, 월경 불순, 불임
• 피부 : 탈모, 색소 침착, 광선 민감증
• 일시적 탈모

4-8. 항암치료를 받고 있는 암환자의 영양간호로 적절하지 않은 것은?

❶ 오심이 있을 경우 금식을 시키고 영양수액을 공급한다.
② 치료에 앞서 영양식이를 권장한다.
③ 자극성 있는 음식은 피하도록 한다.
④ 각 개인의 기호에 맞는 음식으로 소량씩 자주 먹이도록 한다.
⑤ 식욕부진이 심하면 비위관으로 영양을 공급한다.

해설
항암치료를 받고 있는 암환자의 영양간호
• 치료에 앞서 영양식이를 권장한다.
• 자극성 있는 음식은 피하도록 한다.
• 각 개인의 기호에 맞는 음식으로 소량씩 자주 먹이도록 한다.
• 식욕부진이 심하면 비위관으로 영양을 공급한다.
• 오심이 있을 경우 마른 크래커를 먹도록 한다 (음식물은 뜨거운 것보다 시원한 것 섭취, 세로토닌 길항제, 항히스타민제, 스테로이드제).
• 편식하지 말고 모든 영양소를 골고루 섭취하도록 한다.
• 육류는 기름이 없고 연한 것으로, 생선은 신선하고 뼈째 먹을 수 있는 것
• 튀기는 요리보다 찌는 요리법을 사용하고 구운 음식의 경우 태운 것은 제한한다.
• 칼슘을 많이 섭취한다(유제품, 우유, 플레인 요구르트, 치즈, 멸치, 마른새우, 김, 미역, 다시마, 시금치, 참깨, 두유, 두부 등).
• 많은 양의 설탕이나 밀가루가 들어 있는 음식을 조심하고 가공 육류나 훈제 식품은 제한한다.
• 소량씩 자주 섭취한다.
• 음식은 잘 씹어서 섭취하고 과식은 금지한다.
• 금연은 필수
• 늘 활동적으로 지내고 이상적인 체중을 유지한다.

4-9. 항암 화학요법을 받는 환자의 구강점막에 염증이 생겼을 때 우선적인 간호중재는?

① 구강간호를 제한한다.
② 수분섭취를 제한한다.
③ 탄산음료를 섭취하게 한다.
④ 단단한 칫솔모를 사용하도록 한다.
❺ 따뜻한 소금물로 입을 헹구게 한다.

해설
항암제 부작용인 구내염의 간호중재
• 부드러운 칫솔을 사용한다.
• 알코올이 없는 구강액(소금물이나 생리식염수)을 사용한다.
• 자주 구강간호를 실시한다.
• 통증이 심해질 경우 과산화수소를 이용해 구강을 헹군다.

4-10. 화학요법이 시행되고 있는 암 환자에 대한 간호수행 중 옳은 것은?

① 감염 관리를 위해 모든 처치에 외과적 무균술을 적용한다.

② 항암제 투여 전에는 수액주입을 금한다.

③ 혈소판수가 1,000/mm³ 이하가 되면 혈소판 수혈을 시작한다.

④ 식욕이 증가되도록 구강을 자극하는 음식을 제공한다.

❺ 화학요법제 투여 전 2~4시간 동안은 음식물 섭취를 금하도록 한다.

해설
화학요법 대상자 간호
• 골수 억제 : 백혈구, 혈소판 감소증이 나타날 수 있으므로 출혈과 감염에 대한 중재가 필요
• 오심, 구토 : 화학요법과 관련된 오심과 구토에 대한 환자의 예전 경험을 사정하고 음식에 의한 자극을 최소화
• 구내염 : 부드러운 칫솔을 사용하고 알코올이 없는 구강액을 사용
• 탈모 : 화학물질, 극단적인 온도로부터 머리카락을 보호하고 가발을 준비
② 항암제 투여 전 수액을 주입하는 것이 바람직하다.
④ 구강을 자극하는 음식은 피하도록 한다.

4-11. 화학요법을 받고 있는 암 환자의 영양결핍에 대한 간호중재로 옳은 것은?

① 오심, 구토가 있을 수 있으므로 음식은 한 번에 다량 섭취하도록 한다.

② 금연하도록 교육하고 음주는 기호에 따라 섭취하도록 한다.

③ 뜨거운 음식 위주로 섭취하도록 격려한다.

④ 심혈관 질환을 예방하기 위해 지방식이는 금한다.

❺ 고단백, 고열량식이에 대한 필요성을 강조하고 구강영양을 증진한다.

해설
화학요법 대상자의 영양
① 개인의 기호에 맞는, 지방을 포함한 6대 영양소가 있는 음식을 소량씩 자주 먹도록 한다.
② 흡연과 음주 모두 피한다.
③ 너무 뜨겁거나 찬 음식은 피한다.
④ 지방식이를 금할 필요는 없다.

4-12. 항암제를 투여 받는 환자의 간호중재 중 적절하지 않은 것은?

① 자극성 음식이나 술, 담배를 피한다.

② 오심과 구토를 완화하기 위하여 진토제를 투여한다.

❸ 매일 전해질 검사를 하고 정맥으로 수분을 공급한다.

④ 상기도 감염이나 다른 감염에 노출되지 않도록 한다.

⑤ 외상을 피하도록 하고, 전동칫솔을 사용하며 손톱을 짧게 유지한다.

해설
항암제의 부작용 중 백혈구 감소증, 혈소판 감소증 등의 골수 억압 기능과 관련되어 감염이나 출혈 경향이 있으므로 이에 대한 예방이 필요하다.

4-13. 대장암으로 5-Fu 항암제를 투여받고 있는 환자에 대한 간호중재 중 가장 우선시되어야 할 것은?

① 호흡기 부작용 관찰을 위해 매일 흉부 X-ray를 촬영한다.

② 수혈을 함께 시행한다.

③ 항암제 투여 전 8시간은 음식물 섭취를 제한한다.

④ 암 치료의 효과를 높이기 위해 한약재를 복용한다.

❺ 상기도 감염이나 다른 감염이 걸리지 않도록 주의한다.

해설
알킬화제(5-Fu)나 대사길항제(Cytoxin)의 독작용은 골수억제(빈혈, 혈소판 감염증, 호중구수 감소), 오심과 구토, 원형탈모증, 출혈성 방광염, 구내염 등이 있다. 특히 호중구수의 감소로 다른 감염에 걸리지 않도록 각별히 조심해야 한다.

4-14. 항암치료를 받는 환자의 감염예방을 위해 적절한 교육내용은?

① 방문객을 제한하지 않는다.
② 위생용구는 가족끼리 같이 사용해도 무방하다.
❸ 생채소, 생과일 등을 제한한다.
④ 물은 약 20분 이상 받아 두었다가 먹는다.
⑤ 생선회 등은 고단백이므로 잘 섭취하도록 권유한다.

해설
항암치료 환자의 감염예방법
• 방문객을 제한한다.
• 칫솔 등의 위생용구는 개인용으로 한다(칫솔에 세균이 생기지 않도록 잘 씻어 보관).
• 겨드랑이, 서혜부 등의 부위는 항균비누로 하루 2회 씻는다.
• 회, 생채소, 생과일 등은 먹지 않도록 한다(감염예방, 소화장애).
• 15분 이상 둔 물을 마시지 않도록 한다.

4-15. 유방절제술 후 Tamoxifen(Tamofen)을 투여 받는 환자에게 해야 할 교육 내용은?

① 평생 복용해야 한다.
② 하루에 5회 복용한다.
❸ 불규칙한 생리나 안면홍조 등이 나타날 수 있다.
④ 수술 이전에 투여되는 유방암 치료의 주된 약물이다.
⑤ 에스트로겐과 프로게스테론 수용체가 음성종양인 경우 투여된다.

해설
Tamoxifen(Tamofen)
• 치료기간은 5년이다.
• 하루에 2회 복용한다.
• 매일 경구투여하면 안면홍조, 불규칙한 생리, 질분비물 증가 등이 부작용으로 나타날 수 있다.
• 항호르몬 치료에 전통적으로 사용되어 온 약제로 보조적 요법으로 사용된다.

4-16. 항암요법을 받은 백혈병 환자가 퇴원교육 내용을 잘 이해한 것은?

① "일회용 면도기를 사용할게요."
② "양치 후에 치실을 사용할게요."
❸ "사람들이 많은 장소를 피할게요."
④ "변비가 있으면 좌약을 사용할게요."
⑤ "채소를 잘 씻어서 생으로 먹을게요."

해설
항암화학요법
• 이 요법을 받는 백혈병 환자는 호중구 수치가 매우 낮아 감염에 취약한 상태이다.
• 감염을 유발할 수 있는 출혈을 일으킬 수 있는 행동, 감염원에 노출 등의 요인들을 가능한 멀리하여야 한다.
• 치실이나 좌욕을 사용하면 안 된다.
• 생야채나 채소는 감염의 우려가 있다.

5 암의 예방과 조기발견

(1) 1차 예방

암에 대한 올바른 건강 지식, 태도 등을 습득하고 암 발생 위험 요인을 피하는 예방 행태 및 건강한 생활을 실천하는 것

① 암 예방 생활 습관(암 예방을 위한 14가지 권고 사항 ; 대한암협회)

　㉠ 편식하지 않고 영양분을 골고루 균형 있게 섭취

　㉡ 황록색 채소, 과일 및 곡물류 등의 섬유소가 많은 음식 섭취

　㉢ 우유, 된장 섭취 권장

　㉣ 비타민 A, C, E 적당량 섭취

　㉤ 표준체중을 유지하기 위하여 과식하지 말고 지방분을 적게 섭취

　㉥ 너무 짜고 매운 음식과 너무 뜨거운 음식을 피한다.

　㉦ 불에 직접 태우거나 훈제한 생선이나 고기는 피한다.

　㉧ 술은 과음하거나 자주 마시지 않는다.

　㉨ 금 연

　㉩ 곰팡이가 생기거나 부패한 음식은 피한다.

　㉪ 태양광선, 특히 자외선에 과다하게 노출되지 않도록 조심한다.

　㉫ 땀이 날 정도로 운동을 하되, 과로는 피한다.

　㉬ 스트레스는 피하고 기쁜 마음으로 생활한다.

　㉭ 목욕이나 샤워를 자주하여 몸을 청결하게 관리한다.

② 암 발생 7가지 경고 증상

　㉠ 배변 또는 배뇨 습관의 변화

　㉡ 치유가 안 되는 궤양

　㉢ 신체 개구부로부터 비정상적인 분비물이나 출혈

　㉣ 유방 또는 다른 신체 부위가 두꺼워지거나 덩어리가 만져진다.

　㉤ 소화불량 또는 연하곤란

　㉥ 사마귀가 변화되는 것

　㉦ 계속되는 기침이나 쉰 목소리

(2) 2차 예방

암을 조기발견 및 조기치료하도록 하는 것

① 대중을 위한 2차 예방 교육

　㉠ 예방 가능한 암의 종류와 예방법 교육

　㉡ 유방, 고환, 구강의 자가검진법을 교육

　㉢ 조기발견의 장점 홍보

　㉣ 조기진단 서비스를 받을 수 있는 기관 홍보

② 우리나라의 국가 암 검진 프로그램

[암의 종류별 검진주기와 연령 기준 등(암관리법 시행령 [별표 1])]

암의 종류	검진주기	연령 기준 등
위 암	2년	40세 이상의 남녀
간 암	6개월	40세 이상의 남녀 중 간암 발생 고위험군
대장암	1년	50세 이상의 남녀
유방암	2년	40세 이상의 여성
자궁경부암	2년	20세 이상의 여성
폐 암	2년	54세 이상 74세 이하의 남녀 중 폐암 발생 고위험군

비 고
1. "간암 발생 고위험군"이란 간경변증, B형간염 항원 양성, C형간염 항체 양성, B형 또는 C형 간염 바이러스에 의한 만성 간질환 환자를 말한다.
2. "폐암 발생 고위험군"이란 30갑년[하루 평균 담배소비량(갑) × 흡연기간(년)] 이상의 흡연력(吸煙歷)을 가진 현재 흡연 자와 폐암 검진의 필요성이 높아 보건복지부장관이 정하여 고시하는 사람을 말한다.

출제유형문제 최다빈출문제

5-1. 암의 예방과 조기발견을 위한 간호중재로 옳은 것은?

❶ 매월 월경이 끝난 직후 3일 이내로 유방자가검진을 실시한다.
② 염장 음식, 훈제 음식을 권장한다.
③ 저섬유성 식이를 권장한다.
④ 고지방 식이를 권장한다.
⑤ 수분섭취를 제한한다.

해설
암 예방 생활습관
• 염장 음식, 훈제 음식은 제한한다.
• 섬유소가 많은 음식을 섭취한다.
• 지방분을 적게 먹는다.
• 적절한 수분섭취를 한다.
• 유방자가검진은 매월 월경이 끝난 직후 3일 이내로 한다.

5-2. 다음은 암의 일차적 예방을 위한 생활습관 개선의 권고사항이다. 적절한 내용은?

① 훈제 음식을 많이 섭취한다.
② 탄수화물을 적게 먹는다.
③ 태양광선에 노출되도록 힘쓴다.
❹ 녹황색 채소, 과일 등을 섭취한다.
⑤ 땀이 나지 않을 정도의 운동을 시행한다.

해설
암의 일차적 예방을 위한 생활습관
• 담배를 피우지 말고 남이 피우는 담배 연기도 피하기
• 채소와 과일을 충분하게 먹고 다채로운 식단으로 균형잡힌 식사하기
• 음식을 짜지 않게 먹고, 탄 음식을 먹지 않기
• 암 예방을 위하여 하루 한두 잔의 소량 음주도 피하기
• 주 5회 이상, 하루 30분 이상, 땀이 날 정도로 걷거나 운동하기
• 자신의 체격에 맞는 건강 체중 유지하기
• 예방접종 지침에 따라 B형 간염과 자궁경부암 예방접종 받기
• 성 매개 감염병에 걸리지 않도록 안전한 성생활 하기
• 발암성 물질에 노출되지 않도록 작업장에서 안전보건수칙 지키기
• 암 조기 검진 지침에 따라 검진을 빠짐없이 받기

5-3. 유방암을 조기 발견하기 위한 자가검진교육으로 옳은 것은?

① 유방의 대칭 여부를 관찰한다.
② 손바닥을 이용해 깊숙이 눌러 검진한다.
③ 폐경 후에는 자가검진을 할 필요가 없다.
❹ 매달 월경이 끝나는 3일 이내에 시행한다.
⑤ 초경 후부터는 6개월에 한 번씩 시행한다.

해설
폐경 전에는 매달 1회 월경이 종료되는 날로부터 3일 이내에 자가검진을 실시한다. 이때는 호르몬 영향을 가장 적게 받는 시기로 유방멍울이 없이 유방조직을 2~4 손가락의 손끝마다 패드를 이용하여 깊숙이 눌러 검진할 때 통증이 제일 적게 느껴진다.

5-4. 유방암 고위험군에 대한 내용으로 옳은 것은?

① 모유수유를 오랫동안 한 여성
② 경구피임약을 복용한 적이 없는 여성
❸ 자궁내막암, 난소암, 대장암의 병력이 있는 여성
④ 이전 유방조직검사에서 정형화된 세포들이 발견되었던 여성
⑤ 늦은 초경, 이른 폐경기로 호르몬의 자극기간이 상대적으로 짧았던 여성

해설
유방암 고위험군
• 모유수유를 하지 않은 여성
• 경구피임약을 오래 복용한 여성
• 어머니나 자매 중 유방암 가족력이 있는 사람
• 이전 유방조직검사에서 비정형 세포들이 발견되었던 여성
• 조기 초경, 늦은 폐경기로 장기간 호르몬의 자극을 받은 여성

제 **7** 장

응급간호

1 응급간호

(1) 응급간호의 개요

① 응급(Emergency) : 한 개인이 갑작스런 질병이나 상해로 인하여 건강과 안녕이 급속히 위협받는 긴박한 상황에 처하게 되는 것

② 응급간호(Emergency care) : 돌발적이고 예기치 못한 긴급 상황에 처한 대상자의 생명을 구하고 유지하며, 질병이나 손상의 악화 방지를 막고, 통증 경감을 위하여 신체적, 심리적인 문제를 즉시 사정하고 진단, 치료를 제공하는 인명 구조술

③ 응급처치의 일반적 원칙
  ㉠ 순환상태 파악, 쇼크 예방
  ㉡ 기도 유지
  ㉢ 지 혈
  ㉣ 신속한 전신 신체 검진
  ㉤ 골절 처치
  ㉥ 상처 처치 : 멸균 드레싱
  ㉦ 보온, 금식
  ㉧ 불안 중재

(2) 응급환자의 분류

① 긴급환자(Emergent, Red) : 위기 혹은 생명의 위험
  ㉠ 즉각적인 치료를 받아야 생존이 가능
  ㉡ 기도폐쇄, 심장마비, 심한 쇼크, 의식불명, 연가양 흉곽, 다발성 외상 등

② 응급환자(Urgent, Yellow) : 중함
  ㉠ 초기 응급치료를 받은 후 후송을 기다릴 수 있는 대상자
  ㉡ 고열, 경증의 화상, 열상, 뇌졸중, 심한 통증 등

③ 비응급 환자(Nonurgent, Green) : 경함

       ⊙ 구급처치 수준의 치료가 요구되는 경한 질환이나 손상

       ⓒ 연조직 상해, 피부 손상, 순환장애 없는 사지골절 등

④ 사망(Black)

※ 응급이나 대형 재해발생 시 현장에서 신속히 피해자를 분류

    • 전염성 의심 및 확인 : 현장에서 소독

    • 피해자 분류 후 병원으로 수송

출제유형문제 최다빈출문제

1-1. 응급간호에 관한 설명 중 옳지 않은 것은?

① 가장 우선적인 것은 환자의 기도를 확보하는 것이다.

② 즉시 필요한 응급처치를 받지 못하면 생명이 위험할 수 있다.

❸ 환자와의 상담은 긴급상황 시의 간호활동이 아니므로 제외한다.

④ 환자의 구조, 진료 및 이송 시에 행해지는 모든 간호활동이 포함된다.

⑤ 응급환자의 발생에서부터 생명을 유지하기까지의 과정 중 행해지는 과정이다.

해설

응급의료에는 응급환자의 발생에서 생명을 유지하기까지의 과정 중 행해지는 구조, 진료, 이송 및 상담 등의 활동이 포함된다.

1-2. 응급환자의 분류에서 긴급환자(우선순위 1)에 속하는 상황은?

① 열 상

② 고 열

③ 뇌졸중

④ 피부손상

❺ 기도폐쇄

해설

긴급환자 : 기도폐쇄, 호흡곤란, 호흡정지, 심장마비, 개방성 흉부열상, 긴장성 기흉, 대량출혈, 심한 쇼크, 혼수상태의 중증 두부손상, 기도화상을 동반한 중증의 화상 또는 안면화상, 경추손상이 의심되는 경우 등

1-3. 응급실에 도착한 환자 중 우선순위 1인 긴급환자는?

① 고 열

② 심한 통증환자

③ 뇌졸중

❹ 연가양 흉곽환자

⑤ 경증의 화상

해설

응급환자의 우선순위

• 긴급환자 : 기도폐쇄, 심장마비, 심한 쇼크, 의식불명, 연가양 흉곽(가슴우리), 다발성 외상, 심한 복부손상 환자

• 응급환자 : 고열, 경증의 화상, 열상, 뇌졸중, 심한 통증

• 비응급환자 : 만성적 요통, 피부손상 등

1-4. 응급환자 중증도 분류에 근거한 치료의 최우선 순위는?

① 대퇴골 폐쇄골절
② 38.0℃의 발열을 동반한 장염
③ 기침을 동반한 만성 폐쇄질환
❹ 심한 흉통을 동반한 심근경색증
⑤ 소량의 출혈이 있는 손가락 부분절단

해설
응급상황에서 중증 호흡곤란, 쇼크, 또는 무의식 등 생명에 지장을 줄 수 있는 증상을 보이는 환자에게 우선적으로 중재를 제공해야 한다.

1-5. 다음 중 응급환자에 대한 간호활동 중 가장 먼저 해결해야 하는 것은?

① 골절 환자
❷ 호흡부전 환자
③ 10%의 2도 화상 환자
④ 두통을 호소하는 환자
⑤ 교통사고로 다리에 통증이 있는 환자

해설
호흡부전 환자는 즉각 치료가 요구되는 환자에 해당한다.

1-6. 노인이 길에서 넘어져 대퇴에 심한 통증을 호소하면서 일어나지 못한다. 이런 상황에서 병원으로 이송하기 전에 해야 할 가장 중요한 응급처치는?

① 가능하면 환부를 상승시킨다.
❷ 환부를 고정시키고 부상자를 이동한다.
③ 통증을 감소시키기 위하여 찬찜질을 한다.
④ 부상자를 집으로 옮긴 후 구급차를 기다린다.
⑤ 견인하여 환측부위를 정복한 후 부목을 댄다.

해설
환부를 고정시켜야 한다.

1-7. 이틀 전 머리, 가슴, 복부에 2도 화상을 25% 입은 환자가 응급실을 통해 들어왔다. 가장 우선적으로 수행되어야 할 간호중재는?

① 열량 및 단백질 공급
② 피부이식
③ 심리적 지지
④ 감염 예방
❺ 호흡 및 기도유지

해설
화상환자의 응급간호 중 일반적으로 얼굴과 목에 큰 화상을 입은 환자는 1~2시간 이내에 삽관을 필요로 한다. 환자의 기도를 확보하여 흡입에 의한 손상여부를 확인하고 산소를 공급해야 한다.

❷ 응급관리의 우선순위

(1) **1차 조사 : C - A - B - D - E**

   ① 순환(Circulation)

     ㉠ 사정 : 경동맥 또는 대퇴동맥 확인, 맥박수와 특성, 모세혈관 충혈 확인, 혈압 측정, 피부의 색깔·온도·습도 확인

     ㉡ 간호중재 : 맥박 없으면 심폐소생술 실시, 활력징후 감시, 수액 및 혈액 공급

   ② 기도유지(Airway)

     ㉠ 사정 : 기도확보 및 기도 개방, 호흡곤란, 목의 이물질 폐쇄여부, 출혈이나 토물유무

     ㉡ 간호중재 : 흡인, 하악거상법(Jaw thrust), 필요시 산소 공급, 신체 선열 유지, 경추 유지

   ③ 호흡(Breathing)

     ㉠ 사정(환기 사정) : 흡기와 호기 시 역리작용 관찰, 보조근 사용 관찰, 코와 입을 통한 공기 소리, 호흡수 관찰, 손톱·점막·피부관찰, 폐 청진, 경정맥 팽창과 기관의 위치 사정

     ㉡ 간호중재 : 산소공급, 필요시 삽관 준비와 흡인

   ④ 장애(Disability)

     ㉠ 사정 : 주요 신경학적 사정(의식수준, 대광반사), 기형 확인, 주요 통증사정(PQRST)

     ㉡ 간호중재 : 정기적인 의식수준 평가(AVPU, GCS 이용), 변형이 있을 때 고정(부목), 통증 사정

   ⑤ 노출(Exposure)과 환경 조절 : 충분한 검진을 위한 의류제거, 담요로 보온유지, 따뜻한 정맥수액 준비

(2) **2차 조사**

   ① 활력징후 : 체온, 맥박, 호흡, 혈압

   ② 5가지 중재 : 심장 리듬 확인 및 심전도 감시, 산소포화도, 도뇨카테터 삽입(금기가 아닐 때), 위관 삽입, 혈액검사

   ③ 가족 참여 지지

   ④ 안위 제공 : 불안과 통증사정 및 관리, 정서적 지지

   ⑤ 병력 사정

(3) **진단적 검사 실시**

(4) 응급간호 순위

① 적절한 환기 및 기도유지
② 산소 공급 : 분당 6~9L(COPD 병력 없는 환자)
③ IV line 유지
④ 심장모니터의 작동 : 12유도 ECG
⑤ Shock 예방체위를 취해 준다.
⑥ 계속 활력징후를 모니터링한다.
⑦ 심리적 지지

출제유형문제 최다빈출문제

2-1. 다음 중 가장 우선적으로 응급처치를 해야 하는 환자는?

① 복부 내장이 돌출된 50세의 남성
② 손가락에 열상을 입은 30세의 부인
③ 만성적인 요통을 호소하는 60세의 노인
④ 경증의 골격계 손상을 입은 46세의 남성
❺ 질식위험이 있는 목과 얼굴에 화상을 입은 15세의 소년

해설
안면에 화상을 입은 환자는 기도폐쇄의 원인이 되어 질식의 위험이 있으므로 가장 먼저 응급처치를 해야 한다.

2-2. 교통사고로 인해 기관지 손상을 받은 환자에게 우선적으로 해 주어야 하는 간호는?

❶ 기도를 확보하고 산소를 공급한다.
② 의식수준을 사정한다.
③ 흡인 예방을 위해 측위를 취한다.
④ 수액을 공급한다.
⑤ 체온을 측정하여 감염 위험성을 파악한다.

해설
기관지 손상 환자
기관지 손상을 입은 환자에게 우선적으로 사정해야 할 것은 호흡의 유무이다. 그 후 우선적으로 기도를 확보하고 산소를 공급하여 호흡할 수 있도록 한다.

3 현장응급 처치

(1) 목적 및 우선순위

① 목적 : 더 심한 해를 입지 않도록 하는 것

② 간호 우선순위

　㉠ 안전한 장소로 이동

　　• 이동이 손상보다 더 중요할 경우

　　• 척추부위 손상여부 고려

　㉡ 의식 확인 및 기도유지

　　• 턱을 들어 올림

　　• 이물질 제거

　㉢ 인공적 호흡 시작

　㉣ 외부 심장 압박

　㉤ 출혈 통제 : 출혈부위는 심장보다 높게 상승

　　• 상처 바로 위 동맥 압박

　　• 지혈대 적용

　　• 출혈부위 직접 압박

　㉥ 척추, 사지손상 부위에 부목

　㉦ 개방상처

　　• 멸균된 천, 깨끗한 천으로 상처 덮음

　　• 공기가 들어가는 흉부상처 : 폐쇄붕대

　㉧ 가능한 빨리 이송 : 저체온 예방

　※ 응급처치의 기본 CAB 원칙

　　• C : Circulation(순환)

　　• A : Airway(기도확보)

　　• B : Breathing(호흡)

(2) 응급관리를 위한 우선순위 대상자

① 활력징후의 현저한 변화 : 저혈압, 고혈압, 저체온, 심부정맥, 호흡부전(기도폐색)

② 의식상실

③ 흉통 환자(35세 이상 : 협심증, 심근경색 의심)

④ 심한 통증환자

⑤ 직접 압박법으로 지혈되지 않는 출혈

⑥ 치료가 지연될 경우 상태가 심하게 악화되는 환자 : 화학물질에 의한 화상, 약물중독, 알레르기성 반응

⑦ 타인을 침해하는 행동양상 : 위험, 소란, 히스테리성 행동

⑧ 정신적인 황폐 상태 : 사랑하는 사람의 상실, 강간

⑨ 노인이나 이동 환자

⑩ 원인이 불분명한 증후

출제유형문제 최다빈출문제

3-1. 다발성 외상이나 다발성 골절 시 가장 먼저 해야 할 간호중재는?

❶ 기도개방성 유지
② 두경부 손상 예방
③ 개방상처 드레싱
④ 출혈 시 지혈
⑤ 오한 방지

3-2. 상박 출혈 시 지혈 부위로 옳은 것은?

① 총경동맥
② 대퇴동맥
③ 서혜부 동맥
④ 족배동맥
❺ 상완동맥

3-3. 20대 남자가 등산 도중 넘어져 오른쪽 경골부위의 출혈로 내원하였다. 개방성 골절이 의심되는 상황에서 이 환자에게 가장 우선적으로 시행해야 할 중재는?

❶ 먼저 깨끗하고 마른 천으로 상처를 덮어 준다.
② 쇼크의 위험을 막기 위해 따뜻한 보리차를 준다.
③ 감염예방을 위해 강한 소독액으로 상처를 씻어낸다.
④ 산소공급을 적절히 하기 위해 환자의 머리를 상승시킨다.
⑤ 상처에 따른 합병증을 막기 위해 즉시 도수정복을 실시한다.

3-4. 화재나 지진 등의 재난으로 많은 환자가 발생했을 때 대상자 분류에서 우선적으로 처치해야 할 응급상태는?

① 염 좌
② 타박상
❸ 기도 폐색
④ 요로 감염
⑤ 폐쇄성 골절

해설
다발성 외상, 다발성 골절 시 응급처치
• 기도개방성 유지 : 이물질 제거, 흡인, Jaw -thrust maneuver
• 두경부 손상 예방(고정)
• 개방상처 드레싱 : 멸균된 천이나 청결한 천으로 상처부위 덮기
• 출혈 시 지혈 : 옷 자르기, 압박드레싱, 직접압박, 지혈대 적용
• 다발성 손상 환자의 우선순위 : 의식상태 사정-기도개방 유지-호흡-출혈-쇼크 징후에 대한 사정과 정맥 주입, 후송 중 심전도 및 고정 상태 관찰

해설
지 혈
출혈 부위보다 심장에 가까운 부위의 동맥관을 압박해야 하며, 상지의 출혈 시에는 상완동맥을 압박한다.

해설
개방골절 시 가장 먼저 실시해야 하는 응급처치로 감염을 예방하기 위하여 깨끗한 것으로 상처를 덮어 주어야 한다. 개방된 골절 치료 시 가장 우선적으로 고려해야 할 부분은 골절된 부위의 감염위험성이다.

해설
응급상황에서 여러 환자를 동시에 처치해야 할 경우 경증 호흡곤란, 쇼크, 또는 무의식 등 생명에 지장을 줄 수 있는 증상을 보이는 환자에게 우선적으로 중재를 제공하여야 한다.

3-5. 외상으로 인하여 상완동맥이 파열되었을 때 우선적인 중재로 옳은 것은?

❶ 파열부위를 직접 압박한다.
② 파열부위 주위로 얼음을 대준다.
③ 파열부위 아래를 얇은 끈으로 묶어 준다.
④ 파열부위를 심장보다 낮게 한다.
⑤ 파열부위에 항생제를 도포한다.

3-6. 20대 남자가 자전거를 타다 넘어져 오른쪽 팔목 골절진단을 받았다. 이 환자에게 적용할 간호중재로 옳은 것은?

① 코르티코스테로이드를 환부에 주사한다.
❷ 말초부위의 맥박과 신경, 혈관상태를 자주 사정한다.
③ 부동기간에는 뼈의 재생을 위해 칼슘제제를 권장한다.
④ 개방골절일 경우 상처를 탄력붕대로 감아서 보호한다.
⑤ 손톱이나 발톱의 혈액충만검사는 10초 내외로 유지한다.

3-7. 30대 여자가 등산 도중 발목을 접질려 부종, 통증 및 운동장애의 증상으로 내원하였다. 골절은 되지 않았을 경우 이 환자에게 수행할 간호중재로 적절한 것은?

① 관절운동을 권장한다.
② 러셀견인을 한다.
③ 환부를 심장 아래로 둔다.
❹ 압박붕대를 감아준다.
⑤ 즉시 더운물 찜질을 한다.

3-8. 50대 남자가 비출혈로 응급실을 내원하였다. 가장 우선적으로 시행해야 할 간호중재는?

❶ 활력징후를 관찰한다.
② 쇼크체위를 취하게 한다.
③ 비강 내에 Packing을 시행한다.
④ 안면 X-선 촬영을 시행한다.
⑤ 코에다 얼음 주머니나 찬물수건을 댄다.

3-9. 화재나 지진 등의 재난으로 많은 환자가 발생했을 때 대상자 분류에서 우선적으로 치료해야 할 응급상황은?

① 염 좌   ② 타박상
❸ 기도 폐색   ④ 요로감염
⑤ 폐쇄성 골절

4 심폐소생술(Cardio pulmonary resuscitation, CPR)

(1) 절 차

① 반응 확인

② 도움요청 / 119 신고

③ 가슴 압박

④ 기도유지, 인공호흡

⑤ 소생 확인

⑥ 출혈 검사

⑦ 인공호흡 : 심장마사지 = 2 : 30로 시행(1인, 2인 상관없이)

(2) 시 간

① 0~4분 : 소생술을 실시하면 뇌손상 가능성이 거의 없음

② 4~6분 : 뇌손상 가능성이 높음

③ 6~10분 : 뇌손상이 확실

④ 10분 이상 : 심한 뇌손상 또는 뇌사상태

(3) CPR 방법

① 사정 : 의식 확인

㉠ 반응을 확인함 : "괜찮으세요?"라고 하며 어깨를 가볍게 두드리거나 흔듦

㉡ 성인의 심정지 양상 : 갑작스런 쓰러짐, 축 늘어짐, 무호흡, 청색증, 경련, 심정지호흡(Gasping)

② 도움 및 119 신고 요청 : 대상자의 반응이 없을 시 큰 소리로 주변 사람에게 도움을 요청 또는 119 신고

③ 맥박 확인

㉠ 일반인 : 맥박 확인 절차 생략(의식이 없거나 호흡이 비정상 시 : 심정지 상황으로 판단)

㉡ 의료종사자 : 경동맥 또는 대퇴동맥 약 10초간(10초 이내 확인 안 되면 즉시 CPR)

④ 심폐소생술 실시 순서 : C-A-B

㉠ 가슴압박

• 대상자의 체위 변경(통나무 굴리기)

• 딱딱하고 편평한 바닥에 앙와위로 눕힘

• 압박부위 : 가슴의 중앙부위

• 흉부압박 속도 : 100~120회/분, 깊이 : 5~6cm

• 압박위치 : 흉부 중앙의 양쪽 유두 사이, 흉골의 아래 1/2 지점 확인

• 팔꿈치를 펴고 팔을 바닥과 수직으로 하여 체중을 이용하여 압박(압박 후 충분한 이완)

ⓛ 인공호흡(구강 대 구강) : 대상자의 목 신전, 구조자의 입이 대상자의 입을 완전히 덮도록, 대상자의 입은 벌린 상태
- 기도유지(두부후굴, 하악거상법, 하악견인법)
- 호흡 시 가슴이 올라가는 것 확인, 인공호흡 사이 공기가 완전히 배출되도록
- 효과적인 인공호흡이 안 될 때 : 기도 재고정, 이물질 확인

ⓒ 가슴압박과 인공호흡 반복
- 흉부압박과 인공호흡을 30 : 2회 비율로 구급대원이 현장에 도착할 때까지 대상자가 움직임(소생의 징후)을 보일 때까지 지속
- 심폐소생술 5주기 후 다른 사람과 서로 역할 교대(구조자의 피로 예방)

※ 일반인 : 인공호흡이 어려운 상황에서는 가슴압박만 시행(가슴압박은 중단하지 않고 지속적으로 시행)

⑤ 회복 자세 : 환자 소생 확인 후 옆으로 돌려 눕혀 기도개방 유지

⑥ 제세동
ⓛ 심정지를 목격했다면 가능한 빨리 자동제세동기 사용
ⓒ 심정지를 목격하지 않았다면 5주기의 심폐소생술 후 자동제세동기 사용

⑦ 합병증 : 늑골 골절, 흉골 골절, 늑연골 분리, 간과 비장파열, 기흉, 혈흉, 심장압전, 폐좌상 및 지방색전

(4) 이물질에 의한 기도 폐쇄

① 기도폐쇄 징후 : 목을 움켜지고 말을 못함, 소리 없는 기침, 호흡곤란, 청색증, 흡기 시 고음 또는 소리 없음

② 서 있거나 앉아 있는 대상자(하임리히법 : Heimlich maneuver)

③ 의식 없는 성인 대상자
ⓛ 대상자를 똑바로 눕히고 이물질 확인 후 제거
ⓒ 기도 유지 후 환기 시도

4-1. 심폐소생술 할 경우 가장 먼저 해야 할 것은?

❶ 의식확인   ② 기도개방

③ 호흡확인   ④ 흉부압박

⑤ 응급구조 요청

해설
응급환자 발생 시 우선 의식을 확인한 후 의식이 없으면 응급구조를 요청한 후 심폐소생술을 시행한다.

4-2. 병실에서 갑자기 심정지 증세가 나타난 43세 환자를 발견했을 때 옳은 심폐소생술 방법은?

① 팔꿈치 힘을 이용하여 흉부 압박을 한다.

❷ 분당 최소 100회 이상의 속도로 압박한다.

③ 흉부 압박 시 깊이는 2~3cm으로 한다.

④ 인공호흡과 흉부압박의 비율은 1:15로 실시한다.

⑤ 기도를 유지하기 위해 머리를 젖히고 턱은 내린다.

해설
심폐소생술 방법
• 인공호흡 대 심장압박은 2:30이다.
• 흉부압박은 5~6cm 정도의 깊이로 시행한다.
• 체중을 이용하여 분당 100~120회로 압박한다.
• 기도유지를 위해 머리를 젖히고 턱을 든다.

4-3. 두부외상으로 인한 의식손실이 발생했을 때 가장 먼저 취해야 할 간호는?

❶ 기도개방   ② 동공수축 확인

③ 수액공급   ④ 통증 사정

⑤ 산소공급

해설
응급환자의 간호
가장 우선적인 중재는 기도개방을 유지하는 것이다.

4-4. 길가에 사람이 쓰러져 있는 것을 발견하였다. 긴급 상황 시 가장 우선적으로 취해야 할 행동으로 옳은 것은?

❶ 의식을 사정한다.

② 도움을 요청한다.

③ 심장 마사지를 실시한다.

④ 기도를 유지한다.

⑤ 인공호흡을 실시한다.

해설
심폐소생술
CPR을 실시할 때 먼저 의식을 사정한 후 의식이 없다는 것이 확인되면 즉시 주위에 도움을 요청하도록 한다.

4-5. 성인 환자에 대한 1인 심폐소생술 시 흉부압박과 인공호흡의 비율은?

① 5 : 1   ② 10 : 1

③ 10 : 2   ④ 15 : 2

❺ 30 : 2

해설
심폐소생술 시 1인이 시행하는 경우에는 성인, 어린이 모두 30:2의 비율로 시행한다.

4-6. 흉곽의 골절과 몸 여러 곳에 골절을 의심하는 다발성 골절 환자가 응급실에 실려 왔다. 우선적으로 해야 할 간호중재는?

❶ 호흡과 혈압을 측정하며 사정한다.
② 손상부위를 더 사정한다.
③ 산소를 공급한다.
④ 생리식염수를 투여한다.
⑤ 골절에 부목을 적용한다.

해설

다발성 골절환자의 응급간호
• 우선적으로 기도, 호흡, 순환 상태의 확인
• 개방성 창상이 있을 경우 드레싱, 탈골된 관절을 함부로 움직이지 말 것
• 신경과 혈관상태 및 관절의 운동능력을 자주 측정하고 평가해야 함

4-7. Heimlich maneuver에 관한 설명으로 옳은 것은?

❶ 영아 : 등 두드리기 5회, 가슴압박 5회를 반복
② 아동 : 성인과 동일한 세기와 방법으로 복부밀어올리기
③ 임산부 : 주먹을 감싸 쥐고 복부 바로 위를 밀쳐 올리기
④ 의식 있는 성인 : 바닥에 환자를 눕히고 손꿈치로 복부밀어올리기
⑤ 의식 없는 성인 : 상체를 일으켜 주먹을 감싸 쥐고 복부밀어올리기

해설

Heimlich maneuver
• 의식 있는 성인 : 주먹을 감싸 쥐고 복부 밀어올리기
• 의식 없는 성인 : 바닥에 환자를 눕히고 119에 신고 후 즉시 CPR 시행
• 임산부 : 주먹을 감싸 쥐고 가슴 사이를 밀쳐 올리기
• 영아 : 등 두드리기 5회, 가슴압박 5회를 반복
• 아동 : 키를 맞추고 늑골이 골절되지 않도록 힘을 조절하여 복부밀어 올리기

안심Touch

5 중독(Poisoning)

(1) 흡입된 독

① 뇌와 심근의 저산소증을 치료하고 흡입된 독을 제거한다.

② 독가스가 있는 곳에서 환자를 이동시키고, 조이는 의복은 느슨하게 한다.

③ 심폐 상태를 사정하고 가능하면 인공적인 환기를 제공한다.

④ 산소공급이 가능하다면 산소를 공급한다.

⑤ 필요시 심폐소생술 실시

(2) 접촉에 의한 독

① 다량의 물로 피부를 세척한다.

② 의복을 제거하고 피부를 다시 세척한다.

③ 화학약품의 종류와 특성을 파악한다.

④ 일반적 화상 치료

⑤ 눈에 화학물질이 들어갔을 경우 : 접촉 즉시 흐르는 물로 20분 이상 씻어내야 한다.

(3) 섭취된 독

① 환자가 의식이 있다면 의사나 독극물 처리센터에 원조를 청한다.

② 부식제나 탄화수소가 아닌 다른 물질인 경우 15~30mL의 구토제(토근시럽 ; Ipecac syrup)를 주어 구토를 유발한 후 물을 준다(의식이 있을 때, 구토반사가 있을 때).

③ 구토제의 효과가 미비할 때 음독한지 2시간 이내 위세척(약물의 희석 및 배출)

④ 활성탄 섭취(특히 약물 섭취 후 : 독성물질이 순환계에 흡수되기 전), 하제

⑤ 만약 환자가 의식이 없다면 지체없이 의료시설로 환자를 이송한다.

⑥ 이상의 방법이 효과 없을 때 : 이뇨제, 투석, 혈액관류(Hemoperfusion)

출제유형문제 최다빈출문제

5-1. 알칼리성 화학약품이 팔에 묻었을 때 응급처치로 알맞은 것은?

① 우유로 닦아낸다.

② 알코올로 닦아낸다.

③ 물에 희석시킨 식초로 닦는다.

❹ 다량의 물로 세척한다.

⑤ 약산성 물질로 중화한다.

해설
접촉에 의한 독
• 다량의 물로 피부를 세척한다.
• 의복을 제거하고 피부를 다시 세척한다.
• 화학약품의 종류와 특성 파악
• 일반적 화상치료

5-2. 약물 중독으로 응급실에 온 김씨를 처치하는 중 갑자기 혈압이 65/45였다. 이때 간호사가 우선적으로 해야 할 일은?

① 의사에게 보고   ❷ 하지 거상
③ 대소변 체크   ④ 고농도의 산소 투여
⑤ 따뜻한 물 제공

해설
중독 대상자 응급처치
김씨는 저혈량 쇼크상태이므로 즉시 하지를 30° 상승시켜 뇌로 가는 혈류량을 증가시킨다. 약물중독 → 심장억제, 하지의 정맥 정체, 모세혈관 투과성 증가 → 순환혈류 감소 → 쇼크

5-3. 약물 중독의 경우 위세척이나 토하게 하는 응급처치의 주된 목적으로 옳은 것은?

① Shock 치료   ❷ 약물희석, 배출
③ 증상 치료   ④ 해 독
⑤ 수분 공급

해설
약물섭취 중독 대상자 응급처치
중독에 의한 응급처치의 목적은 독물질의 체내 흡수를 최소화시키기 위함으로 위세척을 실시하거나 구토를 유발하여 약물을 희석, 배출시키는 것이다.

5-4. 약물 중독이 의심되는 60세의 이씨는 동행한 보호자에게서 이씨가 평소 복용했던 Indenol 한통이 비어 있는 것이 확인되었다. 가장 적절한 응급처치는?

① 산소요법을 한다.
② 진정제를 투여한다.
③ 위세척을 한다.
④ 혈압을 내리는 약물을 투여한다.
❺ 혈압을 올리기 위해 정맥으로 수액을 투여한다.

해설
Indenol(Propranolol, 베타차단제)
• 효능 : 발작성 빈맥의 예방, 협심증, 고혈압, 불안장애, 공황장애
• 대량의 약물 복용 시 저혈압의 위험이 있으므로 혈압을 올리기 위한 치료를 해야 한다.

5-5. 20대 여자가 의식을 잃고 119 구급대에 의해 응급실로 내원하였다. 환자는 평소 정신과 진료를 받고 있었으며, 환자 옆에는 약봉지가 놓여 있었다. 약물 중독이 의심되는 이 상황에서 가장 우선적으로 시행해야 할 간호는?

① 혈액관류를 준비한다.
② 위세척 준비를 한다.
❸ 복용한 약물을 확인한다.
④ 활성탄 투여를 준비한다.
⑤ 생리식염수를 정맥주사한다.

해설
약물 중독 시 섭취한 독물의 종류와 양, 섭취 후 경과시간, 증상 등의 과거력을 수집한다.

5-6. 다음 중 강산성 물질을 실수로 삼킨 뒤 가장 적절한 응급처치는?

① 해독제를 마신다.
❷ 물을 마셔서 희석시킨다.
③ 즉시 구토하도록 한다.
④ 소다를 물에 타서 먹인다.
⑤ 식초를 물에 타서 먹인다.

해설
이물질 흡입
• 강산성 물질을 삼키는 과정에서 식도가 손상된다.
• 다시 구토를 하거나 소다, 식초 등을 섭취하게 될 경우 손상을 입을 가능성이 있으므로 물을 마셔서 회복시킨 후 응급실을 내원하여 위세척 및 흡인을 해야 한다.

6 열과 관련된 응급상황

(1) 고열로 인한 응급상황

① 원인

구 분	열경련(Heat cramps)	열탈진(Heat exhaustion)	열사병(Heat stroke)
원 인	• 고온 환경에서 심한 육체적 노동을 할 때 발생 • 지나친 발한에 의한 탈수와 염분 소실 • 수의근의 통증성 경련	• 고온 환경에서 오랫동안 노출되어 말초혈관 운동신경의 조절장애와 심박출량의 부족으로 순환부전 • 피부혈관의 확장과 탈수가 유발요인	• 고온다습 환경에서 육체적 노동을 하거나 옥외에서 태양의 복사열을 머리에 직접 받는 경우 • 중추성 체온조절 장애 : 체내 열의 축적으로 고열발생(중심부 온도 : 41~43℃)

② 증상, 치료 및 간호중재

구 분	열경련(Heat cramps)	열탈진(Heat exhaustion)	열사병(Heat stroke)
증 상	• 오심, 창백, 허약, 심한 발한, 갈증 • 근육의 격렬한 수축	• 피로, 가벼운 두통, 오심, 구토, 설사 • 과잉발한, 저혈압, 약하고 빠른 맥박(빈맥) • 근육수축, 통증	• 덥고 건조한 피부 • 정신상태 변화(혼동, 혼수) • 저혈압, 빈맥, 허약 • 체온 상승>40℃

치료 및 간호중재	• 목적 : 기도·호흡·순환을 안정, 심부의 체온 하강
	  – 기도, 호흡, 순환관리 및 유지
	  – 산소투여
	  – 정맥확보, 수액 주입
	  – 차가운 환경 유지(오한 조절 : 심부체온 상승, 냉각효과 방해), 의복제거, 습포적용, 미지근한 물부터 얼음물로 체온 하강(예 물 뿌리기 Cool bath, 체온 조절이 잘 안 될 경우 위 세척도 가능)
	  – 음료 제공 시 알코올 또는 커피, 카페인 함유 음료는 금지
	  – 심전도 관찰, 전해질 수치 조절		

(2) 한랭과 관련된 응급 상황

① 동상(Frostbite) : 피부가 낮은 온도에 노출되어 세포 안팎의 조직액이 얼어서 조직이 손상되는 외상

  ㉠ 원 인
  • 말초혈관 수축으로 혈류와 혈행 정체
  • 세포의 온도감소와 세포 내 얼음 결정으로 세포 내 나트륨과 염소 증가, 세포 파괴

  ㉡ 증 상
  • 호발 부위 : 귀, 코, 손가락, 발가락의 피부와 피하조직
  • 창백한 피부(노란색부터 얼룩딸룩한 파란색), 따끔거림, 무감각, 불타는 감각
  • 수포 형성, 깊은 동상으로 괴사진행

  ㉢ 간호중재
  • 손상 받은 조직을 마사지하거나 소독하지 않는다.
  • 손상부위의 장신구 및 의복 제거
  • 온수(39~42℃)에 손상부위 담그기, 수포 절제 후 무균 드레싱

• 진통제, 상처가 있으면 파상풍 예방 주사, 감염 위험 시 예방적 항생제 투여

② 저체온증(Hypothermia) : 체온이 35℃ 이하이며 신체가 환경으로 잃은 열만큼 생산하지 못할 때 발생

　㉠ 원인 : 젖은 의복, 차가운 환경에 장시간 노출, 노인이 취약

　㉡ 증 상

　　• 떨림, 오한, 의식상태 변화, 체온 저하

　　• 경증 저체온증(심부체온 32~35℃) : 오한, 기면, 혼돈, 행위의 변화

　　• 중등도 저체온증(심부체온 28~32℃) : 오한 소실, 경직, 서맥, 느린 호흡, 혈압저하, 산증, 저혈량

　　• 중증 저체온증(28℃ 미만) : 혼수상태

　㉢ 간호중재

　　• 기도・호흡・순환 유지 및 관리

　　• 차가운 환경으로부터 환자 보호

　　　- 수동적 보온 : 젖은 의복 제거, 마른 의복, 따뜻한 담요

　　　- 능동적 심부 보온 : 따뜻한 정맥 수액 투여, 가온 습한 산소, 따뜻한 수액으로 복막, 위・장 세척

　　• 구토반사가 감소하거나 없는 경우 삽관 준비

　　• 쇼크 예방 간호

　　• 다른 손상에 대한 평가

출제유형문제 최다빈출문제

6-1. 한여름 뜨거운 햇빛 아래서 공사일을 하던 인부가 쓰러져서 혼수상태로 응급실에 내원하였다. 가장 먼저 해야 할 간호중재는?

① 담요로 덮어 준다.

② 생리식염수를 주입한다.

③ 산소를 제공한다.

④ 얼음으로 냉찜질을 해 준다.

❺ 차가운 시트를 몸에 대주어 체온을 낮추도록 한다.

해설

고열에 노출된 기간이 사망률과 관계가 깊으므로 가능한 한 빨리 시원한 환경을 만들어 주고 체온을 낮추도록 한다. 이때 얼음을 사용하면 오한이 일어나 체열이 발생하고 산소소모가 발생하기 때문에 사용하지 않아야 한다.

6-2. 한여름 뜨거운 햇빛 아래에서 2시간 이상 걷기 운동을 하던 40세 여성이 쓰러져 응급실에 실려왔다. 가장 먼저 시행해야 할 적절한 간호중재는?

① 보온을 한다.
② 생리식염수를 투여한다.
③ 산소를 제공한다.
❹ 냉수에 적신 차가운 수건을 몸에 대어준다.
⑤ 얼음으로 냉찜질을 온몸에 한다.

해설
열사병의 간호중재
• 열과 습기가 높은 상태에서 지나치게 운동하거나 활동할 경우 발생한다.
• 신체의 열조절기전 장애
• 혼돈, 섬망, 혼수, 환각 등의 중추신경 기능부전, 체온 상승, 저혈압, 빈맥, 빈호흡
• 고열에 노출된 시간과 사망률과는 비례관계가 있다.
• 가능한 한 빨리 시원한 환경을 만들어 주고 체온을 낮춘다.
• 얼음을 사용하게 되면 오한이 일어나 체열이 발생하고 산소소모가 증가하므로 되도록 사용하지 않는 것이 좋다.

6-3. 하지에 동상이 생겨 걷지 못하는 환자가 응급실에 후송되어 왔다. 적절한 간호중재는?

① 손상부위를 마사지하여 혈액을 촉진한다.
② 보온을 위해 내복을 입힌 후 담요를 덮어준다.
③ 가온 후 발생된 물집은 빠른 회복을 위해 터트린다.
❹ 옷이나 반지, 시계를 제거하여 혈액순환을 도모한다.
⑤ 피부연화를 방지하기 위해 발을 멸균된 거즈로 감아둔다.

해설
동상의 응급중재
• 동상의 경우 붉어질 때까지 가온을 한다.
• 조기가온은 조직손상의 정도를 감소시킨다.
• 가온 시 고통스러우므로 진통제가 처방될 수 있다.
• 가온 부위를 보호하고 물집을 터트리지 않는다.
• 부드럽게 다루고 마사지는 피한다.
• 발의 동상은 침구에 닿지 않게 크레들을 해 준다.
• 야외에서는 얼음이나 눈을 사용하여 마찰해서는 안 된다.
• 알코올로 마사지하거나 올리브유를 사용하면 안 된다.
• 젖은 의복은 벗기고 마른 담요나 이불을 덮어준다.

6-4. 양팔과 상지 전체에 화상(36%)을 입은 환자가 응급실에 내원하였다. 다음 중 즉각적으로 시행해야 할 간호로 옳은 것은?

① 기도를 확보한다.
❷ 수분과 전해질을 공급한다.
③ 호흡을 사정한다.
④ 산소를 공급한다.
⑤ 얼음주머니를 적용한다.

해설
화상환자 응급간호
심한 화상을 입은 후에는 저혈량 쇼크 예방을 위하여 상해 입은 한 시간 이내에 체액 보충을 시작해야 한다. 수분 손실은 화상을 입은 후 1시간 이내에 시작되어 4~6시간에 절정에 달하고 48시간에 이르기까지 지속된다.

6-5. 화재현장에서 나온 30대 남성이 쇳소리가 섞인 쉰 목소리로 기침을 할 경우 우선적인 간호중재는?

① 산소를 제공한다.   ② 시원한 곳으로 옮긴다.
③ 가습기를 제공한다.   ❹ 기관 내 삽관을 준비한다.
⑤ 말을 계속 하게 한다.

해설
흡입 화상
• 기도는 열 손상에 매우 취약하여 쉽게 기도 폐쇄를 일으킬 수 있다.
• 기도화상의 증상 : 그을음이 있는 가래, 쉰 목소리, 쇳소리
• 기관 내 삽관을 준비해야 한다.

제**8**장

쇼 크

1 쇼크 원인 및 병태생리

(1) 쇼크의 정의

① 조직 관류의 전반적인 감소로 인한 세포 내 저산소증

② 장기가 필요로 하는 만큼의 혈액 전달 불가능

③ 대사노폐물이 축적되어 세포 파괴

④ 조직과 신체 파괴

(2) 원인에 따른 분류

① 저혈류성 쇼크

구 분	원 인	증 상	치료 및 중재
저혈량성 (Hypovolemic)	• 체순환 혈액량 감소(혈량이 약 15~25% 이상 소실) • 출혈, 염류소실, 화상 • 탈수(혈액의 점도 증가, 혈액 순환 감소), 요붕증 • 30% 이상 혈량 소실-보상기 전 부전	• 이완기압 유지, 상승 • 맥박 : 100회 이상 • 호흡 : 20~30회, 후기 서호흡 • 핍 뇨 • 불안, 초조, 혼돈 • 차고 축축하고 창백한 피부	• 기도확보, 산소투여 • 체액손실 조절(수혈, 수액 : 따뜻한 수액) • 산소요법 • 쇼크체위 • 원인교정 • 출혈부위 압박
심인성 (Cardiogenic)	• 심박출량 감소 • 심근경색 • 부정맥 • 심장압전, 판막부전증	• 빈맥, 저혈압, 맥압저하 • 안절부절못함, 둔한 의식상태 • 호흡 : 30~40회 • 청색증, 창백, 차고 축축한 피부	• 산소투여 • 모르핀투여(심근경색) • 부정맥조절 • 순환혈액량 유지 • 약물요법 : β-아드레날린 차단제, Nitrate, Dobutamine

안심Touch

② 혈관성(분배성) 쇼크

구 분	원 인	증 상	치료 및 중재
패혈성 (Septic)	• 혈액 내 세균감염으로 혈관확장, 혈압저하 • 면역억제제 투여 • 부적절한 면역체계 • 사망률 : 28~50%	• 안절부절못함 • 체위에 따라 혈압 감소, 빈맥 • 호흡수 증가(첫 지표), 호흡성 알칼리증(→ 호흡성 산증) • 초기(피부가 따뜻, 건조, 홍조), 후기(피부창백, 차갑고 얼룩덜룩, 체온저하) • 정신상태 변화	• 감염 규명, 치료(항생제 투여) • 환자의 방어기전 지지 • 산-염기 균형유지 • 체온조절 • 스트레스성 궤양 예방 • 혈압상승제
신경성 (Neurogenic)	• 교감신경계 손상(평활근과 혈관이완) • 약물 과다복용 • 척수손상(제5흉추 또는 그 이상 손상) • 강한 정서적 자극	• 서맥, 저혈압 • 피부 : 발한 저하로 건조 • 손상 부위 이하 발한 능력이 없어지고, 혈관이완, 혼돈, 실신	• 적절한 기도유지, 호흡 • 혈압유지 • 심박출량 유지, 안정화로 척수손상 최소화
아나필락틱 (Anaphylactic)	• 과민반응(→ 순환부전) • 약물, 음식, 독, 곤충 • 심근억제효소의 유리	• 혈압저하, 혈관 확장으로 두통 • 빈맥-심각한 저혈량과 혈관허탈 초래 • 호흡기계 억압 : 저산소혈증, 협착음, 천명음 • 소양증, 담마진, 안검부종 • 의식수준 저하	• 기도유지, 산소보충 • 항히스타민, 에피네프린(정맥, 피하), 기관지확장제, Cortico-steroid 주사 • 혈액량 유지 • 원인제거

(3) 병태생리

① 세포 손상 : 모세혈관 혈류 감소 → 세포 손상

② 신경호르몬성 반응

  ㉠ 극도의 스트레스로 신경 내분비계 반응

  ㉡ 교감신경계 활성화

  ㉢ 부신피질자극호르몬, 항이뇨호르몬 분비

③ 대사성 반응 : 탄수화물, 지방 대사 비정상적(카테콜아민, 에피네프린, 당질코르티코이드, 코르티솔 분비 증가)

출제유형문제 최다빈출문제

1-1. 모든 종류의 쇼크 환자에게 공통적으로 볼 수 있는 혈액학적 변화는?

① 혈량 부족
② 저혈당
③ 심박출량 감소
④ 혈관의 부적절한 저항
❺ 부적절한 조직의 관류

해설

쇼크의 병태생리적 변화
• 부적절한 조직관류(공통)
• 패혈성 쇼크와 신경성 쇼크 : 말초혈관 저항 감소(분홍색 피부)
• 저혈량성 쇼크와 심인성 쇼크 : 심박출량 감소
• 말초혈량 저항 증가 : 피부색의 창백

1-2. 복부를 구타당한 뒤 복강 내 출혈을 의심할 수 있는 쇼크의 징후는?

① 체온 상승
② 맥압 상승
❸ 맥박수 상승
④ 소변량 상승
⑤ 중심정맥압 상승

해설

저혈량성 쇼크
• 심박수와 호흡수의 증가
• 신기능과 혈압, 체온의 감소

1-3. 응급실에 내원한 환자의 증상이 다음과 같다. 이 환자에게 발생한 쇼크의 종류로 알맞은 것은?

• 혈압 90/50mmHg
• 맥박 110회/분
• 중심정맥압 8mmHg
• 폐모세혈관쐐기압 24mmHg

① 신경성 쇼크
❷ 심인성 쇼크
③ 저혈량성 쇼크
④ 패혈성 쇼크
⑤ 아나필락시스 쇼크

해설

심인성 쇼크
• 혈압이 저하되어 있으며 맥박이 빠르다.
• 중심정맥압은 정상이고 폐모세혈관쐐기압이 높아져 있다.
  → 심박출량 감소에서 오기 때문에 심인성 쇼크라고 한다.

1-4. Packed RBC를 수혈 받고 있는 환자에게 주의 깊게 사정해야 할 사항은?

① 기도유지
② 의식변화
③ 혈압의 변화
④ 저혈량증
❺ 아나필락틱 반응

해설

수혈 시 주의 사항
• 혈액산출물을 주입 받는 환자는 소양증, 두드러기, 얼굴이나 안검, 성문의 부종, 짧은 호흡 등의 알레르기 반응을 주의 깊게 사정해야 한다.
• 위의 증상이 발생할 경우 즉시 수혈을 중단하고 의사에게 보고해야 한다.
• 아나필락틱 반응 시 에피네프린, 등장성 용액, 스테로이드 제제를 투여하고 소양증 감소를 위해 얼음주머니를 적용한다.

안심Touch

1-5. 출혈성 쇼크 환자의 간호사정 내용으로 옳은 것은?

① 건조한 피부
② 소변배설량 150cc/hr
③ 느리고 깊은 호흡
❹ 빠른 맥박, 불안
⑤ 체온 상승

해설
출혈성 쇼크
• 원인 : 혈액이나 체액의 손실이 있을 때, 출혈, 구토, 설사로 인한 위장관계 수분의 상실 시, 요붕증, 고혈당증, 이뇨작용, 장폐색으로 인한 복수, 화상
• 증상 : 혈액량이 약 15~25%의 소실이 있을 때 쇼크가 나타난다. 발한, 청색증, 창백, 불안, 의식상태의 변화, 갈증, 건조한 구강 점막, 경정맥의 허탈, 차고 축축한 피부, 약한 맥박, 말초정맥의 허탈, 핍뇨증, 저체온증, 장 운동 저하, 오심
• 치료 : 출혈부위 직접 압박, 산소공급, 수액공급, 수혈, 다리거상 체위(트렌델렌버그 체위 금지), 오한 방지, 교감신경흥분제 투여(혈압의 증가를 위해)

1-6. 개복술을 마치고 입원실에 온 환자가 의식이 저하되면서, 맥박 110회/분, 혈압 90/60mmHg일 때 우선적으로 확인해야 할 것은?

① 통 증
② 체 온
③ 백혈구 수
④ 혈청 알부민
❺ 수술 부위 배액관

해설
보기의 사례는 전형적인 출혈성 쇼크 증상인 빈맥, 감소된 혈압, 의식저하를 보이고 있으므로 저혈량성 쇼크이다. 이 경우 우선적으로 기도개방 유지 및 출혈부위를 확인하고, 가능한 경우 출혈부위 압박 등 중재를 제공해야 한다.

1-7. 산재성 혈관 내 응고증을 동반할 수 있는 쇼크는?

① 저혈량성 쇼크
② 심인성 쇼크
③ 신경성 쇼크
④ 아나필락시스 쇼크
❺ 패혈성 쇼크

해설
패혈성 쇼크
• 혈관 내 미생물 침입으로 패혈증 발생(분배성 쇼크)
• 산재성 혈관 내 응고증 동반
• 그람양성균, 그람음성균, 진균증 등에 의해 발생
• 치료 : 감염치료, 항생제, 항균제 투여, 혈관 수축제 투여(Dopamine), Corticosteroid

1-8. 말벌에 쏘인 후 20분이 지난 뒤 응급실을 내원한 40대의 환자에게 전신 두드러기, 저혈압, 호흡곤란 증상이 나타났다면 우선적인 간호중재는?

① 침상안정
② 등장액 투여
③ 상처부위 드레싱
❹ 에피네프린 주입
⑤ 붕산수 소독

해설
에피네프린(아드레날린)
• 에피네프린은 부신수질에서 분비되며 혈압 조절, 스트레스 대응, 혈당상승을 일으켜 위기에 대처하게 한다.
• 임상에서 사용하는 에피네프린은 1:1000을 사용한다.

1-9. 아나필락시스 쇼크에 관여하는 면역체는?

❶ IgE
② IgD
③ IgM
④ IgA
⑤ IgG

아나필락시스 쇼크
아나필락시스 쇼크는 과민반응 중 가장 심각한 것으로 IgE 항체와 관련이 있다. 소양증, 부종, 콧물로 인해 호흡곤란이 나타날 수도 있으며 아토피성(음식, 약물에 의해)이 나타날 수도 있어서 예방이 가장 중요하다.

1-10. 심인성 쇼크가 나타났을 때 간호중재로 맞는 것은?

① 사지운동
② 기관지수축제 투여
③ 혈전용해제 투여
❹ 심근경색 시 모르핀 투여
⑤ Dobutamine 금기

심인성 쇼크 시 간호 중재
• 산소투여
• 모르핀 투여(심근경색)
• 부정맥 조절
• 순환혈액량 유지
• 약물요법(Nitate, Dobutamine, β-아드레날린 차단제)

1-11. 출혈로 인한 저혈량 쇼크 초기에 많은 수액을 보충하는 목적은?

① 후부하 증가
❷ 순환혈액량 유지
③ 소변의 삼투압 증가
④ 모세혈관 혈류 감소
⑤ 프로스타글란딘 배출

저혈량성 쇼크는 혈액손실이나 혈장손실로 일어날 수 있다. 손실된 체액을 보충해 주어 심장으로 귀환하는 순환혈액량을 유지하기 위해 수액을 보충한다.

1-12. 사고로 인한 대퇴골 개방성 골절로 출혈이 발생한 환자가 있다. 발생할 수 있는 쇼크는 어떤 것인가?

❶ 저혈량 쇼크
② 패혈성 쇼크
③ 심인성 쇼크
④ 신경성 쇼크
⑤ 아나필락시스 쇼크

저혈량성 쇼크의 원인은 신체의 대사 요구가 충족될 수 없을 만큼 많은 순환 혈액량의 감소이다. 출혈, 화상, 탈수 등은 순환량의 감소를 의미한다.

2 쇼크 환자의 증상 및 간호중재

(1) 쇼크 환자의 일반적 증상

① 쇼크의 3단계

㉠ 보상단계
- 지남력 있음, 의식수준 변화 시작, 맥박 증가, 맥압 감소, 폐혈류 감소, 위장관 혈액 공급 감소, 신혈류 감소
- 쇼크 발생 1~2시간 내에 원인 교정하면 환자의 상태 안정

㉡ 진행단계
- 기운이 없거나 흥분, 저혈압, 빈맥 → 맥박 감소, 호흡곤란, 수포음, 배뇨량 감소, 대사성 산증, 저체온증
- 생명을 위협하는 응급상태, 1시간 이내에 원인교정 필요

㉢ 불응단계 : 혼수, 반사 소실, 심각한 저혈압, 불규칙한 서맥, 중증의 비가역적 저산소증, 호흡부전, 무뇨증, DIC, 저체온증, 청색증, 대사성 산증

② 전반적 증상

㉠ 맥박 : 초기 빈맥, 결손맥(요골맥박수와 심첨맥박수의 불일치)

㉡ 혈압 : 수축기압 저하, 이완기압의 점진적 하강

㉢ 호흡 : 과다환기로 호흡성 알칼리증 → 호흡부전, 대사성 산독증

㉣ 피부 : 창백, 차갑고 축축함, 발한

㉤ 핍뇨 : 농축된 소변(최소 30mL/hr)

㉥ 체온하강 : 뇌의 체온조절 중추기능 저하

㉦ 수분 전해질 불균형

㉧ 정서 : 불안, 공포, 혼돈, 어지러움, 실신, 현기증 → 혼수(뇌의 혈류량 부족) → 뇌세포의 산소결핍 → 뇌조직 괴사

(2) 간호중재

① 원인과 유형 규명

② 기도 확보, 호흡 유지

㉠ 기관 내 삽관, 호흡 보조기구 사용

㉡ 산소분압 80~100mmHg 유지

㉢ 동맥혈 가스분석을 이용하여 산소화 사정

③ 순환 혈액량 복구 : 조직관류의 회복 유지

㉠ 수액주입(등장성 : Crystalloid, 교질성 : Colloid 용액)

㉡ 전혈 공급

④ 산-염기 불균형 교정(대사성 산증)

㉠ 중탄산나트륨 투여

ⓛ 기계환기를 이용하여 과호흡으로 교정

⑤ 다리 30° 상승시킨 체위(심인성 쇼크에서는 사용 안 함)

　㉠ 저혈량성 쇼크가 의심되는 상황일 때 중요하다.

　㉡ 심장으로 정맥환류 증가

　㉢ 주의 : 중 정도의 저혈량성 쇼크에서는 일시적으로 도움이 되지만, 하지에 남아 있는 혈액량이 매우 적은 상태의 심한 저혈량성 쇼크에는 도움이 되지 않는다. → 순환성 과부담의 상태에 있는 심인성 쇼크에는 적용하지 않는다.

⑥ 활력징후 감시

　㉠ 혈압 유지 확인

　㉡ 체온 : 심부 체온 측정, 체온과 비슷한 용도의 수액, 혈액 주입, 발열기구 이용

⑦ 약물 치료

　㉠ 교감신경흥분제 : 말초혈관 수축으로 혈압 상승

　　• Dobutamine : 심근수축력 증가, 심실 충만압 감소

　　• Dopamine : 쇼크 시 가장 흔히 사용됨, 심박동수 증가, 심박출량 증가, 혈압 상승

　　　– Dopamine + Nitroprusside(말초혈관저항 감소)를 함께 사용

　　　– Dopamine + Dobutamine 함께 사용

　　• Epinephrine

　　　– 저용량 : 기관지 확장(β_2), 심장 자극(β_1)

　　　– 고용량 : 말초혈관 수축(α)

　㉡ 혈관 확장제 : 조직관류 저하와 심각한 혈관수축이 있을 때

　　• Nitroglycerin(Tridil)

　　• Nitroprusside(Nipride)

　㉢ 스테로이드

출제유형문제 최다빈출문제

2-1. Shock의 증상으로 옳은 것은?

① 신체조직으로 가는 모세혈관이 확장된다.
② 많은 실혈이 원인일 경우 피부가 따뜻하고 축축하다.
③ 빈맥이 나타나고 혈압은 정상이거나 상승된다.
④ 지나치게 안정적인 모습을 보인다.
❺ 호흡이 빨라지고 얕으며 신음하는 것 같아진다.

해설

쇼크의 증상
• 호흡 : 빠르고 얕은 호흡
• 피부 : 창백, 차갑고 축축함, 발한
• 맥박 : 초기 빈맥, 결손맥(요골맥박수와 심첨 맥박수의 불일치)
• 혈압 : 수축기압 저하, 이완기압의 점진적 하강
• 정서 : 불안, 공포, 혼돈, 어지러움, 실신, 현기증 → 혼수(뇌의 혈류량 부족) → 뇌세포의 산소결핍 → 뇌조직 괴사
• 모든 쇼크에서 신체조직으로 가는 모세혈관이 수축된다.

2-2. 쇼크에 의한 신체 반응으로 옳은 것은?

① 쇼크 시 교감신경의 자극이 간에 있는 혈관을 수축시켜서 심박출량을 증가시킨다.

❷ 쇼크가 진행되면 심근의 저산소증을 초래한다.

③ 쇼크로 인해 산재성 혈관 내 응고증이 감소한다.

④ 쇼크의 초기 단계에서 교감신경의 자극으로 위장관에 혈액 공급이 증가한다.

⑤ 쇼크로 카테콜아민의 분비가 감소한다.

쇼크의 증상
① 심박출량이 감소한다.
② 쇼크가 발생되면 조직관류가 전반적으로 감소하여 세포 내 저산소증이 일어난다.
③ 쇼크로 인해 산재성 혈관 내 응고증이 발생할 수 있다.
④ 위장관에 혈액 공급이 감소한다.
⑤ 카테콜아민 분비가 증가한다.

2-3. 쇼크 치료제로 Dopamine hydrochloride가 처방되었다. 이 약물의 약리작용으로 옳은 것은?

❶ 심근수축력을 강화시킨다.

② 항이뇨작용을 한다.

③ 신장의 관류를 낮춘다.

④ 혈관수축제 기능을 한다.

⑤ 항염증 작용을 한다.

Dopamine hydrochloride의 약리작용
• 심근의 수축성을 증가시키는 강력한 근수축제
• 증가된 심근수축성은 심박출량을 증가시키고 조직관류를 향상시킨다.
• 신장과 장간막의 동맥들을 이완시켜 신장관류를 지지하게 된다.
• 부작용으로는 강력한 혈관수축제가 될 수 있다.

2-4. 식도정맥류로 인해 피를 토하면서 응급실로 내원한 환자의 건강력 측정 결과 맥박이 120회, 혈압이 80/60, 얕은 호흡으로 30회, 차고 축축한 피부, 안절부절못하고 불안한 모습을 보이고 있다. 적절한 간호진단은?

① 가스교환 장애

② 불안 장애

③ 배뇨장애

❹ 쇼크 위험성

⑤ 호흡장애

식도정맥류 등 상부 위장관 출혈이 있을 경우 쇼크의 증상과 징후
• 빠르고 얕은 호흡, 약한 맥박, 빈맥
• 저혈압, 소변량 감소, 혈압 저하
• 차고 축축한 피부
• 안절부절못함

2-5. 출혈로 인한 저혈량 쇼크 초기에 많은 수액을 보충하는 목적은?

① 후부하 증가

❷ 순환혈액량의 유지

③ 소변의 삼투압 증가

④ 모세혈관 혈류 감소

⑤ 프로스타글란딘 배출

저혈량성 쇼크 시 손실된 체액을 보충해 심장으로 귀환하는 순환혈액량을 유지하기 위해 수액을 보충한다.

2-6. 복부 자상으로 출혈이 심한 환자의 배뇨량이 24시간 동안 300mL 미만일 때 예측할 수 있는 증상은?

① 심박출량 증가
❷ 콩팥기능 저하
③ 말초혈관 이완
④ 중심정맥압 증가
⑤ 피부와 혈액순환 증가

해설
• 콩팥기능의 저하는 신장이 본래 기능을 하지 못하는 것으로 신장으로의 혈액 공급이 부족할 때 발생할 수 있다.
• 출혈이 심할 경우 심장에서 신장으로 가는 혈류량이 줄어들어 소변량이 감소한다.

2-7. 외상으로 인하여 상완동맥이 파열되었을 때 가장 우선적인 중재로 적절한 것은?

❶ 파열부위를 직접 압박한다.
② 파열부위 주위로 얼음을 대준다.
③ 파열부위 아래를 얇은 끈으로 묶어 준다.
④ 파열부위를 심장보다 낮게 한다.
⑤ 파열 부위에 항생제를 도포한다.

해설
쇼크의 예방
• 외상으로 인하여 상완동맥이 파열되었을 경우 저혈량성 쇼크가 일어날 수 있다.
• 저혈량성 쇼크를 예방하기 위한 방법을 정맥주사 투여 경로 확보, 필요시 수액공급, 출혈 시 출혈 부위 직접 압박 등이 있다.

2-8. 사고로 인한 대퇴골 개방성 골절로 출혈이 발생한 환자가 있다. 발생할 수 있는 쇼크는 어떤 것인가?

❶ 저혈량 쇼크
② 패혈성 쇼크
③ 심인성 쇼크
④ 신경성 쇼크
⑤ 아나필락시스 쇼크

해설
저혈량성 쇼크의 원인은 신체의 대사 요구가 충족될 수 없을 만큼 많은 순환 혈액량의 감소이다. 출혈, 화상, 탈수 등은 순환량의 감소를 의미한다.

안심Touch

MEMO

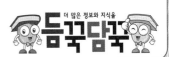

2

안위변화

간호사 국가고시

성인간호학 I

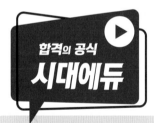

수술 간호

1 수술 전 간호

(1) 간호사정

① 건강력 사정

㉠ 연령 : 특히 노인 → 심장, 간, 신장, 폐기능, 면역력 약화 및 만성 질환 유병률, 합병증 발생비율이 높다.

㉡ 영양상태

- 단백질 : 조직의 재생에 필수적
- 비타민
  - B_1(Thiamine) : 탄수화물 산화 및 위장관계 기능 유지
  - C(Ascorbic acid) : 상처 치유 및 콜라겐 합성
  - K : 혈액응고 및 프로트롬빈 생산
- 수분 : 탈수, 전해질 불균형 → I/O 관찰
- 비 만

② 신체사정 : 감염에 주의해야 하며, 가벼운 감기라도 수술 과정에 불리한 영향을 미칠 수 있다. → 재채기, 기침, 인후통, 체온상승 사정

㉠ 호흡기계

- 호흡기계 감염 : 마취하면 무기폐, 폐렴
- 검사 : X-ray, 폐기능 검사(특히 노인), 동맥혈가스분석
- COPD, 기흉, 만성 기관지염, 천식 : 투약 지속하고 수술 전, 마취 전에 추가로 투약

㉡ 심맥관계

- 수술 중 산소, 체액, 영양공급에 관여
- 검사 : 심전도, 혈액검사
- 항응고제 투여환자 : 계속 투여하되 단기작용 헤파린 사용

㉢ 간기능

- 약물, 마취제 해독에 관여
- 검사 : 간기능 검사

㉣ 신장기능 : 마취제 및 대사물 배설에 관여한다.

③ 정신-사회적 사정

㉠ 불안, 두려움 : 통증, 신체상 변화, 마취, 죽음 등에 대한 불안

㉡ 수술에 대한 지식수준

㉢ 지지체계

㉣ 과거 입원 횟수 및 수술 횟수

㉤ 재정상태 : 병원비 지불, 보험

④ 간호중재

㉠ 불안한 감정을 털어놓도록 수용적인 태도로 경청

㉡ 무조건적인 안심은 부정적 결과를 초래

㉢ 수술기술, 절차, 병원규칙에 대한 안내

㉣ 가능하면 수술장, 회복실 미리 방문하고 간호사 소개

㉤ 수술 후 통증, 합병증에 대한 정보제공

(2) 수술 전날 간호

① 위장관 준비

㉠ 금식(NPO) : 수술 8~10시간 전부터 영양 및 수분 금지

㉡ 목적 : 수술 중 흡인과 구토, 장폐색 등 예방

㉢ 수술부위에 따른 장 준비

② 피부 준비

㉠ 목적 : 피부 손상 없이 피부 박테리아 감소

㉡ 절 차

• 수술 전날 밤 베타딘 비누로 목욕

• 피부 준비 시 면도보다는 탈모제 크림이 안전

㉢ 준비 부위 표식(몸통 수술 : 젖꼭지-치골결합)

③ 수술 동의서

출제유형문제 〈최다빈출문제〉

수술 전날 대상자의 신장기능을 확인하려고 한다. 해당되지 않는 것은?

❶ 심전도를 모니터링한다.

② 소변검사를 한다.

③ I/O를 모니터링한다.

④ BUN/Cr을 확인한다.

⑤ 소변습관의 변화를 확인한다.

해설

신장기능 확인법

• 단백질 분해산물의 제거 기능 확인

• 수분과 전해질 균형의 불균형 확인

• 대상자의 신장질환 확인

• 소변검사, BUN/Cr, 소변습관의 변화

• I/O 확인

② 수술 직전 간호

(1) 수술 전 준비

① 일반적 간호

  ㉠ 환자 손목 명찰 확인

  ㉡ 의치, 껌 제거 : 마취 동안 기도흡인 방지

  ㉢ 장식류(머리핀, 보철장치, 보청기, 안경, 콘택트렌즈, 의치 등) 제거, 속옷 제거, 머리카락 정돈

  ㉣ 화장, 매니큐어 제거 : 혈색 확인을 위해

  ㉤ 방광 비우기 : 수술 동안 실금 방지, 장 기관에 접근 용이

  ㉥ 수술 전 점검표(Preoperative checklist) 작성

② 유치도뇨관 삽입

  ㉠ 단순도뇨의 적용

  • 급성 방광팽만의 즉각적인 완화를 위해

    – 요도 외상 후 급성 요정체 시

    – 진정제나 진통제의 효과로 배뇨를 할 수 없을 때

  • 무균적인 소변 검사물을 얻기 위해

  • 배뇨 후 잔뇨량의 측정을 위해

  ㉡ 유치도뇨의 적용

  • 소변 배출의 폐쇄가 되었을 때 : 전립선 비대, 요도 협착증

  • 요도와 주위조직의 외과적 수술 대상자들을 위해

  • 요도 폐쇄를 방지하기 위해(방광 종양 : 요도의 외과적 수술)

  • 중환자의 계속적인 소변량 측정을 위해

  • 실금하는 혼수환자

  • 계속적이거나 간헐적 방광세척을 위해

(2) 수술 전 투약

① 목 적

  ㉠ 수술 전 환자의 불안이나 흥분을 경감시키는 진정작용(수면제, 최면제)

  ㉡ 타액과 위액의 분비를 감소, 기도 분비물을 억제하기 위함(항콜린제)

  ㉢ 통증과 불편감을 완화시키기 위함(진통제)

② 종 류

　㉠ 진정제, 항불안제 : 벤조다이아제핀계(Benzodiazepines), Midazolam(Versed), Diazepam(Valium), Lorazepam(Ativan)

　㉡ 부교감신경 억제제(항콜린제)

　　• 미주신경의 자극을 차단하는 약물

　　• 미주신경을 차단하여 호흡기계 분비와 타액분비를 감소시켜 기도 폐쇄를 예방한다.

　　• Atropine sulfate, Glycopyrrolate(Rubinul), Scopolamine

　㉢ 마약성 진통제(Narcotics)

　　• 마취유지에 필요한 전신마취제의 농도를 보다 감소시킬 수 있다.

　　• Meperidine(Demerol), Morphine, Fentanyl

출제유형문제 　최다빈출문제

2-1. 다음 중 수술 전 유치도뇨관 삽입이 필요하지 않은 환자는?

① 전신 마취하에 뇌 수술 환자
② 전신 마취하에 위장 수술 환자
❸ 국소 마취하는 백내장 수술 환자
④ 방광을 비워야 하는 환자
⑤ 전신 마취하는 정형외과 환자

2-2. 수술 전 아트로핀 투여 이유는?

❶ 호흡기 분비물 억제
② 기관지 확장
③ 통증 조절
④ 괄약근 긴장력 증가
⑤ 발한 감소

해설
유치도뇨관은 전신마취하에 하는 수술로 비뇨생식기 수술, 요정체와 방광팽만을 야기하는 수술 시에 삽입한다. 백내장 수술 환자는 유치도뇨관을 삽입할 필요가 없다.

해설
수술 전 투약
Atropine은 부교감 신경 억제제로 미주신경을 차단하여 호흡기계 분비와 타액분비를 감소시켜 기도가 폐쇄되는 것을 예방한다.

③ 수술 중 간호

(1) 간호사의 역할

① 소독 간호사(Scrub nurse)
- ㉠ 수술의 해부와 생리, 수술 과정에 대해 명확히 알고 있어야 한다.
- ㉡ 수술에 필요한 멸균된 물품(스펀지, 봉합사, 거즈 등)과 수술기구 준비
- ㉢ 손 소독, 무균적으로 가운을 입고 장갑을 착용한다.
- ㉣ 수술 과정에 외과의에게 필요한 기구를 제공한다.
- ㉤ 물품이 대상자의 신체 내에 남아 있는 일이 없도록 하기 위하여 수술과정 동안 사용된 물품의 수를 확인한다. 특히 순환 간호사와 함께 거즈, 바늘과 기구의 수를 정확하게 확인한다.

② 순환 간호사(Circulating nurse)
- ㉠ 수술계획표에 따라 수술방과 수술 장비를 준비한다.
- ㉡ 소독 간호사와 외과 집도의의 가운 끈을 묶어 준다.
- ㉢ 수술상에 멸균 물품을 공급한다.
- ㉣ 수술 중 간호를 계획하고 조정하며 기록한다.
- ㉤ 수술 과정 동안 무균술이 잘 지켜지는지 감독하고 필요한 물품과 기구를 공급한다.
- ㉥ 수술 팀과 다른 사람들(가족, 병리과, 방사선과 직원)과의 연락을 취한다.
- ㉦ 소독 간호사와 함께 거즈 수를 확인하고, 바늘과 기구의 수를 확인한다.
- ㉧ 수술이 끝난 대상자를 편안하고 안전하게 회복실로 옮긴다.
- ㉨ 회복실 간호사에게 필요한 정보를 인계한다.
- ㉩ 대상자의 상태나 사용 물품 등 필요상황을 기록한다.
- ㉪ 검사나 배양을 위한 검사물을 관리한다.

(2) 수술 중 체위

① 체위 종류
- ㉠ 앙와위(Supine position) : 복부, 얼굴, 목, 어깨, 가슴, 유방
- ㉡ Trendelenburg p. : 하복부, 복강 내 수술(대장을 가슴 쪽으로 몰아 수술부위 확보)
- ㉢ Reverse Trendelenburg p. : 담낭, 담도 수술
- ㉣ 쇄석위(Lithotomy p.) : 질, 직장 수술, D&C(Dilation & Curettage)
- ㉤ 신장 체위(Chest p.) : 신장이식수술
- ㉥ 측와위(Lateral p.) : 한쪽 폐수술, 신장 수술, 고관절 수술
- ㉦ 추궁절제 체위(Laminectomy p.) : 척추 수술
- ㉧ Jackknife p. : 치질, 항문 수술
- ㉨ Neurological sitting p. : 후두골 절개
- ㉩ Neurological prone p. : 후두골, 경추 수술

② 체위 고정 시 주의점
　㉠ 낙상 예방
　㉡ 돌출 부위 압박 방지 : 신경, 근육, 혈액순환
　㉢ 추위 예방
　㉣ 호흡원활

(3) 수술 부위 소독

　베타딘 비누로 닦음 → 방포 덮기

(4) 수술 중 합병증
① 저체온증
　㉠ 의도적 저체온증 : 기초대사율 감소 유도
　㉡ 비의도적 원인 : 수술장 온도, 찬 용액 주입, 근운동 저하, 노인
　㉢ 예 방
　　• 수술장 온도 25~26.6℃ 유지
　　• 젖은 가운, 방포, 즉시 교체
　　• 몸통과 머리까지 감싸주기(마취, 쇼크 시에도 효과적)
② 감염 : 무기폐, 폐렴
③ 저혈량 및 출혈
④ 심부정맥 및 심부정맥혈전증
⑤ 마비성 장폐색
⑥ 비뇨기계 : 요정체, 핍뇨, 무뇨
⑦ 수분과 전해질 불균형
⑧ 욕 창

출제유형문제 최다빈출문제

3-1. 다음 중 쇄석위를 취하는 수술은?

① 유방절제술
❷ 회음부 수술
③ 충수돌기 수술
④ 개복 수술
⑤ 탈장 수술

해설

쇄석위 수술
질, 직장 수술, 회음부 수술

3-2. 65세 남자로 고관절 전치환술 후 3일째이다. 수술 후 침상 안정과 관련된 심부정맥혈전증 발생 위험성이라는 간호진단이 내려졌을 경우 가장 필요한 간호중재는?

① 수분섭취를 제한한다.
② 심호흡과 기침을 격려한다.
③ 하지에 얼음주머니를 대어 준다.
④ 환자의 무릎에 베개를 받쳐 준다.
❺ 침상에서 다리를 움직이도록 격려하고 하지를 탄력붕대로 감아 준다.

해설

심부정맥혈전증 예방법
• 수분제한은 혈액의 농축을 초래하므로 혈전 형성을 촉진시킬 수 있다.
• 심호흡과 기침은 정맥정체보다는 호흡기계 기능을 증진시킨다.
• 하지에 얼음주머니를 대어주는 것은 순환촉진에 도움이 되지 않는다.
• 무릎에 베개를 받쳐주면 슬와근이 압박을 받아 정맥정체가 발생한다.
• 다리를 움직이고 하지를 탄력붕대로 감아주면 정맥귀환이 촉진되어 수술 후 혈전성 정맥염 예방에 도움이 된다.
• Homans' sign을 사정한다(슬관절을 신전하고 족관절을 강하게 배측으로 굴곡시켰을 때 종아리의 통증을 호소하는 것).

3-3. 심장수술, 뇌수술 시 신진대사량을 줄여 조직의 산소요구량을 감소시키는데 사용되는 방법은 무엇인가?

① 혈압 하강법
❷ 인공 저체온술
③ 거상법
④ 근육 이완법
⑤ 무통 조절법

해설

인공 저체온술
환자의 체온을 28~30℃ 사이로 저하시키는 것으로 조직 대사율을 감소시켜서 체내조직의 산소요구량을 감소시키는 목적으로 이용한다.

안심Touch

4 마취 간호

(1) 전신마취

약물에 의해 중추신경계를 억압하여 기억상실, 진통, 무의식을 동반할 수 있다. 흡입 또는 정맥용 마취주사 혹은 두 가지 방법을 병용할 때도 있다.

① 흡입마취(Inhalation anesthesia)

　㉠ 약제는 기화되어 흡입됨으로써 폐포막을 통과하여 혈류를 따라 중추신경계에 작용

　㉡ 기관 내 삽관과 마취기계가 필요

　㉢ 흡입마취의 장단점

장 점	단 점
• 마취효과가 나타나는 시간이 빠르다. • 마취시간을 조절하기가 용이하다. • 환자에게 투여하기 쉽다. • 여러 장기에 대한 생리적인 변화가 적다. • 불활성이어서 생체 내에서 대사되지 않는다. • 인체에 독성이 없다. • 근육이완작용이 좋다. • 진통 효과가 좋다. • 화학적으로 안정성이 높다. • 비가연성이면서 폭발성이 없다. • 보관이 용이하다. • 가격이 저렴하다.	• 호흡기계를 자극하여 기침, 후두경련, 기관지 경련, 기도 분비물의 증가, 호흡 억제 • 기억상실 유발

　㉣ 흡입마취제의 종류 및 특징

종 류		특 징
Nitrous oxide(N_2O)	장 점	• 마취유도와 회복이 안전하고 빠르다. • 비자극성, 두통, 현기증 외의 후유증이 적다. • 마취 유도율을 증가시킨다.
	단 점	• 근이완이 약하다. • 저산소증, 후두경련 가능성 • 다른 흡입제보다 오심구토가 흔하다. • 단독 사용이 부적당(O_2와 1:1 비율로 사용)
Halothane (Fluothane)	장 점	• 비가연성 • 빠르고 부드러운 마취 유도 • 심실 부정맥 발생이 드물다. • 기관을 확장시키므로 기관지천식 환자에게 유용하다.
	단 점	• 간독성, 심혈관계 억제, ICP 상승 • Epinephrine의 병용 투여 금기 • 복부근육 이완 불충분(근이완제 필요) • 고무, 금속, 플라스틱에 악영향

종 류		특 징
Enflurane (Ethrane)	장 점	• 빠른 유도와 회복 • 타액 분비를 자극하지 않고 인두, 후두반사가 쉽게 둔화된다.
	단 점	• 마취가 깊어지면 호흡과 혈압이 억압된다. • 심한 신장질환에는 금기 • 고무재질을 용해시킨다.
Isoflurane (Forane)	장 점	• 심장억제가 적음, 심박출량 증가 • CNS 흥분이 없다. • 조직 독성이 없다.
	단 점	• 비용이 고가 • 호흡억제가 심하다.

② 정맥마취

  ㉠ 정맥 내로 전신 마취제를 주입하며 간단하고 신속하게 마취를 유도

  ㉡ 흡입마취제 사용 직전 유도 마취로 이용

  ㉢ 소파술(D&C), 수면내시경 등 간단한 절차에 이용

  ㉣ 정맥마취의 장단점

장 점	단 점
• 별도의 마취기계가 없어도 간편하게 시행할 수 있다. • 환자의 거부감이 적다. • 마취도입 및 각성이 원활하다. • 심혈관계에 비교적 영향이 적다. • 독성이 적으며, 간, 신장 및 내분비 대사에 크게 영향을 미치지 않는다. • 마취 후 구토 − 발생빈도가 적다. • 흡입마취와는 달리 화기가 있는 곳에서도 시행할 수 있다.	• 마취 지속 시간의 정확한 예측의 어렵다. • 흡입마취에 비해서 조절성(Controllability)이 크게 떨어진다. • 마취 후 각성이 지연될 수 있다. • 마취의 깊이나 약제의 추가 투여를 결정하기가 어렵다. • 근이완 작용이 약하거나 또는 거의 없다. • 마취의 지속시간에 제약이 있다.

  ㉤ 정맥마취제의 종류

    • Barbiturates thiopental(펜토탈)

    • Neuroleptanesthetics : Fentanyl + Droperidol

    • Dissociative anesthetics ketamine

    • Benzodiazepines : Diazepam, Lorazepam, Midazolam

    • Propofol

③ 전신마취의 단계

단 계	증 상	간호중재
1단계(마취유도기) : 진통·진정·이완	• 유도기에서 의식소실까지 • 어지럽고 졸음이 오며, 통증감각 소실 • 청력은 강화	• 수술방문을 닫고 조용하게 한다. • 안전하게 수술체위 고정 • 환자에 대한 대화 최소화
2단계(흥분기) : 흥분, 섬망	• 의식소실에서 이완, 안검 반사소실까지 • 불규칙한 호흡, 근긴장도 긴장, 사지의 불수의 적 움직임이 나타날 수 있다. • 후두경련, 구토가 일어날 수 있다. • 외부적 자극에 민감	• 청각 자극, 신체 자극 피하기 • 사지 보호 • 조용히 주의 깊게 환자 옆에서 지킨다. • 필요하면 흡인하는 마취의사를 돕는다.
3단계(외과적 수술기)	• 전신 근육 이완에서 반사소실과 주요 기능저하 까지 • 턱 이완, 조용하고 규칙적 호흡 • 청력소실, 감각소실	• 삽관하는 마취의사를 돕는다. • 수술 체위 취함 • 피부 준비 시작
4단계(위험기)	• 주요 기능 저하에서 호흡부전, 심장마비, 사망 까지 • 호흡근마비 : 무호흡 • 동공 : 확장, 고정	만일 급성 심정지가 나타나면 기도를 유지시 키고 Cardiac arrest를 대비

④ 마취의 합병증 : 마취제로 중추신경계를 억압하므로 구개반사, 각막반사, 교감신경계 반사의 소실 및 저하가 발생할 수 있다.

분 류	합병증	분 류	합병증
호흡기계	• 기도폐쇄, 흡인 • 기관 내 삽관에 따른 합병증 • 저산소혈증, 탄산혈증 • 기 흉	소화기계	• 오심, 구토 • 치아와 잇몸 손상
순환기계	• 심부정맥, 심부전 • 말초순환부전, 심근경색, 공기색전증	간·담도계	간 손상
신경계	• 체온조절의 변화(저체온증, 고체온증) • 뇌내압의 상승, 뇌의 저산소증, 뇌신경손상	혈액계	수혈 부작용
비뇨기계	• 수분 전해질 불균형 • 핍뇨증, 다뇨증, 요정체	생식기계	• 자궁 내 태반 혈류의 감소 • 태아 억압, 신생아의 과소환기와 무호흡 • 자궁무력증

㉠ 악성 고열
 • 골격근의 강직을 동반한 43℃ 이상의 고열을 동반하는 대사성 질환
 • 휘발성 흡입마취제와 Succinylcholine(Anestine)을 함께 사용하는 경우 발생, 스트레스, 외상,
   열과 관련
 • 전신마취, 회복기 동안 발생
 • 증상 : 근육의 경축, 고체온, 저산소혈증, 젖산혈증, 심장과 혈액역동학적 변화, 빈맥, 빈호흡,
   심실 부정맥
 • 간호중재(대증요법) : 골격근 이완제(대사지연), 산혈증, 저산소혈증 교정체, 체온 낮추기

(2) 국부마취/국소마취(Local or Lesion anesthesia)

① 깨어 있는 상태에서 수술부위의 감각과 운동을 정지시킨다.

② 신체의 일부에 대해서 그 부위를 지배하는 신경의 전도를 화학적 및 가역적으로 차단

③ 국소마취의 장단점

장 점	단 점
• 별도의 마취기가 필요 없다. • 간장, 신장, 내분비, 대사에 많은 영향을 미치지 않는다. • 마취 후에 구토가 적다. • 금식시간이 충분하지 않은 응급환자에게 시행 가능 • 수술 후 순환·호흡기 합병증의 발생빈도가 낮다. • 화기가 있는 곳에서도 시행 가능	• 마취의 조절성이 부족 • 급성 독성반응이나 아나필락시스 쇼크 유발 가능성 • 약한 근이완 작용 • 환자의 의식이 있어 불안이나 공포를 느낄 수 있다. • 소아일 경우 협조를 구하기가 어렵다.

④ 국소마취제의 종류

제제종류	투여방법	장 점	단 점	간 호
Lidocaine (Xylocaine)	• 말초신경차단 • 침 윤 • 국소도포	• 효과가 빠르다. • 지속시간이 길다. • 국소적 자극 효과가 없다.	간혹 특이체질에서 위험	졸음, 호흡기 억압 등 부작용 관찰
Mepivacaine (Carbocaine)	• 침 윤 • 경막외 • 말초신경차단			
Bupivacaine (Marcaine)	• 말초신경차단 • 경막외 침윤	작용시간이 Lidocaine보다 길다.	알레르기 주의	
Procaine (Novocain)	• 침 윤 • 경막외	• 독성이 적음 • 저렴하다.	• 알레르기 • 피부발진 • 안정도가 낮다.	• 서맥, 약한 맥박 관찰 • 보통 Epinephrine과 함께 투여
Tetracaine (Pontocaine)	• 침 윤 • 척수·말초신경 차단	• 독성이 적다. • 저렴하다.		

⑤ 척수마취(척추마취)

　ㄱ 척수마취 후 부작용 : 두통, 마비, 뇌막염, 저혈압

　ㄴ 원인 : 뇌척수액 유출, 부적절한 수액주입

　ㄷ 중 재

　　• 뇌척수액이 빠져나오지 않도록 베개 없이 6~12시간 동안 앙와위로 안정

　　• 조용한 환경 제공

　　• 적당한 수분 공급

　　• 세심한 마취 수준 조절로 호흡기 마비 예방

　　• 저혈압 시 Ephedrine 정맥주사

　　• 배뇨장애 및 하지 무감각에 주의

출제유형문제 최다빈출문제

4-1. 정맥마취와 관련된 설명으로 옳지 않은 것은?

① 흡입마취제 사용 직전 유도마취로 이용한다.
② 소파술(D&C), 수면내시경 등 간단한 절차에 이용한다.
❸ 마취 지속시간을 정확히 예측할 수 있다.
④ 정맥 내로 전신 마취제를 주입하며 간단하고 신속하게 마취를 유도한다.
⑤ 독성이 적으며 간, 신장 및 내분비 대사에 크게 영향을 미치지 않는다.

4-2. 전신마취의 단계 중 제2기인 흥분기에 사정할 수 있는 것으로 옳은 것은?

① 환자의 청각이 있다.
② 환자는 청력과 감각이 소실된다.
❸ 사지의 불수의적인 움직임이 나타난다.
④ 근육이 이완되며 반사가 소실된다.
⑤ 환자가 어지러움, 졸림, 환청, 환각을 경험한다.

4-3. 전신마취 2기의 대상자 상태로 가장 옳은 것은 무엇인가?

① 의식은 있으나 아픔을 느낄 수 없다.
② 동공이 수축되며 안검 반사가 소실된다.
③ 의식은 있으나 사지를 움직일 수 없다.
④ 턱이 이완되며 감각이 소실된다.
❺ 호흡과 맥박이 불규칙해지면서 자극에 예민해진다.

4-4. 전신마취로 수술을 하고 마취회복실에 있던 박씨가 간호사에게 "속이 메스껍고 넘어올 것 같아요."라고 호소하며 헛구역질의 증상을 보이고 있다. 이때 박씨에게 취해야 할 자세로 옳은 것은?

① 머리 밑에 베개를 고여 준다.
② 복와위를 취해 준다.
③ 트렌델렌버그 체위를 취해 준다.
❹ 바로 눕힌 자세에서 머리를 옆으로 돌려 준다.
⑤ 바로 눕힌 자세에서 하악을 위쪽으로 밀어 올리고 혀를 당긴다.

해설
정맥마취는 마취지속시간을 정확히 예측할 수 없다.

해설
전신마취 2단계
• ①, ⑤는 마취 1기이고 ②, ④는 마취 3기이다.
• 망상 또는 흥분 단계로서 무의식 상태이지만 근육 긴장력 증가, 불규칙한 호흡, 빠른 눈 움직임이 나타나면서 흥분 혹은 불수의적인 활동이 과장되어 나타난다.

해설
마취 제2단계
• 호흡과 맥박이 불규칙해진다.
• 자극에 예민해진다.
• 흥분상태, 불규칙한 호흡, 근긴장도 긴장, 사지의 불수의적 움직임
• 후두경련, 구토 발생 가능
• 외부자극에 민감
• 환자를 억제할 준비를 한다.
• 조용히 주의 깊게 환자 옆을 지킨다.
• 필요하면 마취의사의 도움을 받는다.

해설
전신마취 수술 후 헛구역질을 보이는 대상자의 간호중재
• 머리 밑에 베개를 고여 주면 분비물 흡인 우려가 높다.
• 마취가 덜 깬 상태에서 복와위를 취하는 것은 위험하다.
• 쇼크일 경우 트렌델렌버그 체위를 한다.
• 분비물이 입으로 흘러나와 기도폐쇄, 질식을 예방할 수 있는 자세가 바로 눕힌 자세에서 머리를 옆으로 돌려 주는 자세이다.

4-5. 척수마취하에 수술을 한 대상자가 병실로 옮긴 뒤 두통을 호소하고 있다. 적절한 간호수행은?

① 수분섭취를 억제한다.
② 조용한 환경에서 벗어나게 한다.
③ 기침을 계속 하라고 격려한다.
④ 수술 후 6시간 동안 머리는 낮추고 다리는 높이도록 한다.
❺ 베개 없이 6~12시간 동안 앙와위로 안정하게 한 뒤 진통제를 투여한다.

해설
뇌척수액이 빠져나와 두통을 일으킬 수 있으므로 베개 없이 6~12시간 동안 앙와위로 안정을 취해 주어야 한다.

4-6. 다음 중 척추마취를 한 환자에게서 나타날 수 있는 부작용으로 옳은 것은?

① 혈당 상승
② 체온 상승
③ 심계항진
④ 뇌압 상승
❺ 저혈압

해설
척추마취 후 합병증
• 척추마취 시 혈압 하강, 호흡 억제 및 정지 반응이 나타난다.
• 구역이나 구토를 할 수 있다.

5 회복실 간호

(1) 회복실 간호

① 모니터를 연결하여 지속적으로 ECG, 혈압기, 활력징후 등을 살핀다.

② 목적 : 수술, 마취 등의 생리적 장애로부터 빠르게 최적의 기능을 유지할 수 있는 상태로 복귀시키는 것이며, 상처 치유를 돕고 신체적 편안함과 정서적인 지지를 통해 수술 후 합병증을 예방하는 것

(2) 일반적 간호 사정

① 호흡기능 사정 : 제일 먼저 기도청결, 기도 개방성, 산소공급 필요성 사정

② 심맥관계 기능 관찰

ㄱ 첫 1시간 동안은 매 15분마다, 1~2시간 사이에는 매 30분마다, 4시간일 때 1시간마다, 그 후에는 4시간마다 활력징후를 사정한다.

ㄴ 보고해야 할 상황 : 수축기압이 90 이하 또는 160mmHg 이상, 맥박이 60 이하 또는 120회/분 이상, 불규칙한 심장리듬, 혈압이 큰 차로 감소할 때 등

③ 섭취, 배설량 : 6~10시간 이상 배설하지 못하면 인공도뇨

④ 수술부위 관찰 : 수술부위의 출혈, 드레싱

⑤ 배액관의 개방상태, 정맥투여 상태, 안위수준과 피부 상태를 포함한 전신 상태를 사정

⑥ 통증 정도에 따른 관리 및 휴식/안정 제공

⑦ 안전 관리 : 침대난간을 올려놓는다.

⑧ 감각·운동 기능 회복 : 손을 꽉 쥐어 보게 하여 운동기능 회복 정도를 사정한다.

(3) 마취회복 수준 사정

① 마취 후 회복 상태 평가표(Post anesthetic recovery score, PAR Score)

ㄱ Activity(활동)

ㄴ Respiration(호흡)

ㄷ Circulation(순환)

ㄹ Consciousness(의식)

ㅁ Color(피부색)

② 의식 수준 사정(Glasgow coma scale, GCS)

ㄱ 눈뜨기 반응(4반응, 4점), 언어반응(5반응, 5점), 운동반응(6반응, 6점)의 3개 영역의 평가 최고 15점

ㄴ 0~7점 이하일 경우 혼수상태로 평가(9점 이상은 Coma 범위에서 제외)

출제유형문제 최다빈출문제

전신마취 후 의식이 깨어나는 환자가 오심, 구토 증상이 있을 때의 우선적인 중재는?

① 물을 마시게 한다.
② 머리를 높여 준다.
③ 기관 흡인을 한다.
❹ 머리를 옆으로 돌려 준다.
⑤ 필요시 진토제를 투여한다.

해설

마취 후 의식이 돌아올 때 간호중재

• 의식이 완전히 돌아올 때까지는 금식을 시킨다.
• 구토 증세가 있을 경우 환자의 머리를 옆으로 돌려주고 턱을 앞으로 당겨준다.
• 토물의 흡입과 혀의 말림을 방지한다.

6 수술 후 간호

간 호	원인 및 증상	간호중재
호흡기계 기능 유지	• 복부나 흉부 수술 후 호발 • 무기폐, 폐렴 : 증가된 기관지 분비물이 세기관지 차단	• 심호흡(복식호흡), 기침, Inspirometer 사용 • 경구, 비경구 수분 공급 • 조기이상 : 연동운동 회복, 분비물 배출 촉진 • 진통제 투여
통증완화	수술과 관련된 통증	• 진통제 투여 • 체위 변경 • 등 마사지
불편감 완화	• 오랜 체위 • 수술 시 조직 취급 상태 • 마취에서 깨어나는 정상적인 신체반응	• 진통제 • 체위변경 • 요 배출량, 방광팽만 검사
오심, 구토 완화	• 위 팽창 • 위장운동이 돌아오기 전 음식섭취 제한	• 측위 : 흡인 방지 • 구강간호 • 금식, 필요시 비위관 삽관

요도기능 회복	마 취	• 배뇨유도
		  – 물 흐르는 소리
		  – 회음부 열적용
		  – 따뜻한 변기
		  – 침상 변기
		• 인공 배뇨

장운동 회복	• 수술 전 장 준비, 금식 • 부 동	• 수분섭취 증가 • 조기이상 • 좌약 : Bisacodyl(Dulcolax) • 우측위
운동성 회복	부 동	• 체위변경 • 조기이상 • 침상운동

(1) 호흡기계 합병증

① 수술 환자에게 가장 흔하고 심각한 문제

② 예방 : 심호흡, 기침 격려, 흡기측정계(Inspirometer) 사용, 조기이상

(2) 심부정맥혈전증(Deep vein thrombosis, DVT)

① 원인 및 증상

ㄱ 원인 : 장시간 부동 시 혈전형성

ㄴ 증 상

• 족배굴곡 시 장딴지 통증(Homans' sign 양성)

• 환측 다리 부종, 열감, 발적

• 혈괴가 이동하여 폐나 뇌로 색전증을 유발하면 위험

- 합병증 : 폐색전증
  - 갑작스럽고 돌발적으로 발생
  - 예리하게 찌르는 듯한 흉통, 호흡곤란, 불안, 동공 확대, 식은 땀, 맥박 증가
  - 신속히 치료하지 않으면 사망할 수도 있다.
② 중 재
  ㉠ 예 방
   - 다리 운동
   - 낮은 용량의 헤파린 주사
   - 탄력 스타킹(올바로 사용하지 않을 시 오히려 위험할 수도 있음), 탄력 붕대
   - 조기이상, 수분섭취 권장
  ㉡ 치 료
   - 정맥결찰, 항응고요법, 혈전용해요법
   - 침상안정, 온습포 적용, 마사지 금지

(3) 요정체

유치도뇨관 삽입

(4) 장폐쇄

① 원인 및 증상
  ㉠ 수술·마취로 인한 연동운동 저하, 장 유착
  ㉡ 증 상
   - 체온, 호흡 정상
   - 국소 통증, 짧은 간격으로 복부통증, 복부팽만(가스정체와 위장관 분비물 축적)
   - 딸꾹질, 구토
② 치료 및 간호중재
  ㉠ 비장관(Miller-Abbott 튜브, Harris 튜브, Cantor 튜브) 또는 직장관 삽입
  ㉡ 수 술

(5) 피부 손상 관리

① 상처 드레싱 및 배액 관리
  ㉠ 수술부위 드레싱 : 병원의 지침에 따라
  ㉡ 배액관의 개방 여부, 양, 색깔 냄새 등을 확인
② 감염관리
  ㉠ 수술 후 5~7일에 가장 호발
  ㉡ 원인균 : Staphylococcus aureus, E-coli, Proteus vulgaris, Pseudomonas aeruginosa, 최근
    에는 MRSA 감염 증가

ⓒ 간호중재

- 예방 중요 : 철저한 무균술 적용, 광범위 항생제 사용
- 맥박증가, 체온증가, 절개 부위 압통, 부종, 열감 시 보고

③ 상처 열개와 내장 탈출 관리

ㄱ 대상자가 움직이거나 이동할 때 복대로 지지

ㄴ 상처 열개 : 신속히 비부착성 드레싱, 생리식염수 드레싱 후 의사에게 보고

ㄷ 내장돌출 : 외과적 응급 상황

- 증상 : 심한 통증과 구토
- 간호중재 : 즉시 외과의에게 보고, 반좌위, 돌출된 장을 소독된 생리식염수에 적신 거즈로 덮어 주기, 활력징후 측정(쇼크 징후 확인 : 저혈압, 빈맥 등)

④ 켈로이드(Keloid)

ㄱ 외과적 처치로 생긴 흉터가 과다하게 성장하고 압통이 생기는 것

ㄴ 예측이 어렵다.

ㄷ 섬세한 봉합, 완전한 지혈, 적절한 압박이 도움이 된다.

(6) 영양 섭취

① 수술 후 구강 섭취를 할 수 없는 대상자는 수술 후 처음 24~36시간 동안 오심과 구토 증상이 있으며, 식욕이 감소하고, 위장의 연동 운동이 감소한다.

② 처방대로 액체(맑은 국물, 과일주스 등)를 제공한다.

③ 처음으로 주는 고형식이로는 죽, 소화가 잘되게 조리한 고기나 야채 등을 줄 수 있다.

④ 식욕이 좋아져서 식사를 잘하게 되면 정상식이를 주어서 비타민, 무기질 균형과 질소 균형을 적절히 유지 증진시킨다.

⑤ 상처 치유를 촉진하기 위하여 비타민 C와 단백질을 공급하여 주는 것이 좋다.

출제유형문제 최다빈출문제

6-1. 다음 설명 중 옳은 것은?

① 수술 후 무기폐를 예방하기 위해 1일 1회 기침을 시키는 것이 좋다.

② 수술 직후에는 섭취하는 것이 없기 때문에 섭취 배설량이 의미가 없다.

③ 수술 후 소변을 보지 못할 경우 무조건 처방에 따라 도뇨를 시행하는 것이 좋다.

❹ 수술 후 오심, 구토 증상이 있을 시 금식을 시키는 것이 좋다.

⑤ 장기간 금식하는 경우, 비위관으로 고열량 식이를 투여한다.

해설

수술 후 간호

③ 수술 중 마취로 인해 요도 기능이 회복되지 않은 경우, 먼저 물 흐르는 소리를 들려주거나 회음부에 열적용, 따뜻한 변기, 침상 변기 등을 통해 배뇨유도를 하는 것이 좋다.

④ 금식 : 필요시 비위관 삽관을 고려한다.

6-2. 수술 환자의 무기폐 합병증을 예방하기 위해 교육해야 할 내용으로 가장 옳은 것은?

① 침상에서 절대 안정을 취하도록 한다.
② 수분섭취를 제한하도록 한다.
③ 저지방, 저단백 식이를 섭취하도록 한다.
④ 인공호흡기를 사용하도록 한다.
❺ 기침과 심호흡을 하도록 격려한다.

수술 후 합병증 교육
수술 후 호흡기계 합병증을 예방하기 위해 가장 중요한 것은 기침과 심호흡을 교육하는 것이다.

6-3. 개복술을 마치고 입원실에 온 환자가 의식이 저하되면서, 맥박 110회/분, 혈압 90/60mmHg일 때 우선적으로 확인해야 할 것은?

① 통 증
② 체 온
③ 백혈구수
④ 혈청 알부민
❺ 수술 부위 배액관

보기의 사례는 전형적인 출혈성 쇼크 증상인 빈맥, 감소된 혈압, 의식저하를 보이고 있으므로 저혈량성 쇼크이다. 이 경우 우선적으로 기도개방 유지 및 출혈부위를 확인하고, 가능한 경우 출혈부위 압박 등 중재를 제공해야 한다.

6-4. 수술 후 정맥혈전성질환을 예방하기 위한 간호로 옳은 것은?

① 수분섭취를 제한한다.
② 처방된 저용량의 헤파린을 투여한다.
③ 침상에서 절대안정을 취하게 한다.
④ 낙상예방을 위해 조기이상을 권하지 않는다.
❺ 취침 동안 탄력스타킹을 착용한다.

정맥혈전증 예방법
• 다리운동
• 낮은 용량의 헤파린 주사
• 침대에서 일어나기 전에 탄력 스타킹, 탄력 붕대 착용(취침 동안 탄력 스타킹 착용)
• 조기이상, 수분섭취 권장

6-5. 수술한 대상자에게 정맥혈전성을 예방하기 위한 적절한 간호중재는?

① 운동을 제한한다.
② 고용량의 헤파린을 투여한다.
❸ 탄력 스타킹을 신긴다.
④ 심호흡을 권장한다.
⑤ 공불기를 권장한다.

정맥혈전성 질환 예방 간호
• 탄력 스타킹 적용, 조기이상
• 저용량의 헤파린 투여
• 운 동

6-6. 다음 중 수술 환자에 대한 감염관리로 적절한 것은?

❶ 수술실 간호사는 간염환자에게 사용한 바늘이나 칼에 상처입지 않도록 주의해야 한다.

② 수술실 복도와 출입구를 건조 진공청소기로 청소해야 한다.

③ 분비물, 배액, 혈액 등을 다룰 때 글로브를 착용한 경우 손을 따로 씻을 필요 없다.

④ 외과의사와 수술실 간호사는 수술 중에 철저한 내과적 무균술을 지키도록 한다.

⑤ 외과적 손 씻기를 할 때 손을 씻는 동안 오염을 막기 위해 손끝의 위치를 팔꿈치보다 낮게 유지한다.

해설

감염관리

감염관리는 의료진과 대상자 보호를 위해 필요하다.

② 수술실은 하루 업무가 시작되기 1시간 전에 Wet vacuum 청소를 한다.

③ 글로브 착용 전후에 손을 씻는다.

④ 철저한 외과적 무균술을 지켜야 한다.

⑤ 외과적 손 씻기를 할 때 손을 씻는 동안 오염을 막기 위해 손끝의 위치를 팔꿈치보다 높게 유지한다.

6-7. 수술 후 병실에 돌아온 환자에게 가장 먼저 해야 할 간호중재는?

① 환자에게 아무런 이상이 없다며 안심시킨다.

❷ 활력징후를 측정하여 상태를 확인한다.

③ 통증을 호소하기 전에 미리 진통제를 투여한다.

④ 필요한 기구를 준비한다.

⑤ 마취에서 깨어나기 전에 진정제를 투여하며 지나친 행동을 예방한다.

해설

수술 후 간호

• 병동으로 돌아온 대상자에게는 활력징후, 의식수준, 드레싱과 배액상태, 정맥투여 상태, 안위수준과 피부 상태를 포함한 전신 상태를 사정한다.

• 대상자를 첫 1시간 동안은 15분마다, 그 후 1~2시간 사이에는 30분마다, 그 후 4시간은 1시간마다 그리고 후에는 4시간마다 활력징후를 사정한다.

6-8. 수술을 받은 뒤 회복실로 돌아온 환자의 혈압이 90/60, 산소포화도 88%, 소변량 시간당 50mL, 기면상태이며 피부는 축축하고 차갑다. 가장 필요한 중재는?

❶ 환자를 측위로 눕힌다.

② 핫팩을 적용한다.

③ 승압제를 투여한다.

④ 산소를 공급한다.

⑤ N/S을 투여한다.

해설

수술 후 간호에서 제일 중요한 우선순위는 마취에서 깨어나는 환자에게 기도를 유지하는 것이 중요하다. 환자는 구역이나 구토감을 쉽게 느끼기 때문이다.

6-9. 수술한 지 이틀이 지난 65세 남성 환자가 의식을 되찾은 후 간호사에게 딸이라고 할 때 알맞은 간호중재는?

① 무시한다.

② 자신이 딸이 아님을 논리적으로 설명한다.

③ 가족에게 환자를 지지해 줄 것을 설명한다.

④ 딸인 척하고 환자에게 정서적 지지를 제공한다.

❺ 섬망의 중증도를 확인하고 낙상위험성을 사정한다.

해설

수술 후 섬망

• 섬망이란 수술 등의 스트레스가 큰 사건이 개인에게 발생한 뒤 뇌기능에 영향을 받아 정신기능에 장애가 발생할 수 있다.

• 일시적인 현상임을 가족들에게 알린다.

• 신체손상 위험을 관리하고 세심한 관찰과 간호, 휴식을 제공해야 한다.

제2장

검사 간호

1 검사 간호

(1) 검사의 목적

① 감별진단

② 건강검진 및 숨은 질병을 찾기 위해서

③ 임상적으로 의심되는 질환에 대한 확실한 진단을 얻기 위해서

④ 의료법상의 법적 뒷받침

⑤ 질병의 시기와 경중을 판단하기 위해서

⑥ 치료방침의 수립, 치료효과의 판정, 치료약제의 선택 및 혈중 약물 농도의 판정을 위해서

⑦ 입원 또는 수술을 위한 사전 준비

⑧ 환자의 의사결정에 도움을 주는 객관적인 자료를 제공하기 위해

(2) 종 류

① 생리기능 검사

② 핵의학 검사

③ 영상의학 검사

④ 내시경 검사

출제유형문제 최다빈출문제

혈관 조영제를 사용한 검사 전후 간호교육으로 옳은 것은?

① 검사 전후 금식은 필요하지 않다.

② 검사 후 12시간 금식이 필요하다.

③ 검사 결과 이상이 없는 경우 바로 움직이게 한다.

❹ 카테터를 삽입한 부위에 모래주머니를 올려놓는다.

⑤ 오른쪽 대퇴동맥을 통한 검사 후 오른쪽 다리를 구부린 자세로 유지한다.

해설
혈관조영검사 전후 간호중재
• 검사 전 MN NPO, 동의서 준비, 삽입 부위 제모
• 검사 후 ABR, 대퇴동맥을 통해 검사한 경우 다리를 편 상태로 한다.
• 삽입 부위의 출혈을 방지하기 위해 카테터 삽입 부위에 모래주머니를 적용한다.
• 출혈과 혈종 유무를 관찰한다.

안심Touch

2 생리기능 검사

(1) 폐기능 및 심전도

① **폐기능 검사** : 폐기능의 이상 유무 및 폐질환의 치료경과 확인, 노약자의 수술 후 폐합병증의 위험성 예측

② **심전도** : 부정맥, 전도장애, 임상증상이 뚜렷하지 않은 심근경색, 심실비대와 선천성 심장질환 진단, 약물의 영향 판정, 전해질 불균형 진단

③ **24시간 심전도** : 일상생활을 하는 동안 심전도를 기록하고 분석함으로써 부정맥과 심근허혈 진단

(2) 경흉부, 운동부하 검사

① **경흉부 초음파** : 초음파를 이용하여 심맥관계 질환의 진단을 보조하기 위해 시행함, 심장 내부 구조물의 크기, 모양, 위치와 움직임 등을 가시화한 것으로 판막, 양쪽 심실과 좌심방, 혈류속도 등을 검사

② **운동부하 검사** : 운동상태에서 심혈관 체계에 관한 정보를 수집, 관상동맥 질환 진단

③ **뇌파 검사** : 뇌의 이상 유무를 진단하는 검사로 경련성 질환, 두통, 뇌종양, 뇌혈관성 질환, 의식장애의 유무나 정도, 뇌막염, 뇌사판정 등의 질환을 진단하는 데 이용

④ **근전도, 신경전도 검사** : 근육병증, 신경병증, 중증 근무력증 등 신경 및 근육질환 진단

출제유형문제 최다빈출문제

다음 특징에 해당하는 검사는?

- 초음파를 이용하여 심맥관계 질환의 진단을 보조하기 위해 시행한다.
- 심장 내부 구조물의 크기, 모양, 위치와 움직임 들을 가시화한 것으로 판막, 양쪽 심실과 좌심방, 혈류 속도 등을 검사한다.

① 폐기능 검사 ❷ 경흉부 초음파 검사
③ 운동 부하 검사 ④ 뇌파 검사
⑤ 근전도 검사

해설
경흉부 초음파에 대한 검사이다.

③ 핵의학 검사

다른 검사로는 진단이 어렵거나 부담이 큰 검사일 때 방사성동위원소를 이용하여 전신뼈 검사(Bone scan), 심근관류검사(Myocardial SPECT) 등을 안전하고 편안하게 알아낼 수 있게 해 주는 검사방법이다.

(1) Bone scintigraphy[Bone scan, Bone 3-phase, Bone SPECT, Raynaud(수지혈류 측정)]

① 적응증
  ㉠ 악성 종양의 골전이 평가
  ㉡ 염증성 골관절 질환의 진단
  ㉢ 골 외상의 진단
  ㉣ 치료 전 조기 악성 종양의 병기 결정
  ㉤ 그 외 골관절 질환의 평가

② 검사 전·후 간호
  ㉠ 수분(물, 음료 등)을 가능한 충분히 섭취한다.
  ㉡ 촬영 보낼 때 금속물질은 몸에서 제거한다.
  ㉢ 촬영 보내기 전 반드시 배뇨하도록 한다.
  ㉣ 환의, 내의에 소변이 묻으면 갈아입힌 후 보낸다.

(2) PET-CT(Torso, Brain, Heart, FPCTT)

① 적응증
  ㉠ 암의 조기진단
  ㉡ 양성과 악성 종양의 감별
  ㉢ 암의 전이 여부, 재발 감별
  ㉣ 뇌혈관 질환의 진단 및 평가
  ㉤ 관상동맥 질환의 진단
  ㉥ 파킨슨병 진단

② 검사 전·후 주의사항
  ㉠ 검사 전 6시간 정도 금식(단, 생수는 가능하며, 500mL 정도 마시면 영상에 도움이 된다)
  ㉡ 검사 전날 및 당일 운동은 금지하고 충분한 수면을 취한다. 검사 당일 조영제를 사용하는 CT 검사와 겹칠 경우 PET 검사를 선행한다.
  ㉢ 위장 조영술을 시행한 경우에는 3일 후 검사가 가능하다.

출제유형문제 최다빈출문제

암의 조기진단, 양성과 악성 종양의 감별, 암의 전이 여부나 재발을 감별하는 핵의학 검사는?

❶ PET-CT

② Bone scan

③ Fluoroscopy

④ Gallium scan

⑤ Barium enema

해설

PET-CT는 암진단을 받은 환자에게 거의 필수적으로 시행되는 검사로 전신을 대상으로 암의 존재 부위, 전이 여부를 알기 위해 시행한다.

4 영상의학 검사

(1) 일반 촬영

① 목적 및 장단점

ㄱ X-선을 이용한 검사로서 인체에 투과된 X-선이 Film과 상호작용에 의해 영상화

ㄴ 흉부와 복부, 사지, 두부, 골격 및 유방 검사 등

ㄷ 진단이나 치료 등의 임상 정보를 제공하는 가장 기초적인 검사 방법

② 검사 전 간호 : 촬영 시 금속음영이 찍히지 않도록 촬영 전에 금속물질을 모두 제거

(2) 투시조영(Fluoroscopy)

① 목적 및 장단점

ㄱ 인체를 투과한 X-선의 강약을 형광으로 변화시켜 영상증폭기로 증강시키고, 이를 TV 카메라를 이용하여 TV 수상기에 나타내 주는 방법

ㄴ X-선에 비교적 적게 노출

ㄷ 환자에게 조영제 주입 등 어떤 조건을 가하면서 그 상태를 실시간으로 관찰할 수 있는 장점

ㄹ 움직이는 장기를 직접 관찰하며 진단한다.

ㅁ UGI, SBS, Barium enema

② 검사 전 간호

ㄱ 검사 전날 MN부터 금식

ㄴ Barium enema는 장 준비 필요

③ 검사 후 간호

ㄱ Oral hydration

ㄴ Barium 배출 여부 확인(대변)

ㄷ 필요시 Laxative 투약

(3) 초음파 검사

① 목적 및 장단점

ㄱ 초음파를 이용하여 인체의 밀도차에 의해 발생하는 반사파의 크기와 위치를 영상처리하여 인체 내 장기구조물의 형태학적 질환을 영상화

ㄴ 인간의 귀로 들을 수 없는 주파수를 가진 음파를 이용하는 비침습적 검사

ㄷ 신체 장기 및 조직의 모양과 위치, 종괴, 부종, 결석 등이 있는지 확인

ㄹ 환자에게 장기의 손상을 주지 않아 안정성이 높으나 투과력이 짧은 것이 단점

② 검사 전 간호 : 간, 담낭, 췌장 초음파인 경우 금식 필요

(4) 컴퓨터 단층 촬영(Computed tomography, CT)

① 목적 및 장단점

ㄱ 인체의 한 단면에 X-선을 투과시키면 각 조직들의 X-선 흡수율에 따라 각각 다르게 흡수하고, 결국 흡수되지 않고 남은 X-선은 감약되어 인체 밖으로 나와 탐지되며, 이런 과정을 여러 각도에서 되풀이해 시행되어 영상으로 나타난 것

ㄴ CT는 단순 X-선 촬영에 비해 인체조직, 특히 연부조직의 대조도가 훨씬 뛰어나기 때문에 두경부 질환, 폐·종격동 질환, 복부 질환에 필수적인 검사방법으로 검사한다.

② 검사 전 간호 : 복부 CT인 경우 금식, 조영제 알레르기 유무 사정, 조영제 동의

③ 검사 후 간호 : 복부 CT 후에는 조영제 배출을 위해 충분한 수분섭취 및 조영제 알레르기 반응 확인

(5) 자기공명 영상(Magnetic resonance imaging, MRI)

① 목적 및 장단점

ㄱ 인체에 해가 없는 자장과 비전리 방사선인 라디오파를 이용, 체내 원자핵이 자기공명영상을 일으켜 원자핵의 밀도 및 물리화학적 특성을 영상화한 것

ㄴ 작은 병소까지도 인지할 수 있어 진단 및 치료 목적으로 중요한 역할

ㄷ 비침습적 검사

ㄹ 조영제 없이 비침습적으로 혈관검사 가능(MR Angiography)

ㅁ 조영제 10~20mL 정도를 사용하므로 CT 조영검사에 비해 부작용이 훨씬 적다.

ㅂ 해상도, 대조도가 높다.

ㅅ CT에 비해 연부조직 분석이 월등

ㅇ 다방향의 단면(Transverse, Coronal, Sagittal plane)의 영상 가능

ㅈ CT나 초음파는 형태학적 변화를 진단하는 방법인 데 비하여, MRI는 그 이전의 대사 또는 기능의 변화를 찾아낼 수 있다.

ㅊ 위장관계 검사는 불가능

ㅋ 상태가 좋지 않은 환자, 금속 부착환자(Pace maker 등), 폐쇄공포증이 있는 환자는 검사하지 못한다.

ㅌ 검사시간이 길다.

ㅍ 검사비용이 비싸다.

ㅎ 석회화(Calcification) 병변의 진단은 불가능하다.

② 검사 전 간호

ㄱ 복부 및 골반 검사는 6시간 전부터 금식

ㄴ 시계, 머리핀, 신용카드 등 금속, 자기성 물질 제거

(6) 혈관조영 검사

① 목적 및 장단점

㉠ 장기 혹은 조직에 분포하는 동맥, 정맥 또는 임파선의 크기, 형태 및 폐쇄 여부를 평가하기 위해 검사할 혈관이나 맥관계에 아이오딘화(요오드화) 조영제를 주사한 후 빠르고 연속적인 X−선 촬영

㉡ Angiography는 서혜부(Femoral artery)를 천자하여 조영제를 보고자 하는 Organ까지 주입하여 인체 내의 Vascular structure의 방사선학적 검사를 총칭하며, 경우에 따라서는 치료 목적으로도 시행

㉢ Arteriography(동맥혈관조영술), Venography(정맥혈관조영술), Lymphangiography(임파혈관조영술)

② 검사 전 간호

㉠ MN NPO

㉡ Skin prep(제모)

㉢ Lt. arm 18G Ⅳ

㉣ 모래주머니 준비

㉤ 동의서(시술, 조영제)

③ 검사 후 간호

㉠ ABR(시술 사항에 따라 8hr, 6hr, 2hr)

㉡ 오른쪽 대퇴동맥을 통해 검사한 경우 Rt. leg extension 유지

㉢ 대퇴동맥을 통해 검사한 경우 Dorsalis pedis pulse(DPP) 확인

㉣ V/S check

㉤ 출혈과 혈종 유무 관찰

출제유형문제 최다빈출문제

X−선을 이용한 검사에 대한 설명으로 옳지 않은 것은?

① 흉부와 복부, 사지 검사 등에 이용된다.

② 진단이나 치료 등의 임상 정보를 제공하는 가장 기초적인 검사 방법이다.

❸ 촬영 시 금속음영이 찍히지 않도록 촬영 전에 금속물질을 제거하지 않아도 된다.

④ 인체에 투과된 X−선이 Film과 상호작용에 의해 영상화한 것이다.

⑤ 두부, 골격 및 유방 검사 등에 이용된다.

해설
촬영 시 금속음영이 찍히지 않도록 촬영 전에 금속물질을 제거해야 한다.

5 **내시경 검사**

(1) **기관지경 검사(Bronchoscopy)**

① 목적 : 코를 통해 내시경을 삽입하여 후두, 기관, 기관지를 보며 염증, 출혈, 협착 등의 비정상 병변 확인, 필요시 조직검사 및 이물질 제거

② 검사 전 간호

㉠ MN NPO

㉡ 의치, 안경, 렌즈 제거

㉢ 배 뇨

㉣ Premedication 투여(Epinephrine, Atropine sulfate)

㉤ O_2 준비

㉥ 동의서 확인

③ 검사 과정 : 국소마취제를 비인두, 구강인두에 분사 → 기관지경 삽입 → 병소가 있으면 생검이나 세척 시행(30분 정도 소요)

④ 검사 후 간호 : 2시간 NPO, 연하반사 확인 후 섭취, 의식, 연하곤란, 호흡곤란, 출혈 등 관찰

(2) **위내시경**

① 목적 : 구강을 통해 내시경 관을 넣어 직접 식도, 위, 십이지장의 병변이나 이상 유무를 확인하거나, 필요한 경우 이물질을 제거, 조직검사, ESD(용종 절제), EVL(내시경적 정맥류 결찰), 지혈 등을 시행하기 위한 것

② 검사 전 간호

㉠ 상부 소화관 내시경 동의서

㉡ MN NPO

㉢ 틀니 & 콘택트렌즈, 각종 귀금속 제거

㉣ Algiron 5mg/Amp IM(검사하기 직전 투여)

③ 검사 과정

㉠ Gasocol 10mL 복용

㉡ 2% Lidocaine viscous 10mL를 5분간 목젖에 머금은 후 삼킨다.

㉢ Lt. lateral position 자세로 내시경 삽입

④ 검사 후 간호

㉠ 점막하절제술(ESD) 시행한 경우 외견상 출혈 유무 확인

㉡ 검사 후 목의 통증, 토혈, 혈변, 복통 등의 증상 관찰(2시간 정도)

㉢ NPO 해제 : 구개반사 확인 후(ESD인 경우 대부분 검사 당일 NPO 유지)

(3) 대장내시경(Colonoscopy)

① 목적 : 항문을 통해 내시경을 삽입하여 점막의 병변 등의 발견을 위해 필요시 용종 제거(Polypectomy), 점막하절제술(ESD) 및 지혈 목적으로 시행

② 검사 전 간호

　　㉠ 동의서

　　㉡ MN 이후 SOW 가능

　　㉢ 검사 전일 : Bowel prep(저녁식사 죽 제공 후 MN까지 금식 : 물만 가능)

　　㉣ Colyte 처방 : 20:00부터 MN까지 복용

　　㉤ 물은 섭취가 가능하므로 물과 이온음료는 검사 전까지 충분히 섭취 권장

　　㉥ 틀니 & 콘택트렌즈, 금속물질 제거, 반지, 목걸이, 귀걸이, 시계, 머리핀 제거

③ 검사 과정

　　㉠ Lidocaine jelly 항문도포 Rectal examination 시행, 내시경 삽입

　　㉡ 대장의 모양이 굴곡이 심해 내시경 삽관이 어려울 경우 체위변경

(4) 내시경적 역행성 담관췌장조영술(Endoscopic retrograde cholangio pancreatogram, ERCP)

① 목적 : 담낭 및 담도질환(담석증, 간내 담관의 종양, 유두의 악성 종양, 담석췌장염, 담관과 유두의 양성 협착, 담낭절제술 후 증후군, 기생충에 의한 담관폐쇄)의 진단 및 치료

② 검사 전 간호

　　㉠ 8시간 이상 NPO

　　㉡ LFT, CBC, PT, PPT, CPA 심전도 등 검사소견 확인

　　㉢ 벨트, 핀 등 금속제품 제거

　　㉣ 항응고제, 항혈전제 복용 중지

　　㉤ 아이오딘 과민증이나 조영제 알레르기가 있는 경우 시술 전 Steroid 주사

　　㉥ I.V route 확보

　　㉦ 동의서 확인

③ 검사 과정

　　㉠ Gasocol 10mL를 복용

　　㉡ 2% Lidocaine viscous 10mL를 5분간 목젖에 머금은 후 삼킨다.

　　㉢ Algiron 1Amp I.V 투여

　　㉣ 내시경 삽입

　　㉤ 십이지장 2nd portion에서 Ampulla의 위치를 확인 후 삽관카테터를 이용하여 담관과 췌관에 차례대로 조영제를 주입하여 병변 유무를 확인한다.

④ 검사 후 간호

　　㉠ 지시에 따른 금식과 안정을 설명하고 수액 공급

　　㉡ 출혈, 췌장염, 천공, 담관염 등의 합병증과 연관된 활력징후의 변화, 복통, 발열, 구토 등의 증상 발현 유무를 관찰한다.

출제유형문제 최다빈출문제

대장내시경의 검사 전 간호 중 가장 적절한 것은?

① 검사 전날까지 일반식을 제공한다.
② 동의서는 필요하지 않다.
③ Colyte 섭취 시 이온음료는 금지된다.
④ 틀니와 콘택트렌즈는 착용해도 된다.
❺ 반지, 목걸이, 귀걸이, 시계 등은 제거한다.

해설

대장내시경 검사 전 간호

• 검사 전날부터 죽을 먹고 약을 먹기 시작하면 금식해야 한다.
• 동의서는 필요하다(특히 수면내시경 시는 반드시 필요하다).
• 물과 이온음료는 검사 전까지 충분히 섭취해야 한다.
• 틀니, 콘택트렌즈, 금속물질 제거, 반지, 목걸이, 귀걸이, 시계, 머리핀 등을 제거한다.

제 3 장

통증 간호

1 통증의 이해

(1) 통증의 정의

① Margo McCaffery : 통증은 그것을 경험하는 사람이 통증이라고 말하는 바로 그것이며, 그 사람이 통증이 있다고 말할 때마다 존재하는 것

② 국제통증학협회(IASP) : 실제적 혹은 잠재적 조직 손상에 동반되는 불유쾌한 감각 및 정서적 경험이다.

(2) 통증전달이론

① 영향 이론 : 통증은 일종의 정서이며 강도는 침범된 부분의 의미에 의존한다(생리적 측면의 고려가 부족하다).

② 특이성 이론

㉠ 자극이 특정 통증 수용기로 들어와 통증 신경경로를 따라 뇌의 통증중추로 전해진다.

㉡ 통증인지의 정신적 측면과 반응의 다양성을 설명하지 못한다.

③ 형태 이론 : 통증은 척추 후각에 있는 충격의 합과 자극강도의 복합된 효과로부터 발생한다(정신적 측면의 고려가 부족하다).

④ 관문통제 이론

㉠ 통증 충격들은 전달을 제한하거나 혹은 허용하기 위하여 척추의 후각에 있는 통제기전에 의해 조절될 수 있다.

㉡ 척수에 있는 교양질에서 통증이 허용되거나 억제된다.

㉢ 국소 물리요법, 불안완화, 교육 등으로 통증이 완화됨을 설명한다.

출제유형문제 최다빈출문제

관문통제 이론의 통증과 관련된 설명이다. 옳은 것은?

❶ 섬유 위로 전도된 자극은 피질로 보내진다.
② 국소적 물리요법과 관련성이 없다.
③ 자극이 대뇌피질에 도달하도록 조절하는 것은 연수이다.
④ 불안의 완화와 통증의 강도와는 관련성이 없다.
⑤ 통증의 충격들은 대상자의 의지에 의해 전달이 허용되거나 제한된다.

해설
관문통제 이론
관문통제 이론은 척수에 있는 교양질이 통증자극의 통로를 허용하거나 억제하는 관문기전으로 작용한다는 것이다. 섬유 위로 전도된 자극은 받아들인 감각의 빠른 확인, 평가, 수정을 피하여 피질로 즉시 보내진다. 뇌간으로 보내진 자극은 피질에서의 인지 또는 평가에 영향을 줄 수 있다. 자극은 통증자극의 통로를 수용하거나 또는 억제하도록 피질 척수전도로를 경유하여 교양질로 돌아간다.

2 통증의 종류 및 사정

(1) 통증의 종류

① 기간에 따른 분류

㉠ 정 의

- 급성 통증은 갑작스럽게 발생하고 강도와 지속기간이 다양하며 시간이 지나면 소실되기도 한다.
- 만성 통증은 3개월 이상 지속되는 통증이며, 원인을 알기 어려운 경우도 있다. 경증에서 중증까지 강도가 다양하다.

㉡ 통증 반응

구 분	급성 통증	만성 통증
생리적 반응	혈압 상승 혹은 저하, 맥압 상승, 호흡수 증가, 동공 확대, 발한	혈압 정상, 맥박 정상, 호흡 정상, 정상 동공, 피부 건조
행동적 반응	불안정, 집중 저하, 두려움, 통증 부위 보호	부동, 우울, 위축, 절망

② 발생 부위에 따른 분류

㉠ 표재성 통증 : 주로 피부나 피하조직과 관련되며 예리한 통증을 수반하며 국소화된다.

㉡ 심부통증 : 표재성 통증보다 오래 지속되며 건, 인대, 혈관, 신경 등에서 시작된다. 강한 압력이나 조직손상은 심부통증을 일으킨다. 오심, 발한, 혈압 변화가 있다.

㉢ 내장통 : 복강, 두개강, 흉강과 같은 곳에서 시작되고 통증 부위가 넓고 지속적이며 종종 조직의 신전, 허혈, 근육경련에 의해 유발된다.

㉣ 연관 통증 : 통증의 원발 부위에서 떨어진 다른 부위에 통증을 느끼는 것

(2) 통증 사정

① 원 칙

㉠ 치료 시작일부터 규칙적인 간격으로 사정

㉡ 중재 수행 후 반드시 사정

- 비경구적 약물투여 시 : 15~30분 후
- 경구적 약물투여 시 : 1시간 후

㉢ 새로운 통증 발생했을 때 사정

② 사 정

㉠ 대상자가 자신의 통증에 대해 잘 알고 있음을 알고 의견 존중

㉡ PQRST

- P(Position) : 통증의 부위
- Q(Quality) : 통증의 특성(예 무딘, 예리한, 으스러지는)
- R(Relief or aggravating factor) : 통증에 영향을 미치는 요인
- S(Severity or intensity) : 통증 강도
- T(Time) : 통증의 시작 및 지속 시간

출제유형문제 최다빈출문제

2-1. 심부통증의 특징으로 옳은 것은?

❶ 오심, 구토, 의식상실
② 혈압 상승
③ 짧은 기간의 통증
④ 근육위축의 사라짐
⑤ 날카롭게 찌르는 듯한 아픔

2-2. 심부통증을 설명한 것 중 가장 옳은 것은?

① 혈압 저하
② 체온 저하
③ 오심 및 구토
❹ 날카롭고 둔한 통증
⑤ 통증의 범위가 제한적이다.

해설

심부통증

• 통증 시 오심, 구토가 있으며 기절, 졸도, 쇼크로 인한 사망과 같은 자율신경반응이 초래된다.
• 혈압이 저하될 수 있다.
• 상당히 오래 지속되는 통증
• 근육의 위축과 압통
• 주로 둔한 통증을 호소함. '주로 욱신거리는, 쥐어 짜는, 억누르는 통증'

해설

심부통증

• 날카롭고 둔한 통증
• 통증의 범위가 광범위하며 발한과 빈맥이 나타난다.
• 화끈거리고 쑤시며 압박감을 느낀다.

3 약물에 의한 통증관리

(1) 비마약성 진통제(Non-opioid analgesics)

① 비스테로이드성 소염진통제(NSAIDs)

  ㉠ 염증을 감소시키고 프로스타글란딘 합성을 막아 통증을 완화시킨다.

  ㉡ 심한 통증환자에게 마약성 진통제와 함께 사용하면 마약의 요구량을 줄여 부작용이 감소한다.

  ㉢ 부작용은 위장관계 손상과 출혈이 있다. 장기간 복용 시 소화성궤양 예방을 위해 H2(히스타민2) 억제제와 함께 복용한다.

② 살리실산염(Salicylate salts) 아스피린(Aspirin)

  ㉠ 정제, 캡슐, 직장 좌약, 외용 크림

  ㉡ 경한 통증에 효과적이다.

  ㉢ 부작용은 위장장애, 항혈소판 효과와 응고시간 지연으로 인한 출혈, 레이증후군(Reye's syndrome)이 있다.

③ 아세트아미노펜(Acetaminophen)

  ㉠ 진통능력은 아스피린과 유사하나 위장점막에 영향을 주지 않는다.

  ㉡ 혈소판 응집 억제작용이 없어 출혈시간에 영향을 주지 않는다.

  ㉢ 장기간 사용 시 간독성과 신장독성이 있다.

(2) 마약계 약물(Opioid analgesics)

척수의 신경전달물질의 방출을 차단하여 통증의 전달을 방지하는 것

① 종 류

  ㉠ 완전 효능제 : 천장효과(일정량 투여 시 진통효과가 없는 현상)가 없어 용량 증가 시 효과 증가(예 Morphine, Demerol, Codeine)

  ㉡ 부분 효능제 : 천장효과가 있어 덜 효과적이다(예 Buprenorphine).

  ㉢ 혼합형 효능-길항제 : 마약 수용기를 차단하거나 중립적인 효과, 천장효과가 있다(예 Talwin, Nubine).

  ㉣ 길항제 : 마약성 진통제의 호흡억제와 같은 부작용을 역전시키기 위해 사용한다(예 Naloxone, Narcan).

② 투여경로

  ㉠ 경구투여 : 편리하고 비용이 저렴하다.

  ㉡ 피부접착형(예 Fentanyl)

   • 부작용이 적다.

   • 입원기간 단축, 시간, 비용이 절감된다.

   • 천장효과가 없어 여러 장 부착이 가능하다.

   • 가슴, 등, 팔 등 지방이 적고 털이 없는 편평한 부위에 부착한다.

   • 강한 마약성 진통제로 3일마다 피부에 부착한다.

- 경구용 모르핀에 비해 부작용이 적다.
- 가격이 비싸다.

ⓒ 주사형
- 정맥 내 주입, 피하주사가 효과적이다.
- 정맥주사 : 효과가 빠르고 일정수준 유지 가능하나 비용이 높다.
- 통증 정도의 변화가 심할 때 효과적으로 사용 가능하다.
- 근육주사는 흡수가 불확실하고 통증을 유발하므로 피하는 것이 좋다.
- 정맥주사가 불가능할 경우 피하주사

ⓔ 척수강내
- 조절이 불가능한 통증
- 다른 경로에 부작용 심한 환자

ⓜ 자가조절형(Patient controlled analgesia, PCA)
- 정맥, 피하에 도관을 통해 투여
- 과다용량 투여를 제한하기 위한 장치
- 약물용량 환자 스스로 조절
- 환자의 독립성, 통제감 유지
- 주기적인 근육주사보다 좀 더 지속적인 진통 유지 가능(혈청 내 마약수준이 거의 일정)
- 수술 후 통증과 같은 급성 통증에 좋다.
- 단점 : 펌프가 필요하고, 최대의 효과를 위해 대상자의 교육이 필요하다.

③ 마약성 진통제의 부작용과 간호중재
ⓖ 변비 : 마약성 진통제 투여의 가장 흔한 부작용
- 섬유질이 풍부한 식사 제공
- 변완화제 투여

ⓛ 오심, 구토 : 진토제 투여

ⓒ 진정작용, 혼미
- 진통제 양을 줄이거나 투여횟수 감소
- 진정작용의 또 다른 원인이 있는지 확인

ⓔ 급성 호흡억제
- 투여 전후 호흡수관찰
- 마약의 과다 용량으로 호흡수 12회/min 이하로 감소
- 필요시, Naloxone을 식염수에 희석하여 호흡이 분당 8회 이상 증가할 때까지 천천히 투여

(3) 통증조절 약물 요법 시 주의사항

① 진통제 투여하기 전 환자를 정확히 사정한다.

② 환자의 체중, 통증경험, 연령, 건강상태, 정신상태, 통증의 지속기간을 사정한다.

③ 잔존 생명기간에 대한 사정과 심맥관계, 호흡기, 신장 및 신경계통의 상태를 평가한다.

④ 약물 투여는 통증에 대한 가장 적절한 방법이기는 하지만 최상, 유일한 방법은 아니다.

⑤ 통증 경감을 위해 심리간호나 지지간호를 적용해 보지도 않고 투약하거나 약물치료와 병행해야
할 안전간호를 무시한 채 약물에만 의존해서는 안 된다.

⑥ 기본적으로 주의 깊은 관찰과 사려가 있어야 하고 정확한 판단이 필요하다.

출제유형문제 최다빈출문제

3-1. 통증 조절을 위해 아세트아미노펜(Acetaminophen)을 장기간 복용했을 시 생길 수 있는 부작용은?

① 변 비
② 수면장애
③ 호흡장애
❹ 간기능장애
⑤ 위장관계 출혈

해설

아세트아미노펜
• NSAIDs 계열의 진통제
• 프로스타글란딘의 합성을 방해하여 해열, 진통 작용을 한다.
• 항염증효과로는 약한 편이다.
• 과다 복용하거나 복용 중 음주를 하는 경우 간 손상의 위험이 있다.

3-2. 수술 직후 모르핀을 사용하려는 환자에게 감시해야 할 사항은?

① 두통여부
② 심박수
❸ 호흡수
④ 혈중 칼륨수치
⑤ 심박출량

해설

Morphine
Morphine은 호흡을 억제하는 작용이 있어서 투여 전에 호흡수를 측정하고, 측정 결과 호흡수가 12회/min 이하이면 투여용량을 감소하거나 중지한다. 이와 함께 통증의 강도와 지속시간 등을 사정한다.

3-3. 환자에게 Morphine을 투여했을 때 독성반응이 일어난 경우 투여해야 할 약물로 가장 옳은 것은?

① Atovent
② Benadryl
❸ Naloxone
④ Singulair
⑤ Tagamet

해설

Morphine을 투여했을 때 나타나는 독성 반응으로 호흡을 억제하는 작용이 있다. 그러므로 투여 전 호흡수를 관찰해야 하며, 분당 8회 이하이면 Naloxone을 투여한다.

3-4. 자가진통제(PCA) 투여 시 장점으로 옳은 것은?

① 과다투여 안전장치가 없어서 통증조절이 자유롭다.
② 의료진에게 의존성이 강해진다.
③ 근육주사보다 많은 양을 한꺼번에 주입할 수 있다.
④ 장기간 통증환자에게 효과적이다.
❺ 혈청 내 일정수준을 유지할 수 있다.

3-5. 간호사가 알아야 할 통증관리법으로 옳은 것은?

① 환자의 말과 행동보다는 보호자의 객관적인 진술을 신뢰한다.
② 환자가 나약한 정신 상태를 가지고 있음을 단호하게 말해 준다.
③ 질병에 따라 통증의 강도, 기간, 고통의 정도가 정해진다.
④ 단순히 환자 옆에 있어 주는 것은 통증 환자에게 전혀 도움이 되지 않는다.
❺ 환자와의 관계 유지는 통증관리에서 중요하다.

3-6. 자가진통제에 대한 설명으로 옳은 것은?

❶ 환자의 독립성, 통제감을 유지할 수 있다.
② 환자가 통증을 느낄 때 자동으로 주입된다.
③ 과다용량이 투여될 수 있어 주의를 요한다.
④ 척추에 삽입된 도관을 통해 약물이 투여된다.
⑤ 환자 스스로 진통제의 양을 증가시킬 수 있다.

해설
PCA의 장점
• 주기적인 근육주사보다 좀 더 지속적인 진통 유지 가능(혈청 내 마약수준이 거의 일정)
• 대상자가 직접 통증관리를 담당해 환자의 독립성, 통제감 유지
• 약물용량 환자 스스로 조절 가능
• 수술 후 통증과 같은 급성 통증에 좋음

해설
통증의 관리
① 환자의 말과 행동으로 통증 정도를 사정할 수 있다.
③ 질병이 통증의 양상을 정해 주지는 않으며 같은 질병을 앓는 대상자끼리도 다양한 통증 양상이 나타날 수 있으므로 주의 깊게 관찰해야 한다.
④ 단순히 얼마 동안 곁에 있어 주는 것만으로도 통증이 완화되는 경우가 있다.

해설
자가조절형 진통제(PCA)
• 정맥, 피하의 도관을 통해 투여한다.
• 과다용량 주입을 제한하기 위한 안전장치가 되어 있다.
• 환자가 통증을 느낄 때마다 누르게 된다.
• 약물 용량을 환자 스스로 조절하게 되어 환자의 독립성, 통제감을 유지할 수 있다.

4 약물 이외의 방법을 이용한 통증 관리

(1) 물리 요법

① 물리 치료 : 통증이 있는 대상자의 기능 향상, 통증 완화 및 악화를 예방한다.

② 경피적 신경 자극(Transcutaneous electrical nerve stimulator, TENS)

ㄱ 피부와 그 아래의 조직에 소량의 전류 전달

ㄴ 급성 통증과 만성 통증 관리, 수술 후 통증이나 요통과 같이 국소적 만성 통증에 적용

③ 기 타

ㄱ 접촉, 압박, 진동, 신경절제술

ㄴ 마사지 : 근육 이완, 혈류 증진, 신체 노폐물 배설, 심리적 이완

ㄷ 열과 냉의 적용

• 열 : 혈관확장, 혈액순환 증진, 근육 이완

• 냉 : 혈관수축, 부종 감소, 염증완화

(2) 인지-행동요법

① 관심 전환 : 급성 통증을 완화하는데 효과적이다.

② 심상요법 : 대상자가 즐겁거나 바람직한 감정, 감각 혹은 일에 관하여 시각화한다.

③ 이완요법 : 신체 마사지, 등 마사지, 이완요법 테이프, 음악 듣기 등

(3) 침습적 중재

① 방사선 조사

② 신경 차단

ㄱ 다른 통증치료 효과 없는 경우

ㄴ 환자가 견디지 못하는 경우

(4) 통증에 대한 사회 심리적 간호

① 불안은 동통을 악화시키는 요소이므로 불안 제거

ㄱ 얼마 동안 환자와 같이 있어 준다.

ㄴ 환자로 하여금 불안을 말로 표현하도록 유도한다.

ㄷ 환자와 공감하며 대화할 의사를 보인다.

ㄹ 환자 스스로 통증을 조절하는 방법을 취하도록 해 본다.

ㅁ 육체적 긴장을 풀게 하고 편안하게 하며 등 마사지를 하고 느슨하게 옷을 입혀 충분히 이완되도록 한다.

ㅂ 치료나 검사절차가 불편하고 아픈 내용이라면 환자에게 납득이 가도록 설명한다.

② 기분전환 및 오락요법을 이용한다.

출제유형문제 최다빈출문제

4-1. 온열요법의 효과는 무엇인가?

① 부종 감소
② 염증 억제
❸ 근육 이완
④ 혈관 수축
⑤ 림프 순환 억제

해설
온열요법
통증관리를 위한 대중요법으로 피부 표면에 열을 적용함으로써 혈관과 근육을 이완시켜 불안을 완화하고 통증을 완화한다.

4-2. 말기 항암환자가 극심한 고통을 느껴 고식적 치료로 신경 절제술을 받았다. 이후 간호에 있어 주의해야 하는 부분은?

❶ 온감에 둔해지므로 화상 등에 주의한다.
② 낙상 위험이 증가하므로 주의한다.
③ 전신쇠약이 나타날 수 있다.
④ 활동에 제약을 걸지 않는다.
⑤ 운동신경이 손상되므로 침상안정을 권장한다.

해설
신경절제술(신경차단술)
• WHO의 3단계 진통제에도 조절되지 않는 통증, 특히 암성 통증의 경우에 사용하게 된다.
• 운동기능의 상실을 초래하지 않고 통증조절만을 하기 위해 교감신경절을 차단한다.

4-3. 통증이나 질병으로 인한 손상을 완화시키기 위한 치료법으로 가장 오랫동안 사용하고 있는 요법은?

❶ 마사지요법
② 작업요법
③ 수치료법
④ 온열요법
⑤ 전기치료

해설
마사지요법
• 가장 널리 오랫동안 사용되고 있는 이학적 요법
• 국소적인 혈액공급의 증진
• 정맥귀환량 증가
• 관절주의 부종 감소
• 근육 이완 증진 및 위축된 근긴장도 감소

제 4 장

재활간호

1 재활간호의 정의 및 목적

(1) 정 의

① 심신 장애인이 신체적, 심리적, 정신적, 사회적, 경제적 효율성에 있어서 자신에게 가능한 최상의 상태를 성취시킬 수 있게 하는 역동적이고 능동적인 과정이다.

② WHO(1976) : 심신 장애인이 신체적 기능을 재통합함으로써 사회로 복귀하여 가정과 지역사회 및 직업적 요구에 부응할 수 있도록 능력을 도모하는 과정이다.

(2) 재활간호의 원리

① 재활치료 대상자는 그 나름대로의 삶의 목표와 요구, 문제, 가능성을 가지고 있다.

② 재활치료 과정의 대상자는 나름대로 문제를 결정하고 그 과정에 참여할 수 있다.

③ 평가는 그 사람이 필요한 점을 미리 알아내어 성취할 수 있도록 돕는 것이다.

④ 할 수 없는 것보다 할 수 있는 것에 관심을 둔다.

⑤ 재활의 범위에는 장애인의 고용문제로부터 자가간호 능력의 개발까지 포함된다.

(3) 재활간호의 목적

① 자신의 기능을 최대한으로 활성화하고 자기 효능 성취

② 만족할 만한 삶의 질을 유지하고 달성

③ 변화된 삶의 형태에 환자와 가족이 적응

④ 구체적인 욕구를 표출

⑤ 합병증을 예방하고 안녕감이 증진됨으로써 사회에 재적응

⑥ 가장 궁극적인 목표는 가정과 지역사회로의 복귀

(4) 재활 과정

① 평가 단계 : 의학적 평가, 신체적 장애의 정도와 특정, 일상생활의 능력, 직업적 장애 정도, 사회 심리적 문제 등을 평가해야 한다.

　※ 재활의 목표를 설정

　㉠ 한 번에 한가지 목표 설정

　㉡ 환자의 능력에 따라 현실적인 목표

　㉢ 목표 달성을 위한 환자의 적극적인 참여와 동기 조성

② 동기조성 단계 : 환자를 중심으로 내·외적 환경 요인을 고려한다.

　※ 동기화 요소

　㉠ 환자 자신의 독립성, 성취욕

　㉡ 재활 과정 자체의 흥미로움

　㉢ 재활요원들과 환자·가족 간의 신뢰 있는 대인 관계 형성

　㉣ 환자의 심리적 안정과 사기 진작

③ 재활중재 단계 : 재활의 구체적인 목표를 설정하고 재활 프로그램 구성

　㉠ 활력증상 유지

　㉡ 2차적 장애 예방

　㉢ 일상생활 동작과 자가간호

　㉣ 장애 극복하기와 스트레스 관리 방법

④ 퇴원계획 단계

⑤ 추후관리 : 규칙적인 방문이나 검진으로 2차적 장애 예방

출제유형문제 　최다빈출문제

1-1. 재활간호의 기본원리에 해당하는 것은?

① 대상자의 자아가 약화되고 사회성이 높아지도록 한다.

② 재활은 환자의 상황이 호전될 수 있는 경우에만 해당된다.

❸ 재활의 범위에는 장애인의 고용문제로부터 자가간호 능력의 개발까지 포함된다.

④ 신체적인 독립만을 대상으로 한다.

⑤ 대상자가 가진 우선적인 한 가지 질병에 초점을 맞춘다.

해설

① 대상자의 자아를 높여준다.

② 재활은 환자의 상황이 호전되지 않아도 현재 남아 있는 기능을 최대한 활용한다.

④ 신체적, 정신적, 사회적 독립을 목적으로 한다.

⑤ 대상자가 가진 여러 가지 질병에 초점을 맞추되 한 번에 한 가지 목표를 설정한다.

1-2. 재활간호의 가장 궁극적인 목표는?

① 대상자의 상태를 최상으로 끌어올린다.
❷ 가정과 지역사회로의 복귀
③ 이전의 몸 상태로 완전하게 복귀
④ 손상으로 발생한 기능장애를 회복하는 것
⑤ 할 수 있는 것보다 할 수 없는 것에 초점을 둔다.

해설
재활간호의 가장 궁극적인 목표는 가정과 지역사회로의 복귀이다.

1-3. 신체적 불구 장애로 좌절감에 빠진 환자의 재활을 위한 동기조성에 가장 우선적인 조건은?

❶ 환자 스스로 장애를 극복하고자 하는 의욕
② 환자 성별과 연령
③ 환자의 경제력과 학력
④ 환자가 지각하는 사회적 지지 정도
⑤ 환자가 받고 있는 치료의 종류와 질

해설
환자 스스로 장애를 극복하고자 하는 의욕이 가장 우선적인 조건이다.

1-4. 근육 상호 간의 협동을 증진시키는 재활운동 계획은?

① 수중운동을 한다.
❷ 단순한 운동을 반복시킨다.
③ 냉찜질 적용 후 운동을 시킨다.
④ 기구를 사용해 저항운동을 시킨다.
⑤ 여러 명이 어울려 하는 구기운동을 한다.

해설
운동, 근육, 특히 주동근과 길항근 사이의 협동 증진 운동은 같은 동작을 반복하여 정확한 동작을 실시할 수 있다.

2 재활간호 모형 및 수행

(1) 다학제팀 간의 협동적 실무중심 모델 적용
① 간호사의 역할은 설정된 목표를 달성하도록 간호계획을 개발
② 다른 구성원의 활동 조정
③ 대상자와 처음 만나는 시기부터 통합적으로 재활계획 수립
④ **재활간호 수행** : 기본 간호영역에서의 영양, 개인위생, 휴식과 수면, 배설, 운동, 오락과 취미 등

(2) 치료적 운동
① 목 적
　㉠ 근력과 관절의 기능 유지
　㉡ 기형 예방
　㉢ 순환자극
　㉣ 힘과 지구력 증진
　㉤ 이완을 증진
② 치료적 운동의 종류
　㉠ 수동적 운동(Passive exercise)
　　• 치료사에 의해 수행되는 운동
　　• 관절의 운동범위 및 순환을 유지하기 위해서 시행
　㉡ 능동보조 운동(Active assistive exercise)
　　• 대상자가 치료사나 간호사의 도움을 받아 수행하는 운동
　　• 정상적인 근육의 기능을 유지하기 위해 시행
　㉢ 능동운동(Active exercise)
　　• 대상자가 다른 사람의 도움 없이 수행하는 운동
　　• 근력을 증진시키기 위해서 시행
　㉣ 저항운동(Resistive exercise)
　　• 손이나 기계에 의해 만들어진 저항에 대항하는 운동
　　• 능동적 운동으로 근력을 증진시키는데 도움
　㉤ 신장운동(Stretching exercise)
　　• 치료사나 기계의 힘을 이용하여 근육을 신장시키는 운동
　　• 관절강직이나 연부 조직이 수축되었을 때 실시
　　• 수동적 또는 능동보조 운동

③ 근수축의 운동

　㉠ 등척성 운동(Isometric exercise)

　　• 근육장력만 변화하고 근섬유의 길이가 변하지 않는 운동으로 정적 운동

　　• 근육의 불용성 위축이나 근력저하를 방지

　　• 슬관절염 : 대퇴사두근 운동

　　• 요통환자 : 복근훈련

　　• 석고붕대에 의해 관절이 고정되어 있을 때 적용

　㉡ 등장성 운동(Isotonic exercise)

　　• 근육 장력은 그대로 유지되면서 근섬유의 길이가 변동되는 것으로 동적인 운동

　　• 저항운동의 원칙을 적용

　　• 아령, 도르래를 이용한 운동, 윗몸일으키기, 팔굽혀펴기, 턱걸이

　㉢ 등속성 운동(Isokinetic exercise)

　　• 운동속도가 미리 정해져 있는 운동기계에서 실시하는 저항운동

　　• 운동 실시 전에 운동속도를 선택하여 고정시키고 최대의 힘으로 관절운동

　　• 빠른 속도로 관절운동을 하게 되면 근육이 저항을 받게 되어 근력증강의 효과

④ 관절 가동범위운동(ROM)

　㉠ 정의 : 관절이 최대한으로 움직일 수 있는 한도를 유지하기 위한 운동

　㉡ 운동법

　　• 편안하게 똑바로 누워 팔은 옆으로 놓고, 무릎은 신전상태를 유지

　　• 각 관절을 적어도 세 번씩, 1일 1회 이상 시행

　　• 관절은 천천히 부드럽게 움직임

　　• 정상적인 운동범위 이상으로 관절을 움직여서는 안 됨 → 통증이 있는 지점에서 멈춘다.

　　• 근경련 시 관절을 천천히 움직이며, 근이완이 될 때까지 지속적인 압력을 가한다.

⑤ 재활간호에서 기형과 합병증 예방을 위한 체위

　㉠ 똑바로 눕는 체위 : 앙와위

　　• 머리를 옆으로, 앞, 뒤로 두더라도 척추와 일직선으로 위치시킨다.

　　• 체간은 고관절의 굴곡을 최소화시키도록 위치시킨다.

　　• 팔은 팔꿈치에서 굴곡 되고 손은 복부의 측면에 놓게 한다.

　　• 하지는 신전시키고 대전자 부위에 Trochanter roll 적용

　　• 매트리스와 발판 사이의 공간에 발뒤축이 뜨게 한다.

　　• 발가락은 똑바로 위를 가리키게 한다.

　㉡ 옆으로 눕는 체위 : 측위

　　• 머리는 척추와 일직선으로 둔다.

　　• 체부는 뒤틀리지 않고 일직선으로 있게 한다.

　　• 고관절의 윗부분을 약간 앞 쪽으로 향하게 하고 약간 외전된 위치가 되도록 베개로 지지한다.

　　• 팔을 베개로 지지하여 견관절과 주관절은 굴곡시킨다.

ⓒ 엎드려 눕는 자세 : 복위
- 머리를 외측으로 돌리고 선체의 나머지 부분과 일직선이 되게 한다.
- 팔은 견관절에서 외전되고 외회전되도록 하고 팔꿈치는 구부린다.
- 배꼽 수준에서 대퇴의 상부 1/3까지 신전시키고 골반 밑에 작고 견고한 받침을 대준다.
- 하지는 자연스러운 자세로 있게 한다.
- 발뒤꿈치는 매트리스에 닿지 않도록 한다.

※ 대전자말이(Trochanter roll)
목욕담요나 담요를 3번 접은 후 양옆을 둥글게 말아 대상자가 앙와위를 취할 때 둔부의 외회전 방지를 위해 사용

출제유형문제 최다빈출문제

2-1. 재활간호에 대한 설명으로 옳은 내용은?

① 심리적인 문제는 신체적 기능을 회복한 후에 중재한다.
② 성취할 수 있는 정도보다 높게 목표를 잡는다.
③ 장애를 일으킨 신체부분 이외는 고려하지 않는다.
❹ 보건의료팀, 환자, 가족은 같은 목표를 가져야 한다.
⑤ 환자 스스로 모든 문제를 해결하게 한다.

2-2. 치료적 운동의 종류와 목적에 대한 설명 중 옳은 것은?

① 수동운동-근력의 강도 증가
② 등척운동-근섬유 길이 변화
③ 능동운동-관절 강직의 예방
❹ 저항운동-근력증진
⑤ 등장운동-근섬유 길이 유지

해설
재활간호
- 재활치료 대상자는 그 나름대로의 삶의 목표와 요구, 문제, 가능성을 가지고 있다.
- 재활치료 과정의 대상자는 나름대로 문제를 결정하고 그 과정에 참여할 수 있다.
- 할 수 없는 것보다 할 수 있는 것에 관심을 둔다.

해설
저항운동은 근력강화를 위하여 하는 운동이나 능동적 운동에 추가하여 무게나 힘을 가하면서 이루어지는 운동을 말한다.

2-3. 75세 노인이 대퇴골절로 내부고정술을 받은 지 2일째 침상에서 대퇴사두근 등척성 운동을 실시하는 목적은?

① 호흡원활
② 피부의 압력을 최소
③ 관절가동범위 최대보장
❹ 근육의 탄력 및 힘 유지
⑤ 배설기능 촉진

> **해설**
> 등척성(Isometric) 운동의 목적
> • 관절을 움직이지 않고 근육을 수축하는 것으로 근섬유의 길이가 일정한 상태를 유지한다.
> • 근력이 길러지며 순환을 도와 내구력을 길러준다.
> • 근육단위별로 6초간의 운동을 매일 2회씩 실시(대퇴사두근 운동 등)

2-4. 절대안정과 부동으로 인한 합병증으로 옳지 않은 것은?

① 우울증
② 폐색전증
③ 혈전성 정맥염
❹ 낙 상
⑤ 침강성 폐렴

> **해설**
> 운동의 효과
> 우울증, 혈전성 정맥염, 침강성 폐렴, 폐색전증 등은 부동으로 인한 합병증의 예이다.

2-5. 합병증 예방을 위한 올바른 체위는?

① 똑바로 누운 자세에서 팔꿈치를 굴곡시키고 손은 주먹을 쥐게 한다.
② 옆으로 눕는 자세에서는 팔을 베개로 지지하고 견관절과 주관절은 피게 한다.
❸ 엎드려 눕는 자세에서는 배꼽 수준에서 대퇴의 상부 1/3까지 신전시키고 골반 밑에 작고 견고한 받침을 대준다.
④ 똑바로 눕히고 머리와 척추가 일직선이 되도록 양쪽 허리를 굴곡시킨다.
⑤ 대전자말이는 둔부의 내회전 방지를 위해 사용한다.

> **해설**
> • 똑바로 누운 자세 : 침요에 반듯이 누워 머리와 척추는 일직선이 되게 하고 발바닥 전체가 발판에 닿게 한다. 팔꿈치는 피고 손바닥은 밑으로 하여 상체 옆에 중립자세로 둔다.
> • 대전자말이는 외회전을 예방하기 위해서이다.

2-6. 관절가동은 하지 않고 근육에 힘을 주는 운동에 해당하는 것은?

① 수동운동
② 저항운동
③ 능동운동
❹ 등척성 운동
⑤ 등장성 운동

> **해설**
> 등척성 운동은 관절가동을 하지 않고 근육에 힘을 주는 운동이다.

2-7. 장기간 부동인 환자에게 일어날 수 있는 증상은?

① 체중 증가
② 식욕 증가
③ 근육의 강화
❹ 체위성 저혈압
⑤ 체위성 고혈압

> **해설**
> 부동의 영향
> • 중추신경계 : 감각의 변화, 운동성 활동의 감소, 자율신경 불안정, 정서적 장애
> • 심맥관계 : 심박출량 감소, 기립성 저혈압, 정맥 혈전증
> • 근육계 : 근력 감소, 지구력 감소, 근위축, 조정력 약화
> • 호흡기계 : 폐활량 감소, 환기/관류 비율의 국소적인 변화, 기침기전의 손상
> • 소화기계 : 식욕감퇴, 변비

③ 물리치료

(1) 물리치료의 정의

열, 물, 광선, 전기, 마사지, 초음파 등 물리적 요소를 이용하여 신경, 근골격계의 병변을 치료하고 통증을 완화하는 치료법

(2) 종 류

① 열요법(Heat therapy)
  ㉠ 접촉열이나 복사열을 이용하여 피부와 피하지방 조직까지 열을 전달한다.
  ㉡ 전기 기구나 뜨거운 금속은 피부와 접촉하지 않게 한다.
  ㉢ 치료부위를 수건으로 덮어 피부에 직접 열을 적용하지 않는다.
  ㉣ 진통작용, 결합조직의 신전도 증가, 근연축의 감소, 부종흡수를 촉진한다.
  ㉤ 표재성 열요법 : 조직 표면에 국한된 열로 1~3cm 깊이로 침투한다.
    • 핫팩(Hot pack) : 면으로 된 납작한 주머니 속에 규산 젤이 들어 있어 장시간 열을 보존할 수 있다.
    • 증기욕 : 증기온도를 이용하여 핫팩을 적용하기 어려운 부위나 침투력을 높이고 싶을 때
    • 파라핀욕 : 환부를 파라핀에 담근 후 수건으로 감싸 열을 보존하여 20~30분 후에 제거
  ㉥ 심부열요법 : 피부와 피하지방조직을 통과하고, 심부조직에서 열에너지로 전환시킨다.
    • 초음파
    • 극초단파
  ㉦ 금기 : 급성 염증, 외상, 출혈
② 냉요법
  ㉠ 혈관수축, 혈류감소, 국소적인 신진대사를 감소시켜 진통과 항염증 효과, 발열 억제, 근육의 경련 억제
  ㉡ 금기 : 마취, 냉 과민증, 감각 저하 부위
③ 수요법(Hydrotherapy)
  ㉠ 따뜻한 물에 환부와 전신을 담근다.
  ㉡ 신체를 청결히 한다.
  ㉢ 기포를 이용한 마사지와 자극 → 근육 이완
  ㉣ 부력을 이용한 수중운동
  ㉤ 전신목욕, 부분목욕
  ㉥ 와류욕(Whirl pool bath) : 욕조에 더운 물을 넣고 공기를 이용하여 물을 회전시킴으로써 열을 고르게 전달
④ 광선요법(Phototherapy)
  ㉠ 표재성 열을 이용하며 멸균작용과 순환증진
  ㉡ 적외선, 자외선

⑤ 전기치료(Electrical therapy)

　㉠ 고주파 전류

　　• 근육층이나 그보다 더 깊은 심부까지 열이 전달되는 전환열을 이용

　　• 단파투열, 극초단파, 초음파

　㉡ 저주파 전류

　　• 전기자극 치료 : 마비된 근육이나 말초신경 손상부위에 전기자극

　　• 경피적 전기신경자극치료(TENS) : 전기자극을 통해 진통효과

⑥ 마사지

　㉠ 효 과

　　• 국소적 혈액공급 증진, 림프, 정맥귀환 촉진

　　• 관절 주위의 부종 감소

　　• 근육이완 증진, 위축된 근긴장도 감소

　　• 심박동수 감소, 혈압 감소

　　• 전신적 편안함과 피로회복

　㉡ 금 기

　　• 악성 종양

　　• 혈전성 정맥염

　　• 전염성 질환

　　• 화농성 피부염

　　• 급성 염증반응, 골수염

　　• 출혈성 외상

출제유형문제 최다빈출문제

3-1. 핫팩을 적용하기 어려운 부위나 침투력을 높이고 싶을 때 증기를 이용한 열요법은?

❶ 증기욕

② 파라핀욕

③ 초음파

④ 극단초음파

⑤ 온열초음파

해설

증기욕은 핫팩을 적용하기 어려운 부위나 침투력을 높이고 싶을 때 증기를 이용하는 열요법이다.

3-2. 냉요법과 관련 없는 것은?

① 혈관 수축
② 혈류 감소
③ 진통과 항염증 효과
④ 발열 억제
❺ 근육의 경련 증가

해설
냉요법은 근육의 경련을 억제시킨다.

3-3. 다음 중 마사지를 해도 되는 경우는?

① 급성 골수염
② 혈전성 정맥염
③ 출혈성 외상
❹ 근육유착부위(Adhesion)
⑤ 악성 종양 병변 부위

해설
마사지
금기 : 악성 종양, 혈전성 정맥염, 전염성 질환, 화농성 피부염, 급성 염증반응, 골수염, 출혈성 외상

3-4. 마사지에 대한 설명 중 가장 옳은 것은?

① 마사지는 근육을 수축시켜 근력을 강화시킨다.
② 급성 염증성 관절에 마사지는 부종을 감소시킨다.
③ 혈전성 정맥염 시 마사지를 통해 혈류를 개선시킬 수 있다.
④ 운동 전 마사지는 말초혈관을 수축시켜 혈류를 증가시킨다.
❺ 운동 후 마사지는 경직을 풀어주고 신체 노폐물을 배설시킨다.

해설
마사지의 효과
• 근육을 이완시키고 혈류를 증가시킨다.
• 급성 염증성 관절에 마사지를 하게 되면 부종이 증가된다.
• 운동 전 마사지는 말초혈관을 확장시켜 가볍게 운동에 대한 준비를 한다.
• 운동 후 마사지는 경직을 풀어주고 근육통의 원인이 되는 신체 노폐물을 제거한다.
• 혈전성 정맥염 시 마사지는 금기이다.

3-5. 다음 중 마사지를 적용해도 되는 경우는?

❶ 관절염
② 골수염
③ 출혈성 외상
④ 급성 골수염
⑤ 혈전성 정맥염

해설
마사지의 적응증
골절이나 탈골, 관절 손상, 염좌 또는 좌상, 건이나 신경 손상, 관절염, 점액낭종, 신경염, 요통, 마비성 질환, 신경증

4 보조기구 사용

(1) 정 의

① 일상생활 활동의 수행을 돕는 기구

② 대상자, 간호사 가족에 의해 고안된 것이거나 이미 만들어진 것을 사용

③ 대상자가 동작수행에 어려움이 있을 때 적응이 되도록 돕는다.

(2) 대상자의 보행 : 목발보행(Crutch gait)

① 목발의 길이 측정

　㉠ 서 있는 자세 : 액와 전면에서 발외측 15cm 거리

　㉡ 누워 있는 자세 : 액와 전면에서 발뒤꿈치 측면까지의 길이 +5cm

　㉢ 대상자의 신장에서 −40cm

② 사용방법

　㉠ 손목, 손바닥으로 체중 지탱

　㉡ 액와에 체중 부하 금지(목발에 기대지 않음) → 목발마비(Crutch palsy)

　㉢ 액와에 접하는 부위 : 솜, 고무

　㉣ 굽이 낮은 편한 신발 착용

③ 자 세

　㉠ 발 옆으로 15cm, 앞으로 15cm 위치에 목발

　㉡ 팔꿈치 굴곡 : 30°

　㉢ 손목신전

④ 목발걸음 준비

　㉠ 이두근, 삼두박근 강화

　㉡ 둔근, 대퇴사두근 등척성 운동 : 보행을 위한 근육의 힘 유지

　㉢ 어깨와 상지근육(이두근, 삼두박근)을 강화하기 위해 평행대 운동 시행

　㉣ 평행대 운동을 시행하기 전에 환자의 상지 근력 상태를 먼저 확인하는 것이 우선시

⑤ 보행방법

4점보행 4 point gait	2점보행 2 point gait	3점보행 3 point gait	그네보행 Swing-to
• 양쪽 하지에 체중부하 가능한 경우 • 매 보행 시 3점이 기저를 이루어 안정적, 느림	• 4점 보행보다 빠름 • 양쪽 하지에 체중부하 가능한 경우 • 항상 2점이 땅에 닿아 있음	한쪽 하지가 전체 체중부하 가능한 경우	양쪽 발이 체중부하 불가능한 경우
4. 오른쪽 다리	4. 오른쪽 다리, 왼쪽 목발	4. 건측 다리	4. 양쪽 다리를 들어서 그네를 타듯하여 목발 앞에 놓음
3. 왼쪽 목발	3. 왼쪽 다리, 오른쪽 목발	3. 환측 다리, 양쪽 목발	3. 양쪽 목발
2. 왼쪽 다리	2. 오른쪽 다리, 왼쪽 목발	2. 건측 다리	2. 양쪽 다리를 들어서 그네를 타듯하여 목발 앞에 놓음.
1. 오른쪽 목발	1. 왼쪽 다리, 오른쪽 목발	1. 환측 다리, 양쪽 목발	1. 양쪽 목발
시작 Beginning stance	시작 Beginning stance	시작 Beginning stance	시작 Beginning stance

⑥ 계단 보행

    ㉠ 내려갈 때 : 목발과 아픈 다리 → 건강한 다리

    ㉡ 올라갈 때 : 건강한 다리 → 목발과 아픈 다리

출제유형문제 최다빈출문제

4-1. 액와 목발의 길이 측정 시 고려해야 하는 사항은?

❶ 목발 패드와 액와 사이의 거리
② 팔꿈치의 길이
③ 대상자의 근육량
④ 목발의 무게
⑤ 대상자의 체중

해설

목발 길이 측정
• 서 있는 자세 : 액와 전면에서 발 외측 15cm 거리
• 누워 있는 자세 : 액와 전면에서 발뒤꿈치의 측면까지의 길이 +5cm
• 대상자의 신장에서 −40cm

4-2. Crutch paralysis(목발 마비)가 오는 원인은?

① 액와에 패드를 대지 않아서
② 팔이 과신전되므로
③ 목발 걸음 시 손바닥에 힘을 주어서
④ 팔을 너무 사용해서
❺ 목발이 너무 길어서

해설

목발의 사용
• 목발의 길이가 길면 → 상완신경총을 압박하여 목발마비가 일어날 수 있다.
• 목발의 길이가 짧으면 → 등이 굽어지는 자세가 될 수 있다.

4-3. 4점 보행으로 옳은 것은?

① 액와에 힘을 주어 보행한다.
② 팔을 쭉 펴고 보행한다.
③ 양발에 체중이 부하되지 않는다.
❹ 매 보행 시 3점이 기저면이 되어 보행한다.
⑤ 힘들면 목발에 다리를 걸치고 쉰다.

해설

4점 보행
• 양쪽 발에 어느 정도 체중 부하가 가능한 경우 시행
• 3점 기저면을 이용해 안정적으로 보행

4-4. 목발을 사용하는 환자에게 목발 사용 전 가장 필요한 운동은?

① 공 주무르기
② 공 던지기
③ 대퇴강화운동
❹ 팔굽혀펴기
⑤ 허리의 등장성 운동

해설

목발은 팔 힘이 강해야 하므로 상지와 어깨 근육강화 운동이 가장 필요하다. 팔굽혀펴기 등이 포함된다.

안심Touch

제 **5** 장

성인기 간호
(발달 단계별 특징)

1 **청년기**

(1) 발달과업

① 친밀감 대 고립감

② 자율성과 자립 : 부모로부터의 독립

③ 친밀감 : 결혼, 가정 영위

④ 현실감각 : 실제적 목표 수립

(2) 변화의 특징

① 자아의식의 발달에 따라 사회성의 발달

② 독립생활 가능, 사회성과 대안 적응 원만

③ 이성관계 형성

2 **중년기**

(1) 발달과업

① 생산성 대 침체성 위기

② 부모역할, 인생 성취 완성

③ 빈둥지증후군(자녀독립)

④ 부부는 동반자적 상대로 이해

(2) 변화의 특징

① 폐경기, 갱년기

② 체중 증가, 성인병 발생

③ 성에 대한 인식 변화

④ 정기건강검진 중요

3 노년기

(1) 발달과업

① 자아통합성 대 절망

② 다음 세대를 위한 유산 남김

③ 죽음에 대한 준비

(2) 변화의 특징

① 동년배 집단과의 애착 형성

② 신체기능 감소, 만성 질환 증가

③ 삶의 의욕 저하

출제유형문제 최다빈출문제

중년기의 발달과업과 특징으로 옳은 것은?

① 동년배 집단과의 애착이 형성된다.

❷ 생산성 대 침체성의 발달위기가 온다.

③ 자율성과 자립감을 갖는다.

④ 자아통합을 한다.

⑤ 만성 질환이 줄어든다.

해설

중년기 특징

• 발달과업

  – 생산성 대 침체성 위기

  – 부모역할, 인생 성취 완성

  – 빈둥지증후군(자녀독립)

  – 부부는 동반자적 상대로 이해

• 변화의 특징

  – 폐경기, 갱년기

  – 체중 증가, 성인병 발생

  – 성에 대한 인식 변화

  – 정기건강검진 중요

안심Touch

제 **6** 장

노인 간호

1 노년기 심리 · 사회적 변화

(1) 심리 · 사회정서적 측면

신체적, 심리적, 사회적 변화로 인한 고독감, 불안, 우울의 경향이 증가한다.

① 또래집단과 애착형성

② 신체적 변화에 끊임없이 적응해야 함

③ 추리력, 논리적 능력 감소

④ 새로운 정보에 대한 기억능력, 최근 사건 회상력 감소

(2) 의사소통

① 감각결핍, 기억력 문제를 고려하여 의사소통

② 반응, 이해하는 시간을 충분히 제공

③ 반복하여 설명

④ 그림, 요약 사용

⑤ 손을 잡거나 얼굴을 보면서 천천히 대화

출제유형문제 최다빈출문제

노년기 심리 · 사회적 변화로 옳게 설명하고 있는 것은?

① 실제적 목표를 수립한다.

② 인생의 성취를 완성하는 시기이다.

③ 부부는 동반자적 상대로 이해한다.

❹ 동년배집단과의 애착형성이 나타난다.

⑤ 빈둥지증후군이 나타난다.

해설
노년기는 동년배집단과의 애착형성이 나타나고 삶의 의욕이 저하된다.

2 노년기 생리 · 신체적 변화

(1) 피 부

① 표피 : 얇아지고, 창백, 투명

② 진피 : 콜라겐의 감소 및 피부탄력성 감소

③ 피지분비 감소 : 건조, 거친 피부

④ 모발 백색 : 멜라닌 생성 감소

⑤ 얼굴을 제외한 체모의 감소

⑥ 손발톱은 부서지기 쉽고 딱딱해짐

⑦ 간호중재

    ㉠ 40% 이상의 습도 유지

    ㉡ 목욕은 1주일에 1~2회, 습윤제 사용

    ㉢ 비누는 가급적 금하고 리놀린, 비방취성 비누 사용 권장

    ㉣ 목욕 시 뜨거운 물보다는 따뜻한 물 사용

    ㉤ 피부가 건조하면 크림, 로션 사용, 충분한 수분공급

    ㉥ 태양광선으로부터의 보호(모자, 크림)

    ㉦ 손발톱은 물에 담근 후 부드러워진 후 자름

(2) 근골격계

① 추간판이 얇아지고, 간격이 좁아진다.

② 척추의 압박으로 인한 길이 감소(키가 작아짐)

③ 허리가 굽어져 전만증, 측만증, 흉곽의 전후경이 길어져 술통형 흉곽이 된다.

④ 흉추와 경추의 두드러진 만곡으로 자세가 앞으로 굽는다.

⑤ 활액막이 약해지고 활액의 양이 줄며 활액의 점도 증가

⑥ 말초부위의 지방층 감소

⑦ 골밀도의 감소

⑧ 근육질량, 근력의 감소(특히 남성은 크게 감소함)

⑨ 근육에 지방이 축적되므로 근육주사 시 약물의 흡수율이 떨어진다.

⑩ 자극에 대한 근육의 반응속도가 느려진다.

⑪ 무게 중심이 엉덩이에서 몸통으로 이동

⑫ 간호중재

    ㉠ 허리 편 자세를 유지

    ㉡ 물건을 들 때 척추근육보다는 하지근육을 이용

    ㉢ 골다공증 예방 및 관리 : 칼슘과 인을 함유한 식품 섭취, 필요시 약물로 섭취, 체중 부하 운동(걷기)
       권장

    ㉣ 보조기구의 사용, 필요시 체중감량

　　　　ⓜ 욕조와 화장실에 미끄럼 방지 고무판 사용

　　　　ⓗ 노인 대상자의 운동관리

　　　　　　• 유산소 운동, 근력 운동, 유연성 및 균형감 향상 운동을 골고루 시행

　　　　　　• 점차적으로 운동량을 증가

　　　　　　• 폐확장을 위한 적절한 운동 선택

　　　　　　• 건강 전문가의 조언을 받아 적절한 운동 선택

　　　　　　• 운동 시 사고 방지(운동에 적합한 의복과 신발 준비, 낙상 예방)

(3) 심혈관계

　　① 심장판막, 심장, 동맥이 두꺼워지고 탄력성 감소

　　② 좌심실 크기 감소 → 심장 수축, 이완능력 저하 → 1회 박출량, 심박출량 감소

　　③ 관상동맥의 구경이 좁아진다.

　　④ 고혈압 발병률 증가

　　⑤ 간호중재

　　　　㉠ 정규적인 혈압측정

　　　　㉡ 염분, 지방, 콜레스테롤 제한

　　　　㉢ 비만이면 체중을 감량

　　　　㉣ 금연, 앉을 때 다리 올려놓기, 직립성 저혈압 예방(누웠다 천천히 일어나기)

　　　　㉤ 지속적인 활동과 운동 격려

(4) 호흡기계

　　① 흉곽 전후경 증가, 척추후만증, 늑골과 연골의 석회화에 따른 늑골 운동성 감소

　　② 호흡기계 근육의 효율성 감소

　　③ 폐의 강직성 증가, 폐포의 표면적 감소 → 폐의 잔기량 증가, 폐 환기량 감소

　　④ 가스교환과 확산 능력 감소 → 호흡기계 감염에 쉽게 노출

　　⑤ 폐혈관의 저항, 폐동맥압 증가

　　⑥ 기침능력 감소, 분비물 제거 능력 감소

　　⑦ 호흡수 16~25회/분으로 증가(1회 호흡량 감소 초래, 동맥혈의 이산화탄소를 감소시키지는 못한다)

　　⑧ 혈액의 산소운반능력, 혈색소의 감소

　　⑨ 간호중재

　　　　㉠ 근긴장성 운동, 심호흡 운동 실시

　　　　㉡ 횡격막호흡

　　　　㉢ 감기에 걸리지 않도록 주의, 유행성 감기 · 폐렴의 예방접종

　　　　㉣ 분비물을 묽게 하기 위해 적절한 수분의 섭취

　　　　㉤ 구강간호를 자주 한다.

　　　　㉥ 금 연

(5) 소화기계

① 쓴맛, 신맛을 제외한 맛의 역치가 상승하여 과다한 양념을 사용하게 된다.

② 치주질환으로 인한 치아상실

③ 식도 연동운동 감소, 괄약근 이완 장애로 음식의 식도정체시간의 증가로 인해 불편감, 가슴앓이, 연하곤란, 구토, 흡인의 문제 발생

④ 위산 분비효소의 감소 및 운동성 감소

⑤ 위 분문부 괄약근의 이완은 가슴앓이, 위 역류를 가중시킨다.

⑥ 소화액의 분비 감소로 소화가 어렵다.

⑦ 직장벽의 탄력성 감소로 변비발생이 증가한다.

⑧ 항문 내 괄약근의 긴장도 감소로 변실금을 초래한다.

⑨ 간에서의 약물의 대사가 30% 정도 감소된다.

⑩ 간호중재
 ㉠ 염분 없는 조미료 사용
 ㉡ 저지방식이 제공
 ㉢ 소량의 음식을 자주 먹도록 하고, 식사 후 앉아 있도록 한다.
 ㉣ 적절한 수분섭취
 ㉤ 성인과 같은 용량보다는 노인에 알맞은 양을 섭취한다.
 ㉥ 적절한 운동 실시

(6) 비뇨기계

① 신혈류, 사구체 여과율, 네프론수, 사구체수, 크레아틴 청소율이 감소한다.

② 잔뇨량의 증가

③ 방광용적의 감소로 빈뇨현상

④ 불수의적인 방광수축의 증가로 긴급뇨 발생

⑤ 밤에 소변을 더 많이 생성하여 야뇨증이 있다.

⑥ 남성의 경우 전립선 비대증이 증가하여 배뇨방해, 불수의적 방광 수축 초래
 (전립선 비대 → 방광 출구의 협소 → 요류 감소 혹은 폐쇄 → 요로감염, 잔뇨량 증가)

⑦ 요실금발생 증가

⑧ 간호중재
 ㉠ 약물의 용량을 점검(사구체 여과율 감소 고려)한다.
 ㉡ 수분섭취의 필요성 교육(2,000mL 이상 수분섭취)
 ㉢ 화장실 가까운 곳에 노인의 방위치, 복도에 야간등 설치, 소변기 옆에 손잡이 설치
 ㉣ 취침 전 수분, 알코올, 커피를 제한한다(야뇨증 방지를 위해).
 ㉤ 골반저근육운동
 ㉥ 복근강화운동

(7) 생식기계

① 여 성

㉠ 에스트로겐 감소로 질벽이 얇아지고 탄력성이 상실된다.

㉡ 질분비물 감소 : 질건조, 질소양증, 성교통

㉢ 골반근육약화

② 남 성

㉠ 전립선 비대증(60세 이후 50% 이상, 70대 이상, 80% 이상)

㉡ 발기 부전

(8) 감각기계

① 시 각

㉠ 지방의 감소로 안검이 처진다.

㉡ 눈물 생산의 감소로 안구가 건조하다.

㉢ 각막이 노르스름해지고 노인환이라고 불리는 지방침전물이 생긴다.

㉣ 동공의 크기, 빛 순응, 시야의 감소(색깔 확인에 어려움이 있다. 주변시력의 감소, 눈부심 경험)

㉤ 수정체의 유연성 상실 → 노안 발생

㉥ 홍채 근육의 탄력 소실 → 동공 조절이 어렵다. → 암순응, 명순응이 어렵다.

㉦ 초록색, 푸른색 구별 능력 감소

② 청 각

㉠ 이개가 커지고 늘어지며, 이모가 크고 거칠어진다.

㉡ 귀지가 건조해지고, 청신경의 퇴행(음의 전달능력의 감소)

㉢ 노인성 난청(코르티기관의 섬모세포의 감소), 난청은 75세 이상 노인 중 1/3 경험

㉣ 고음에 대한 감지력이 떨어진다(cf. 청력상실은 정상적인 노화현상이 아님).

③ 미 각

㉠ 신맛, 쓴맛 감지 기능은 좋아지고, 단맛, 짠맛 감지 기능은 떨어진다.

㉡ 침 분비 감소, 미뢰 감소

④ 간호중재

㉠ 밤 운전은 피하고, 목욕실과 복도에 야간등을 설치한다.

㉡ 선글라스, 창모자, 비반사성 안경 착용

㉢ 선명한 색깔 대조사용

㉣ 노인과 대화 시 고음은 피한다. 적당한 속도로 얼굴을 보고 말한다.

㉤ 다양한 음식으로 식욕 자극

㉥ 소금의 사용을 제한, 향이 나는 재료(양파, 마늘, 레몬, 생강, 후추, 향이 나는 채소)를 이용한다.

(9) 신경계

① 뇌혈류 감소, 신경 전도가 느려져 반응시간의 지연

② 인지기능의 다소 감퇴

③ 기억력이 감소되는 것은 저장의 문제가 아닌 인출의 문제

④ 수면의 변화

　㉠ 낮 수면의 증가, 수면시작 후 깨어나는 빈도의 증가, 숙면의 어려움이 있다.

　㉡ REM 수면이 줄고 NREM의 3, 4단계로 들어가지 못한다(깊은 수면을 취하지 못함).

　㉢ 이른 저녁 취침, 이른 아침 각성

⑤ 간호중재

　㉠ 두뇌활동의 지속, 긍정적 생활태도를 유지하도록 돕는다.

　㉡ 비언어적 의사소통의 병행

　㉢ 수면 위생

　　• 규칙적인 취침과 각성 시간

　　• 낮잠의 시간은 최소화

　　• 잠자는 방의 조명과 소음 조절

　　• 야간 음주, 카페인 음료 제한

출제유형문제 최다빈출문제

2-1. 노인의 심맥관계 변화에 대한 설명 중 옳은 것은?

① 심박출량이 증가한다.

② 좌심실 크기가 커진다.

③ 노화와 함께 심장판막은 얇아진다.

❹ 말초저항이 증가하여 수축기에 고혈압이 나타난다.

⑤ 체위변경이나 식사 섭취 후 증상 없이 혈압이 저하되는 경우가 흔하다.

해설

노년기 심맥관계 변화

• 좌심실의 크기 감소

• 심장 수축과 이완능력 저하 → 1회 박출량, 심박출량 감소

• 고혈압의 발병률 증가

• 심장판막, 심장, 동맥이 두꺼워지고 탄력성이 감소한다.

2-2. 노인의 신장기능으로 옳은 것은?

① 보상작용이 빠르다.
② 약물 배설 능력이 빨라 많이 투여해야 한다.
③ 신장의 분비와 재흡수 능력이 증가한다.
④ 약물 중독 위험이 젊었을 때보다 낮아진다.
❺ 신장기능 저하로 체액 및 전해질의 균형 유지가 어렵다.

해설
노인의 신장기능의 변화
• 신장기능의 저하로 체액과 전해질의 불균형이 발생하기 쉽다.
• 약물 배설 능력이 감소하여 약물 중독 위험이 높아진다.
• 네프론 소실과 혈류량 감소로 신장의 분비와 재흡수 능력이 저하된다.
• 간으로의 혈류가 감소되어 약물 배설 능력이 감소된다.
• 신장기능의 저하로 산-염기의 불균형 시 회복이 느려진다.

2-3. 노인의 비뇨기계 문제를 해결하기 위한 방법은?

① 커피나 알코올을 자주 마셔 배뇨를 자극한다.
② 실금을 예방하기 위해 골반운동을 금한다.
③ 취침 전 2시간 이내 따뜻한 우유를 섭취하게 한다.
❹ 방광의 감염 방지를 위해 적절한 수분을 섭취하게 한다.
⑤ 낙상예방을 위해 요의가 없으면 화장실에 가지 않도록 한다.

해설
노인의 비뇨기 간호중재
• 수분섭취의 필요성 교육(2,000mL 이상 수분 섭취)
• 복도에 야간등 설치
• 소변기 옆에 손잡이 설치
• 취침 전 수분, 알코올, 커피 제한(이뇨제 효과)
• 규칙적으로 소변을 보도록 한다.
• 골반저근육 운동을 하도록 한다.
• 복근강화 운동을 격려한다.

2-4. 노인의 생리적 노화현상으로 옳은 것은?

① 방광용적이 증가한다.
❷ 심장벽이 두꺼워진다.
③ 객담배출 능력이 증가한다.
④ 근육주사 시 약물 흡수율이 증가한다.
⑤ 단맛, 짠맛에 대한 감지 기능이 좋아진다.

해설
노인의 생리적 변화
• 방광용적이 감소하여 빈뇨현상이 발생한다.
• 단맛, 짠맛 감지기능은 떨어진다.
• 기침능력이 감소하여 분비물 제거 능력이 감소한다.
• 근육에 지방이 축적되어 근육주사 시 약물흡수율이 떨어진다.
• 심장판막, 심장벽, 동맥이 두꺼워지고 탄력성이 감소한다.

2-5. 노인의 수면양상 변화에 관한 설명으로 옳은 것은?

❶ REM 수면이 감소한다.
② 느린 수면파동이 증가한다.
③ 수면 중 깨어나는 횟수의 변화는 없다.
④ 밤잠과 낮잠이 감소하여 전반적인 수면시간이 줄어든다.
⑤ 수면시간 감소에 비해 깊은 수면이 증가하여 수면의 질이 높아진다.

해설
노인의 수면양상
• REM 수면이 줄고 서파수면에 해당하는 NREM의 3, 4단계로 들어가지 못한다.
• 깊은 수면을 취하지 못한다.
• 낮 수면이 증가한다.
• 수면 시작 후 깨어나는 빈도가 증가한다.
• 숙면이 어렵다.
• 이른 저녁에 취침하고 이른 아침에 깨어난다.

3 **체온유지 및 낙상 예방**

(1) 체온유지

① 노년기는 체온 조절기전이 손상되어 저체온이나 고체온증이 되기 쉽다.

② 비효율적 체온 조절 촉진 요인

③ 온도 변화 인지력의 쇠퇴, 체온 조절기전의 쇠퇴, 말초 혈류 감소, 오한 · 근육량 감소, 지방축적 및 대사율 저하

  ㉠ 저체온증

   • 정의 : 직장체온 35℃ 이하

   • 원인 : 부적절한 열에 노출되거나, 불충분한 의복, 대사장애, 약물효과

   • 예 방

    – 밤 사이 침실 보온을 교육한다.

    – 옷을 여러 겹 껴입도록 교육한다.

    – 담요, 양말, 모자 사용

  ㉡ 고체온증

   • 정의 : 비정상적으로 체온상승

   • 원인 : 체온조절반사 손상, 과도한 열에 노출, 발열물질 영향

(2) 낙상 예방

① 낙상위험 요인

노 화	• 시력 손상, 보행 장애, 신체적 불능 • 실금, 야뇨, 망상, 치매 • 정서 장애, 허약, 피로, 운동 실조
질 병	• 마비, 부종, 체위성 저혈압, 당뇨, 비정상적인 심장상태 • 신경학적 질환, 뇌졸중 발작, 말초혈관 질환
환 경	친숙하지 않은 환경, 각종 보조기 사용, 지저분한 주거 환경
약 물	항우울제, 항고혈압제제, 항정신약물, 이뇨제, 진정제 등

② 억제대는 낙상을 예방하지 못하고 오히려 더 심한 손상을 입힐 수 있다.

③ 낙상예방을 위한 환경중재

  ㉠ 침실이나 목욕탕에 보조등 설치

  ㉡ 욕실바닥, 욕조에 미끄럼 방지 타일이나 고무깔개 설치

  ㉢ 변기나 욕조 주위에 손잡이 부착

  ㉣ 마루 위의 흐트러진 물건과 조각들은 즉시 치운다.

  ㉤ 목발, 지팡이, 보행기의 끝이 닳지 않도록 검사하고 휠체어 브레이크 검사를 자주한다.

  ㉥ 침대 높이를 낮추고, 난간을 올려주거나 높이 조절이 가능한 침상을 사용한다.

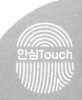

출제유형문제 최다빈출문제

3-1. 80세 노인이 병동에 입원하였을 경우 낙상이 우려되는 상황일 때 취해 주어야 할 간호중재로 옳은 것은?

❶ 침상을 낮춰 준다.
② 의자 위에 침상변기를 둔다.
③ 낙상을 방지하기 위해 억제대를 적용한다.
④ 이동이 불편하므로 침상난간을 내려놓는다.
⑤ 사생활 보호를 위해 욕실 문을 잠그도록 한다.

3-2. 81세 여성 환자가 다음과 같은 특성을 가지고 있다. 환자에게 가장 우선적으로 내려야 할 간호중재는?

• 식욕부진
• 독거노인
• t : −3.5
• 허리 통증으로 걸을 수 없음

---

① 영양부족 위험성   ❷ 낙상위험성
③ 불 안   ④ 피부통합성 장애
⑤ 사회적 고립

해설

낙상예방
• 침대 높이를 낮추고 난간을 올려주거나 높이 조절이 가능한 침상을 이용한다.
• 억제대는 낙상을 예방하지 못하고 오히려 더 심한 손상을 입힐 수 있다.
• 목발, 지팡이, 보행기 등의 끝이 닳지 않도록 검사하고 휠체어 브레이크를 자주 검사한다.

해설

골다공증(뼈엉성증) 환자는 낙상과 골절의 위험이 매우 크므로 이에 대한 진단을 가장 우선적으로 내려야 한다.

4 **노인의 영양 관리**

(1) 노인의 영양문제

① 연하곤란

② 체액 불균형

③ 영양 결핍

④ 변비, 요실금, 골다공증

(2) 노인의 영양 권장

포화지방산과 염분의 섭취를 낮추고 섬유소와 복합탄수화물의 섭취 증가

① **열량** : 중년기보다 필요 요구량이 감소한다.

ᄀ 65세 이상 남성 : 2,000kcal

ᄂ 65세 이상 여성 : 1,700kcal

② **탄수화물** : 총에너지의 50~55%

ᄀ 단당류보다 과일, 야채, 현미 식품과 같은 복합탄수화물을 섭취한다.

ᄂ 권장 식품 : 곡류, 호박, 홍당무, 고구마, 감자, 무청, 옥수수

③ **단백질** : 총에너지의 10~20%

④ **지방** : 총에너지의 15~20%, 포화지방산은 제한하고, 식물성 지방을 섭취한다(참기름, 콩기름, 옥수수유, 해바라기씨유, 올리브유 등).

⑤ **수 분**

ᄀ 신체의 총수분량은 감소, 탈수에 대한 민감성이 감소하여 물섭취가 부족하고 세포의 수분 함량 감소와 신기능 감소로 수분 불균형을 초래하기 쉽다.

ᄂ 수분섭취 증가 : 젤라틴 함유 음식, 얼음, 과일, 요구르트, 주스 등

⑥ **무기질**

ᄀ 칼슘섭취 증가 : 700~1,000mg/일

ᄂ 철분섭취 증가 : 12mg/일

출제유형문제 최다빈출문제

노인의 영양 관리에 대한 설명으로 옳은 것은?

① 포화지방산과 염분의 섭취를 올린다.

❷ 섬유소와 복합탄수화물의 섭취를 증가시킨다.

③ 단백질은 총에너지의 30% 이상을 섭취하게 한다.

④ 지방은 총에너지의 40%가 표준이다.

⑤ 수분섭취를 제한한다.

해설

노인의 영양관리

• 포화지방산과 염분의 섭취를 낮춘다.

• 섬유소와 복합탄수화물의 섭취를 증가시킨다.

• 단백질은 총에너지의 10~20%, 지방은 총에너지의 15~20%이다.

• 수분의 불균형을 초래하기 쉬우므로 수분섭취를 증가시킨다.

5 **노인의 약물 요법**

(1) 약물반응 변화요인

① 약물 흡수 변화 : 위산 감소, 위혈류와 장운동 감소

② 약물의 체내 분포 : 체액 감소, 체지방 증가 → 지용성 약물의 분포는 늘고 수용성 약물의 분포 감소

③ 약물의 대사 : 간의 혈류 감소, 효소 활동의 감소 → 약물의 혈장 농도 증가, 약물의 반감기 증가

④ 약물의 배설 : 사구체 여과율 감소 → 약물의 배설 시간 증가(약물의 축적)

(2) 간 호

① 투약시간은 노인이 기억하기 쉬운 시간으로 한다.

② 투약확인 기록지, 과량 복용 주의

③ 체중 및 혈장 크레아티닌 농도에 따라 투여량 조절

④ 새로운 약물을 추가할 때는 기존 약물과의 상호작용 고려

출제유형문제 **최다빈출문제**

노인의 약물 부작용을 증가시키는 원인은?

❶ 체지방 증가
② 근육량 증가
③ 체액량 증가
④ 간기능 증가
⑤ 신기능 증가

해설
노인의 약물 부작용이 증가되는 원인
• 체지방 비율의 증가 : 지용성 약물의 저장능력을 증가시켜 약물의 축적을 증가시킨다.
• 신장 혈류량과 여과율의 감소 : 혈중 Creatinine과 요산이 증가하고 약물 배설능력이 저조하여 약물 중독의 위험이 크다.
• 간 크기, 혈류, 효소 생산의 저하 : 약물의 반감기가 길어져 독성이 증가한다.
• 총체액량의 감소 : 수용성 약물의 독성 위험성을 증가시킨다.

제7장

호스피스 간호

1 호스피스 정의 및 목적

(1) 정 의

① 죽음을 앞둔 말기 환자와 그 가족을 사랑으로 돌보는 행위

② 환자가 여생 동안 인간으로서의 존엄성과 높은 삶의 질을 유지하면서 살다가 평안하고 복된 죽음을 맞이하도록 환자와 가족의 신체적, 정서적, 사회경제적, 영적 요구를 충족시키며 사별가족의 고통과 슬픔을 경감시키기 위한 총체적인 돌봄(Holistic care)

③ 호스피스 정신에 입각한 간호는 환자 스스로의 의지와 가치에 따라 위엄 있는 죽음을 맞이할 수 있도록 돕는 것

(2) 호스피스의 목적

① 호스피스 대상자는 치료가 불가능한 말기환자와 그 가족으로, 대상자가 여생을 가능한 편안하게 보내고 충만한 삶을 살도록 돕는 것

② 호스피스 대상자가 삶을 긍정적으로 수용하고, 죽음을 삶의 일부로 자연스럽게 받아들이도록 돕는다.

③ 호스피스 대상자의 여생을 인위적으로 연장시키거나 단축시키지 않으며, 살 수 있는 만큼 잘 살다가 자연스럽게 편안히 생을 마감할 수 있도록 돕는다.

④ 호스피스는 대상자와 가족의 요구와 필요에 부응하여 가능한 모든 자원을 이용해 이를 충족시키고 지지하며 죽음을 잘 준비하도록 돕는다.

(3) 호스피스 대상자 선정 기준

① 암으로 진단 받은 후 더 이상의 치료 효과를 기대하기 어려운 경우

② 의사로부터 6개월 정도 살 수 있다고 진단받은 경우

③ 의사의 동의나 의뢰가 있는 경우

④ 환자나 가족이 증상 완화를 위한 비치료적인 간호를 받기로 결정한 경우

⑤ 의식이 분명하고 의사소통이 가능한 자

안심Touch

출제유형문제 최다빈출문제

죽음을 앞둔 말기 환자를 대하는 의료인의 태도로 옳은 것은?

① 치료종결을 결정하는 자는 일차적으로 가족이어야 한다.

② 윤리적 결정을 함에 있어 가장 중요한 기준은 생명연장이다.

③ 노인일 경우 환자에게 진단명을 알리는 것은 삼가는 것이 좋다.

❹ 타당하고 합리적인 치료에 대한 거부결정에 대해서는 성의 있게 대해야 한다.

⑤ 환자가 거부하여도 확신을 가지고 생명연장을 위해 모든 노력을 아끼지 말아야 한다.

해설

호스피스는 인간으로서의 삶의 질을 유지하면서 평안한 죽음을 맞도록 돕는다.

② 죽음에 대한 심리적 적응 단계

퀴블러 로스(Elisabeth Kubler-Ross)의 죽음의 수용 5단계

(1) 부 정

① 나에게 일어날 수 없는 일이라고 현실을 부정하며 여러 병원을 다닌다.
② 예기치 않았던 충격적인 소식을 들은 후 완충 역할의 하나로 작용한다.
③ 간호사는 환자가 부정할 시간적 여유가 있어야 함을 이해하고, 현실적인 견해를 갖도록 돕는다.

(2) 분 노

① 왜 하필이면 자신에게 이러한 일이 일어났는지에 대해 모든 대상에게 분노를 나타낸다.
② 주위 사람들이 자기를 잊을 것이라는 것에 힘들어 하며 관심을 끌려고 한다.
③ 인내심을 갖고 환자의 분노감 수용이 필요하다.

(3) 협 상

① 죽음이 어쩔 수 없는 것임을 알게 되면 이를 연기시키려는 노력으로 타협을 시도한다.
② 과거의 경험에 비추어 착실한 행동을 보이고 헌신을 함으로써 보상받을 수 있다고 생각한다.
③ 다음 단계를 위한 준비를 돕고 현실을 직시하도록 도와준다.

(4) 우 울

① 더 이상 병을 부인하지 않으며 극도의 상실감과 우울증이 나타난다.
② 죽음을 받아들이려는 환자를 방해하지 않도록 회상과 격려, 용기로 지지해 준다.

(5) 수 용

① 자신의 운명에 더 이상 분노하거나 우울해하지 않는 단계, 가족들과 추억을 나누며 신상을 정리한다.
② 가치 있는 존재였음을 환자가 깨닫도록 돕는다.

출제유형문제 최다빈출문제

자신의 운명에 더 이상 분노하거나 우울해하지 않는 죽음의 단계는?

① 부 정 ② 분 노
③ 협 상 ④ 우 울
❺ 수 용

해설
수 용
• 자신의 운명에 더 이상 분노하거나 우울해하지 않는다.
• 가치 있는 존재였음을 환자가 깨닫도록 돕는다.
• 가족들과 추억을 나누게 한다.

안심Touch

3 **임종 환자의 간호**

(1) 임종 시 신체 징후

① 신경계
  ㉠ 청각은 가장 마지막까지 남아 있다.
  ㉡ 질병의 진행에 따라 촉각·미각 및 후각은 감소된다.

② 시 각
  ㉠ 시야가 흐려진다.
  ㉡ 안검 반사가 소실된다.
  ㉢ 눈꺼풀이 반만 닫힌다.

③ 피부계
  ㉠ 손·발·팔·다리에 얼룩덜룩하게 반점이 생긴다.
  ㉡ 피부가 차고 끈적끈적해진다.
  ㉢ 코·손톱·무릎에 청색증이 나타난다.

④ 호흡기계(Cheyne-Stokes 호흡) : 무호흡과 깊은 호흡이 주기적으로 반복된다.

(2) 개방적 관계 형성

① 환자 및 의료진 모두 죽음이 임박하다는 사실을 알고 서로 공개적으로 이야기하는 관계
② 마음의 준비가 되어 있지 않은 환자에게는 죽음을 직시하라고 강요해서는 안 된다.

(3) 영적 간호

영적 관심을 민감하게 파악하고 원하는 의식이나 종교적 조언과 위로를 받을 수 있도록 연계한다.

① 영적 욕구
  ㉠ 의미추구의 욕구
    • 자신의 삶을 뒤돌아보면서 삶의 목적과 의미를 알고자 한다.
    • 의미 있는 죽음을 맞이하고자 하는 욕구
    • 죽음에 대한 두려움을 줄이고 적응하고자 하는 욕구
    • 생의 가치를 확인하고자 하는 요구와 고통의 의미를 이해하려 한다.
  ㉡ 용서에 대한 요구
    • 지난날의 자신의 잘못을 용서받고 싶어 하며 타인에 대한 잘못을 용서하는 마음을 갖게 된다.
    • 평화로운 죽음을 맞이하려는 노력
  ㉢ 사랑에 대한 요구
    • 신의 사랑뿐만 아니라 대인 관계에서도 사랑을 경험하고자 한다.
    • 사랑하는 이와 친지, 반가운 사람을 만나고 싶어 한다.

ㄹ 희망에 대한 요구

- '혹시나' 하는 희망으로 신약이 개발되어 기적이 일어나지 않을까 하는 희망
- 희망을 꺾을 이유는 없지만 부추기는 것은 의미가 없다.
- 의료진이 옆에서 끝까지 최선을 다한다는 것을 표현한다.

② 정서적 간호

ㄱ 충분한 시간을 주어 충격과 거부의 단계가 지나갈 수 있도록 한다.

ㄴ 환자 곁에 앉아서 환자의 말에 귀 기울여 준다.

ㄷ 환자의 감정에 초점을 맞추어 이해하려고 노력한다.

③ 간호중재

ㄱ 간호사 자신을 치료의 도구로 사용한다.

ㄴ 영적 고통의 내용과 정도를 파악한다.

ㄷ 환자가 자신의 갈등과 고통에 대해 이야기할 수 있도록 허용하고 경청한다.

ㄹ 필요시 영적 지도자와의 상담을 연계한다.

ㅁ 대상자의 존재가치를 일깨워준다.

ㅂ 올바른 희망을 가질 수 있도록 일깨워준다.

(4) 신체적 간호

① 통증 경감

② 호흡 증진

③ 구강 간호와 영양 공급

④ 배설 증진

⑤ 휴식과 수면

⑥ 욕창 관리 및 위생 관리

출제유형문제 최다빈출문제

말기 암환자의 임종증상 중 옳지 않은 것은?

❶ 혈압 상승

② 소변량 감소

③ 체인-스토크스 호흡

④ 구개반사 소실

⑤ 안면근육 이완

해설

임종 시에는 심박동수가 증가하다가 점차 느려지고 약해지며, 결국에는 혈압이 내려간다.

4 사별로 인한 슬픔

(1) 사별로 인한 슬픔

① 소중한 사람을 잃은 것에 대한 개인의 감정적 반응은 자연스러운 것이며, 상실에 대한 작용으로 필요하다.

② 슬픔 반응의 영향 요인 : 개인의 문화적, 종교적 영향, 영적인 신념

③ 슬픔의 강도 영향 요인 : 가치체계, 개인의 성격, 죽은 사람과의 관계 특성, 삶의 위기, 대처 자원, 지지체계의 이용 가능성 등

　㉠ 만성적 슬픔 : 강도가 줄지 않는 1년 이상 지속되는 슬픔

　㉡ 적응적 슬픔 : 죽음을 현실로 받아들이도록 돕거나 보조해 주는 슬픔

(2) 슬픔의 증상

① 좌절, 죄책감, 외로움, 비애, 분노를 포함하는 감정

② 발작적인 웃음, 사회적 위축, 흥분을 포함하는 행위

③ 죽은 사람에 대한 생각에 몰두, 좌절감, 무력감, 기억과 집중의 문제를 포함하는 사고

④ 단식, 불면증, 피로, 두통, 과도한 알코올 섭취, 심계항진

(3) 슬픔의 단계

① Kubler-Ross : 부정-분노-타협-우울-수용

② Martocchio : 쇼크와 불신, 그리움과 항의-괴로움, 분열, 좌절, 사별확인-재조직화와 회복

③ Rando : 회피-직면-조절

출제유형문제 최다빈출문제

가족과 사별하고 애도 중인 보호자들을 돕는 방법으로 가장 적절한 것은?

① 어느 정도 기간이 지나면 다 잊을 것이라고 말해 준다.

② 울지 말라고 지속적으로 설득한다.

❸ 그들이 계속해서 이야기를 되풀이하는 것을 경청한다.

④ 사별한 사람은 빨리 잊도록 해야 한다.

⑤ 종교와 연결되지 않도록 한다.

해설

사별하고 애도 중인 사람들에게 돕는 간호중재

· 울지 말라고 하지 않는다.

· 사랑하는 사람을 상실한 슬픔은 오랫동안 지속된다는 것을 알려 준다.

· 계속해서 이야기를 되풀이하는 것을 경청한다.

· 부적절한 분노나 죄책감을 보이는 것을 받아들인다.

· 어린 시절의 종교와 연결되도록 노력한다.

5 간호사가 갖추어야 할 특수한 지식과 기술

① 다른 어떤 분야의 간호와 마찬가지로 인체의 구조와 기능 및 각종 질병의 병리에 대한 지식을 기본적으로 갖추어야 한다.

② 임종 환자의 상태를 정확히 평가하기 위한 신체검진기술과 간호기술을 능숙하게 실천할 수 있어야 한다. 특히 최후의 순간에 안위를 도모하는 방법을 알고 있어야 한다.

③ 임종 환자가 흔히 사용하는 진통제, 수면제, 진토제, 정온제, 항생제, 호르몬제제, 항암화학요법제 등에 대한 약리학적 지식을 갖추어야 한다.

④ 호스피스팀 간의 조화를 이루고, 총체적인 임종 간호를 제공하기 위해서는 인간관계에 민감해야 하며, 개인이나 집단과의 만남에서 심리적 기본원칙을 적용하는 기술을 갖추어야 한다.

⑤ 간호사는 열정과 정서적 안정, 유연성, 협조적 태도, 확고한 생의 철학과 신념을 갖추고 있어야 한다.

출제유형문제 최다빈출문제

5-1. 죽음이 임박한 환자의 호흡을 원활하게 하기 위한 간호중재는?

① 따뜻한 담요를 적용한다.
❷ 침상 머리를 올려 준다.
③ 물을 많이 마시게 한다.
④ 2시간 마다 체위를 변경한다.
⑤ 마약성 진통제를 사용하지 않는다.

해설

침상 머리를 높여 주면 호흡에 도움을 줄 수 있다.

5-2. 임종 대상자의 신체적 요구에 대한 간호중재로 옳은 것은?

① 오심이 있는 경우 구강섭취 대신 경맥영양공급으로 대체하는 것을 우선한다.
② 죽음에 대한 공포로 수면장애를 겪는 경우라도 수면제는 사용하지 않는다.
❸ 호흡곤란 시 대상자를 안심시키고 반좌위를 취해 호흡이 용이하도록 한다.
④ 불안이나 우울증상은 약물을 사용하기보다 상담을 통해서 해결한다.
⑤ 마약성 진통제는 부작용이 심하므로 진통제보다는 통증경감을 위한 이완요법을 적용한다.

해설

• 임종 대상자의 신체적 요구에 대한 간호중재는 통증관리, 호흡증진, 영양관리, 배설관리, 휴식과 운동, 피부관리 등이 포함된다.
• 통증관리는 매우 중요하므로 마약성 진통제에 대한 잘못된 생각을 버리고 통증조절에 참여될 수 있도록 교육하는 것이 중요하다.
• 신체적 요구가 있다면 증상완화를 위해 적절한 약물사용(진토제, 수면제, 하제, 이뇨제) 등이 필요하다.

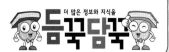

2부

영양·대사·배설 간호

간호사 국가고시

성인간호학 I

3

소화기계
(섭취/흡수/대사장애)

간호사 국가고시

성인간호학 I

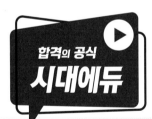

제 1 장

위장관의 구조와 기능

1 구강, 식도

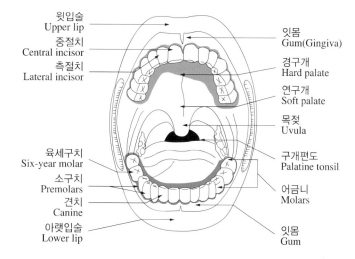

윗입술
Upper lip

중절치
Central incisor

측절치
Lateral incisor

육세구치
Six-year molar

소구치
Premolars

견치
Canine

아랫입술
Lower lip

잇몸
Gum(Gingiva)

경구개
Hard palate

연구개
Soft palate

목젖
Uvula

구개편도
Palatine tonsil

어금니
Molars

잇몸
Gum

(1) 구강(Oral cavity)

① 구강의 구성

ㄱ 연수 : 구강의 저작 및 연하기능을 담당하는 중추

ㄴ 연구개, 경구개, 혀, 치악 치은(잇몸), 구강 점막

② 구강의 기능

ㄱ 저 작

• 연하를 위하여 음식을 잘게 부수는 것

• 음식물 입자에 소화 효소가 접촉할 수 있도록 음식물의 섬유 덮개를 분해, 소화의 시작

• 음식물을 부드럽게 하여 식도 점막이 손상을 입지 않도록 보호

• 제5뇌신경(삼차 신경) : 저작기능에 관여

ㄴ 타액분비

• 타액선 : 혀밑샘(설하선, Sublingual gland), 턱밑샘(하악선, Submandibular gland), 귀밑샘
(이하선, Parotid gland)

• 타액의 기능 : 음식물 덩어리 부드럽게, 윤활제 작용, 미뢰(혀의 유두돌기)를 자극

• 타액의 효소 : Ptyalin(Amylase)-전분을 말토스로 분해

ⓒ 연하 : 음식물이 식도를 통하여 위까지 운반되는 데 걸리는 시간은 음식물의 경도와 체위에 따라 다르다.

(2) 식도(Esophagus)

① 식도의 구조
  ㉠ 인두, 후두 부분과 위를 연결하여 음식물의 구강에서 위로 가는 통로 역할
  ㉡ 총 22cm, 지름 2.5cm, 제6경추~제11흉추까지(기관과 후두 뒷면에 위치)
  ㉢ 상부식도괄약근(Upper esophageal sphincter, UES) : 식도 상부에 위치
  ㉣ 하부식도괄약근(Lower esophageal sphincter, LES) : 식도 하부, 위와 연결되는 부위, 음식물의 역류를 방지하여 식도 점막 보호(이완불능증 질환 부위)

② 식도의 기능 : 음식물의 화학적 소화에는 영향을 미치지 않으나, 점액을 분비하여 음식물 통과를 용이하게 한다.

출제유형문제 　최다빈출문제

1-1. 다음 중 저작기능에 관여하는 뇌신경은?

① 제1차 뇌신경
② 제2차 뇌신경
③ 제3차 뇌신경
④ 제4차 뇌신경
❺ 제5차 뇌신경

1-2. 구강의 저작 및 연하기능을 담당하는 곳은?

❶ 연 수　　　　　② 전두엽
③ 후두엽　　　　④ 뇌하수체
⑤ 부신수질

1-3. 식도의 구조에 관한 설명이다. 옳은 것은?

① 총 10cm, 지름 2.5cm이다.
② 상부식도괄약근은 식도 하부에 위치한다.
③ 하부식도괄약근은 식도 상부에 위치한다.
④ 상부식도괄약근은 이완불능증 질환 부위이다.
❺ 인두, 후두 부분과 위를 연결하여 음식물이 구강에서 위로 가는 통로 역할을 한다.

해설

저작기능
• 연하를 위하여 음식을 잘게 부수는 것
• 음식물 입자에 소화 효소가 접촉할 수 있도록 음식물의 섬유 덮개를 분해, 소화의 시작
• 음식물을 부드럽게 하여 식도 점막이 손상을 입지 않도록 보호
• 제5뇌신경(삼차 신경) : 저작 기능에 관여

해설

연수는 구강의 저작 및 연하기능을 담당한다.

해설

식도의 구조
• 인두, 후두 부분과 위를 연결하여 음식물의 구강에서 위로 가는 통로 역할
• 총 22cm, 지름 2.5cm, 제6경추~제11흉추까지(기관과 후두 뒷면에 위치)
• 상부식도괄약근(Upper esophageal sphincter, UES) : 식도 상부에 위치
• 하부식도괄약근(Lower esohageal sphincter, LES) : 식도 하부, 위와 연결되는 부위, 음식물의 역류를 방지하여 식도 점막 보호(이완불능증 질환 부위)

② 위(Stomach)

(1) 위의 구조

① LUQ, 늑골 바로 아래에 위치

② 용적 1,500mL

③ 분문(Cardia), 위몸통(Gastric body), 유문(Pylorus)으로 구분

④ 위벽 : 장막(Serosa), 근육층(Muscularis), 점막 밑 조직층(Submucosa), 점막층(Mucosa)으로 구성

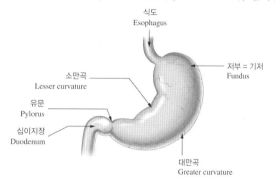

[위의 구조]

⑤ 분비샘

  ㉠ 분문샘 : 점액 분비

  ㉡ 주세포(소화세포, Chief cell, Peptic cell) : 점액과 Pepsinogen 분비(펩시노겐은 HCl에 의해 활성화되어 Pepsin으로 전환)

  ㉢ 벽세포(Parietal cell) : HCl과 수분 분비, 장에서 비타민 B_{12} 흡수에 필수적인 내인자(Intrinsic factor)를 생산한다.

  ㉣ 경부세포(Neck cell) : 점액 분비

  ㉤ 유분샘 : 가스트린(Gastrin)과 점액 분비

(2) 위의 기능

① 음식물 저장

② 위액과 혼합, 유미즙 상태로 만들어 십이지장으로 배출

③ 단백질 분해가 시작된다.

④ 아밀라제(Amylase, 탄수화물 소화효소)가 산에 의해 불활성화될 때까지 탄수화물이 소화된다.

⑤ 지방소화가 거의 안 된다.

⑥ 물, 알코올, 포도당, 일부 약물이 흡수된다.

(3) 신경지배

① 교감신경 : 위액 분비 몇 위운동 저하

② 부교감신경 : 미주신청, 위산, Gastrin, Pepsin 등의 위액 분비가 증가, 위의 활동 증가(소화와 촉진)

(4) 위액 분비

① 하루에 1,500~3,000mL 위액(pH 1~2) : HCl, 점액, 소화효소

② 위액 분비에 영향을 미치는 요인 : 위 팽만, 단백질 성분, 미주신경 활동, 아세틸콜린, 히스타민, 가스트린에 의해 자극

③ 위액 분비 3단계

　㉠ 뇌상(Cephalic phase) : 미주신경에 의해 조정되는 뇌 속의 수용체에 의해 위액 분비 좌우

　㉡ 위상(Gastric phase) : 음식물이 위에 도달할 때 일어나며, 미주신경 반사, 국소장 반사, Gastrin 기전에 의해 항진

　㉢ 장상(Intestinal phase) : 음식물이 십이지장으로 들어감으로써 자극이 되어 약간의 Gastrin 분비

④ 위액 분비 억제요인

　㉠ 미주신경 자극 억제(교감신경 자극)

　㉡ 음식물의 삼투질 농도 증가

　㉢ 지방물질

　㉣ Enterogasterone 호르몬

　㉤ 혈액순환 변화

　㉥ 위염과 염증 등

(5) 위 운동

① 위 배출 속도(Gastric emptying rate, GER) : 호르몬과 자율신경계의 작용에 의해 조절

② 자율신경계 : 미주신경에 의해 위 운동 촉진

③ 위장관 호르몬 영향

　㉠ 가스트린(Gastrin) : 위의 평활근 수축과 운동을 자극

　㉡ 세크레틴(Secretin) : 십이지장에서 분비, 위 운동 및 위산 분비 억제

　㉢ 콜레시스토키닌(Cholecystokinin, CCK) : 십이지장에서 분비, 위 운동 억제

출제유형문제 최다빈출문제

2-1. 위의 분비샘에서 B$_{12}$ 흡수에 필수적인 내인자(Intrinsic factor)를 생산하는 곳은?

① 분문샘
② 주세포
❸ 벽세포
④ 경부세포
⑤ 유문샘

2-2. 위의 기능으로 옳은 것은?

① 음식물을 통과시킨다.
② 유미즙 형태로 만들어 대장으로 배출한다.
③ 지방의 소화가 거의 위에서 된다.
④ 물, 알코올, 포도당, 일부의 약물을 흡수하지 못한다.
❺ 아밀라제가 산에 의해 불활성화될 때까지 탄수화물 소화가 된다.

2-3. 위액 분비 3단계 중 장상의 단계를 설명한 것은?

① 미주신경에 의해 조정된다.
② 뇌 속의 수용체에 의해 좌우된다.
❸ 음식물이 십이지장으로 들어감으로서 자극이 된다.
④ 음식물이 위에 도달할 때 일어난다.
⑤ 미주신경 반사에 의해 항진된다.

2-4. 위액 분비 억제요인과 관련된 것으로 옳은 것은?

① 고비타민 식이
② 교감신경 억제
③ 음식물의 삼투질 농도 감소
❹ 엔테로가스트린
⑤ 미주신경 억제

해설
벽세포(Parietal cell) : HCl과 수분 분비, 장에서 비타민 B$_{12}$ 흡수에 필수적인 내인자 (Intrinsic factor)를 생산한다.

해설
위의 기능
• 음식물 저장
• 위액과 혼합, 유미즙 상태로 만들어 십이지장으로 배출된다.
• 단백질 분해가 시작된다.
• 아밀라제(Amylase, 탄수화물 소화효소)가 산에 의해 불활성화될 때까지 탄수화물이 소화된다.
• 지방소화가 거의 안 된다.
• 물, 알코올, 포도당, 일부 약물이 흡수된다.

해설
장상(Intestinal phase) : 음식물이 십이지장으로 들어감으로써 자극이 되어 약간의 Gastrin을 분비한다.

해설
위액 분비 억제요인
• 미주신경 자극 억제(교감신경 자극)
• 음식물의 삼투질 농도 증가
• 지방물질
• Enterogasterone 호르몬
• 혈액순환 변화
• 위염과 염증 등

3 소장(Small intestine)

(1) 소장의 구조

① 위의 유문과 연결된 관상기관(길이 7m, 지름이 2.5cm)

　㉠ 십이지장(Duodenum) : 유문에서 공장까지 25cm의 관상기관, C자 모양, Oddi's sphincter 위치

　　(예 오디 괄약근(Oddi's sphincter) : 간과 췌장에서 분비된 담즙과 췌액을 전달하는 관의 개구부를 조여 주는 근육, Morphine은 오디 괄약근 경련을 일으키므로 주의해야 한다)

　㉡ 공장(Jejunum) : 소장의 중간 부위 약 2.5m

　㉢ 회장(Ileum) : 소장의 마지막 부분 약 3.6m

　㉣ 회맹판막(Ileocecal valve)에서 결장과 연결된다.

② 4겹 막으로 구성

　㉠ 외층 : 장막층

　㉡ 근육층 : 바깥세로근, 안쪽 돌림근층

　㉢ 점막하층 : 혈관, 림프관 등

　㉣ 점막층 : 정맥 분포

(2) 소장 기능

① 하루에 약 3,000mL 장액(pH 8) 분비

② 위에서 온 미즙과 담즙, 췌장액이 혼합되는 장소

③ 음식물의 소화 완성, 주로 공장에서 흡수된다.

　㉠ 수용성 물질 : 모세혈관

　㉡ 지용성 물질 : 암죽관에서 흡수된다.

　㉢ 흡수 : 확산, 능동적 이동에 의해 수분·전해질과 함께 흡수

　　• 공장 : 포도당, 수용성 비타민, 단백질, 지방, 철분

　　• 회장 : 담즙산염 흡수, 비타민 B_{12}(내인자와 결합) 흡수

④ 소장액 분비(pH 7.0~8.0의 약알칼리성)

　㉠ 십이지장에서 분비되는 호르몬

　　• Secretin : 췌장액, 담즙 분비 촉진

　　• Cholecystokinin : Secretin, 담즙 분비 촉진

　㉡ 소화효소

　　• Enterokinase : 트립신 활성

　　• Maltase, Lactase, Sucrase : 다당류를 단당류(포도당)로 분해

　　• Nuclease : 핵산을 가수분해

(3) 신경지배와 운동

① 교감신경 자극 : 소장운동 억제, 통증 전달

② 부교감신경 자극 : 장의 긴장력과 운동성 증가

③ 소장 운동 : 평활근의 자율성, 신경 충동과 소장 분비물인 호르몬의 효과로 연동운동, 혼합운동, 분절운동이 일어난다.

(4) 장내 균상(Normal flora)

① 소장의 장내 균상은 대장의 1/1,000

② 소장의 정상균상은 주로 그람 양성 유산간균(Lactobacilli), 연쇄상 구균(Streptococcus), 포도상 구균(Staphylococcus), 대장균(E-coli), Candida albicans

③ 담즙산과 위산이 장내 박테리아의 번식을 억제시킨다.

출제유형문제 최다빈출문제

소장의 구조 및 기능에 관한 설명 중 옳은 것은?

❶ 간과 췌장에서 분비된 담즙과 췌액을 전달하는 관의 개구부를 조여주는 근육이 오디 괄약근이다.

② 공장은 소장의 마지막 부분이며 약 3.6m이다.

③ 회장은 소장의 중간 부위이며 약 2.5m이다.

④ 소장은 하루에 1,000mL의 장액을 분비한다.

⑤ 지용성 물질은 주로 모세혈관에서 흡수된다.

해설

소장의 구조 및 기능

• 간과 췌장에서 분비된 담즙과 췌액을 전달하는 관의 개구부를 조여주는 근육이 오디 괄약근이다.

• 공장은 소장의 중간 부위이며 약 2.5m이다.

• 회장은 소장의 마지막 부분이며 약 3.6m이다.

• 소장은 하루에 약 3,000mL의 장액을 분비한다.

• 수용성 물질은 모세혈관에서 흡수되며 지용성 물질은 암죽관에서 흡수된다.

4 대장(Large intestine)

(1) 대장 구조

① 회맹판막부터 항문까지 연결되고, 길이 1.5~1.8m, 지름은 5cm

② 맹장(Cecum)

㉠ 대장의 첫 5~7.5cm 부분, RLQ에 위치한다.

㉡ 맹장의 말단에 맹낭(충수)이 붙어 있다.

③ 결장(Colon) : 소장보다 지름이 크고 융모가 없으며, 유일한 분비물은 점액이다.

㉠ 상행결장(Ascending colon)

㉡ 횡행결장(Transverse colon)

㉢ 하행결장(Descending colon)

㉣ S자결장(Sigmoid colon)

④ 직장과 항문(Rectum anus) : 두 개의 괄약근이 항문의 개구를 조절한다.

(2) 대장 기능

① 수분, 요소, 전해질 흡수 완료

② 분변(Feces) 형성, 배출

③ 비타민 B군, K 합성

(3) 장내 균상

① 아미노산을 분해하여 암모니아를 생성한다.

② 가스 생성 : 대변의 양 증가, 분변 배설

③ 영양물질 생성 : 비타민 K, 티아민(Thiamine), 일부 비타민 B군, 엽산(Folic acid), 비오틴(Biotin),
니코틴산(Nicotinic acid)

출제유형문제 최다빈출문제

다음 중 대장의 기능으로 옳은 것은?

① 점액을 흡수한다.

② 비타민 C를 흡수한다.

③ 비타민 B_{12}를 흡수한다.

❹ 수분과 전해질을 흡수한다.

⑤ 유미즙의 양을 증가시킨다.

해설
대장의 기능
• 점액이 분비되어 대장벽을 보호한다.
• 대변을 응집시키고 비타민 B, K를 합성한다.
• 분변을 형성하고 배출한다.
• 팽기현상에 의해 유미즙과 장벽이 접촉하여 흡수가 증가된다.

5 간 · 담도 · 췌장

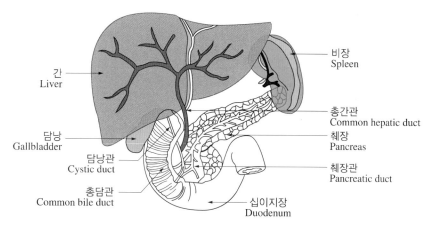

간
Liver

담낭
Gallbladder

담낭관
Cystic duct

총담관
Common bile duct

비장
Spleen

총간관
Common hepatic duct

췌장
Pancreas

췌장관
Pancreatic duct

십이지장
Duodenum

[간 · 담도 · 췌장의 구조]

(1) 간(Liver)

① 간의 구조

    ⊙ RUQ, 횡격막 바로 아래 위치

    ⓒ 간동맥, 문정맥에 의해 영양, 혈액공급

    ⓒ 장간막 정맥, 비정맥 → $\begin{matrix}\text{간문맥(70\%)} \\ \text{간동맥(30\%)}\end{matrix}$ → 동양혈관 → 간정맥 → 하대정맥

② 간의 기능

    ⊙ 순환기능

- 심박출량의 1/4이 간으로 유입
- 다량의 혈액저장, 췌장 · 비장 · 위장 · 담낭으로부터 받은 혈액을 해독시켜 간정맥을 통해 하대 정맥, 우심방으로 전달
- 식균성 쿠퍼세포 : 세균의 90~100% 제거

    ⓒ 담즙 생산

- 담 즙
  - 담즙산염, 빌리루빈, 콜레스테롤 등으로 구성
  - 지방을 유화시키는 기능, 600~1,200mL/일 분비
- 담즙 분비 경로
  - 간세포의 분비액 → 담세관 → 총담관 → Oddi 괄약근 → 십이지장
  - 담즙 결핍으로 지방흡수 감소 시 비타민 A, D, E, K(지용성 비타민)의 흡수 장애로 인한 혈액응고 지연
- Bilirubin은 간에서 생성되는 것이 아니라 간을 통해 배설된다.

- 담즙이 어떤 원인에 의해 장으로 배설되지 못하고 혈관 속으로 흡수되면 피부, 공막에 황달이 생기고 담즙산염이 피부에 축적되어 소양증이 나타난다.
  © 탄수화물대사
  - 탄수화물대사를 통해 혈당 유지
  - 당원 형성(글리코겐 형성), 당원 분해(포도당으로 분해), 당질 신생(단백질과 지방으로부터 당 생성)
  ② 지방대사
  - 지방산의 산화기능 : 에너지 방출
  - 지방을 글리세롤(Glycerol)과 지방산(Fatty acid)으로 분해
  - 지단백(Lipoprotein)형성, 콜레스테롤 합성
  - 단백질과 탄수화물로부터 지방 합성
  ⑩ 단백질 대사
  - 혈장단백질, 응고인자 합성 : 알부민 합성(혈장의 교질 삼투압 조절), 프로트롬빈, 피브리노겐(Fibrinogen), 응고인자(V, VI, lX, X)
  - 비타민 K 합성
  - 암모니아(NH_3)를 무독성의 요소(Urea)로 전환한다.
  - 해독작용, 호르몬 또는 다른 화학물질들을 전환하는 기능

(2) 담낭(Gallbladder)
  ① 담낭 구조
    ㉠ 간의 오른쪽 바로 아래 위치
    ㉡ 길이는 7~10cm, 50cc 보유
    ㉢ 남성의 엄지 손가락만 한 크기
  ② 담낭 기능 : 담즙의 저장(cf. 담즙 생성 : 간), 농축하여 십이지장으로 배출

(3) 췌장(Pancreas)
  ① 구 조
    ㉠ 위치 : 후복막에 위치한 회백색의 기관
    ㉡ 외분비선 : 소화효소 분비(아밀라제-탄수화물 소화, 트립신-단백질 소화, 리파제-지방 소화)
    ㉢ 내분비선 : 혈류 내로 직접 인슐린과 글루카곤 분비
  ② 기 능
    ㉠ 위 내용물 중화(췌장액 pH 8.5)
    ㉡ 췌장액 분비
      - 내분비 : β세포-인슐린, α세포-글루카곤
      - 외분비 : 소화효소, 중탄산염, 수분을 십이지장으로 분비

출제유형문제 최다빈출문제

다음 중 담낭의 기능으로 옳은 것은?

① 담즙을 생성하고 저장 및 농축한다.

② 간에서 생성된 담즙을 2배로 농축한다.

③ 빌리루빈을 합성하여 담즙을 생산한다.

❹ 담즙을 담낭관으로 배출하여 총담관을 거쳐 오디 괄약근을 거쳐 십이지장으로 배출한다.

⑤ 세크레틴은 담낭의 수축을 자극하여 오디 조임근을 이완시켜 담즙을 십이지장으로 배출한다.

해설

담낭의 기능

• 간에서 생성된 담즙을 저장, 농축한다.

• 간에서 생성된 담즙을 5~10배로 농축하여 담낭에 50~75mL의 담즙을 저장한다.

• 담즙을 담낭관으로 배출하여 총담관을 거쳐 오디 괄약근을 통해 십이지장으로 분비한다.

• 콜레시스토키닌은 담낭의 수축을 자극하고 오디 조임근을 이완시켜 담즙을 십이지장으로 배출시킨다.

제 2 장

위장관의 사정

1 위장관 사정

(1) 개인력/가족력

① 개인력 : 위장문제, 황달, 궤양, 대장염, 체중 감소, 약물복용
② 가족력 : 암, 궤양성 대장염, 크론병, 십이지장궤양, 황달, 알코올 중독, 간염, 비만, 과민성 증후군, 약물치료

(2) 생활양식과 사회심리력

① 체중 변화
② 알레르기
③ 일상적인 식사 유형
④ 특별한 증상을 유발하는 식사
⑤ 선호식품
⑥ 종 교
⑦ 문 화

(3) 대상자 호소

① 발병기간, 질과 특성, 강도, 부위, 촉진 요인, 완화 요인, 관계된 증상, 과거력, 약물치료, 알레르기 사정
② 통증 : 빈도, 지속시간, 특성, 위치, 음식 섭취와의 관계
③ 소화불량 : 지방 섭취, 채소, 진한 양념
④ 복부 가스 : 트림, 가스 배출, 가스 과다 생성으로 인한 복부 팽만감
⑤ 오심, 구토 : 다양한 색과 내용의 구토물 유무, 토혈
⑥ 배설양상 : 양상 변화(빈도 양, 색, 냄새, 형태), 하제, 좌약 복용, 지방변(Steatorrhea), 흑색변(Melena, 상부 위장관 출혈), 회색변(담즙 부족, 담관 폐색)

(4) 복부사정

① 일반적인 접근법

- ㉠ 밝은 조명, 대상자의 이완된 상태, 검상돌기 윗부분부터 치골결합부위까지 완전한 복부노출을 한다.
- ㉡ 방광을 비우게 한다.
- ㉢ 머리와 무릎 아래에 베개를 대고 앙와위로 편안하게 대상자를 눕게 하고, 검진자의 손을 대상자의 등 밑에 넣어서 대상자가 검진 테이블 위에서 편안한지 확인한다.
- ㉣ 대상자의 팔은 옆에 놓거나 가슴 위에 포갠다(대상자가 팔을 머리 위로 올리면 복근을 긴장시켜 촉진이 어려우므로 피함).
- ㉤ 검진자는 촉진하기 전 대상자에게 아픈 곳을 물어보고 아픈 곳이나 민감한 곳은 가장 나중에 검진한다.
- ㉥ 검진을 하면서 불편한 증상이 있는지 대상자의 얼굴을 잘 살펴본다.
- ㉦ 검진자는 손과 청진기를 따뜻하게 하고 손톱은 짧게 한다(검진자는 양손을 비비거나 더운 물로 손을 따뜻하게 한다).
- ㉧ 천천히 접근하고 급하고 불필요한 움직임은 피한다.
- ㉨ 필요하면 대화나 질문으로 대상자의 주의를 다른 곳으로 돌리도록 한다.
- ㉩ 만약 대상자가 무서워하거나 간지러워하면 대상자에게 검진자의 손을 잡도록 하여 촉진을 시작한다.
- ㉪ 복부 사정 순서 : 시진 → 청진 → 타진 → 촉진

② **시진** : 침상의 오른쪽에 서서 복부의 윤곽과 연동운동 관찰

- ㉠ 피부 : 반흔, 선조(Striae), 확장된 정맥(Delighted veins), 발진과 병소, 제대(모양, 위치, 염증, 탈장의 징후)
- ㉡ 복부의 윤곽
  - 옆구리가 팽륜 부위가 있거나 국소적인 팽륜이 있는지 관찰, 대칭 여부
  - 연동운동(마른 사람에서는 정상적으로 관찰) : 증가된 연동운동−장폐색
  - 박동(정상적인 대동맥이 상복부에 관찰) : 증가된 박동−대동맥류나 맥압 증가

③ **청진** : 장음과 혈관음을 듣는다.

- ㉠ 장 음
  - 빈도와 특성에 주의, 5~34회/분일 때 정상, 장음은 복부 전체에 넓게 퍼지는 소리이기 때문에 우하복부 사분원에서 잘 들린다.
  - 설사나 초기 장폐색 시 증가, 복막염일 때는 소실, 복부 경련을 동반한 고음은 장폐색을 의미
  - 복통이 있고 복부가 단단해질 때 가장 우선적으로 시행
- ㉡ 혈관음
  - 고혈압일 경우 상복부에 심장 잡음과 같은 혈관잡음
  - 다리에 동맥부전이 의심되면 복부대동맥, 장골동맥, 대퇴동맥에서 잡음이 들린다.
  - 간종양, 임균성 간 주변의 감염, 비장 경색이 의심되면 간과 비장 주위에서 마찰음이 들린다.

④ 타진 : 복부 내 가스 분포와 양, 덩어리, 액체를 사정하기 위한 것이다.

    ⊙ 고장음(Tympanic sound) : 위장관계의 가스로 인한 것, 고장음이 나는 복부 융기는 장폐색

    ⓛ 탁음 : 액체와 대변에 의한 것

    ⓒ 금기 : 복강 내에 동맥류가 의심되는 환자, 복강 내 장기이식 환자

⑤ 촉 진

    ⊙ 가벼운 촉진 : 복부 압통, 근육 저항, 비교적 피부 가까이에 위치한 장기나 덩어리를 촉진하는데 사용하는 방법

    ⓛ 심부 촉진 : 복부 덩어리의 윤곽 파악

    ⓒ 반사통 : 검진자의 손을 압통 부위에 단단하게 천천히 압력을 가했다가 빨리 떼었을 때 발생하거나, 복막 염증 진전 등

출제유형문제 최다빈출문제

복부가 팽만이 되어 있는 환자에게 가장 먼저 검사할 것은?

❶ 장음의 청진
② 복부의 타진
③ 복부의 촉진
④ 컴퓨터 촬영
⑤ 방사선 촬영

해설
복부의 신체검사 순서
• 복부는 시진, 청진, 타진, 촉진 순으로 검진한다.
• 타진과 촉진은 장음의 빈도와 강도를 변화시킬 수 있으므로 반드시 시진과 청진을 먼저 해야 한다.

❷ 식도, 위, 장의 진단적 검사

(1) 임상병리 검사

① 위 가스트린(Gastrin) : 위산분비 촉진 작용

② CEA(Carcinoembryonic antigen)

  ㉠ 일종의 당단백질, 정상일 때 2.5ng/mL 이하, 종양 시 12ng/mL 이상

  ㉡ 결장, 직장암, 위암, 췌장암, 염증성 장 질환 환자에서 상승

  ㉢ 간경변증, 간질환, 알코올성 췌장염 및 흡연자에서도 상승할 수 있다.

  ㉣ 결장 직장암의 수술 전 단계, 암 치료 효과 확인, 결장 직장암의 재발검사 시 보조적으로 이용한다.

(2) 대변검사

① 잠혈(Occult blood)

  ㉠ 위장 출혈, 결장 직장암 조기진단 위해 검사

  ㉡ 대변 검사물 받기 48시간 동안 고섬유 식품 및 붉은색 고기를 섭취하지 않도록 한다.

  ㉢ 잠혈 슬라이드 : 검사 종이(Guaiac paper)에 대변 검체를 바르고 반대 면에 시약을 떨어뜨려 푸른색이면 잠혈 양성

  ㉣ 음식물과 약물복용으로 거짓 양성이 가능하므로 철분이 많은 음식, 붉은색 약물, 스테로이드 제제, Colchicine, Salicylate 금기

② 지방질 검사 : 소화 장애와 흡수장애 환자에서 지방변이 나타난다(예 Crohn's 질환, 흡수 장애 증후군).

③ 배양 검사

  ㉠ 위장관 내에 있는 병원체(기생충) 확인

  ㉡ 양성 반응은 감염을 의미한다.

(3) 방사선 검사

① 복강 내 기관들을 눈으로 보기 위해 시행

② 복부단순촬영(X-선) : 종양, 폐색, 비정상적인 가스 축적 및 협착 진단

③ 상부위장관 조영술(Upper gastrointestinal series, UGI series)

  ㉠ 바륨 연하(Barium swallow) : 바륨을 삼켜 식도, 위, 십이지장, 공장을 방사선으로 시각화

  ㉡ 협착, 궤양, 종양, 폴립, 열공탈장(Hiatal hernia), 해부학적 기형 진단

  ㉢ 검사 전

    • 8시간 NPO

    • 전날 저녁 하제 투여

    • 금연(흡연 시 위 운동 항진시킴)

  ㉣ 검사 후

    • 하제 투여, 청결 관장 실시(바륨 매복 예방 위해)

    • 대변이 바륨 때문에 흰색일 수 있는데 이는 정상이고, 72시간 내에 정상으로 돌아온다.

• 수분섭취 증가(바륨 제거를 위해)

④ 하부 위장관 조영술(Lower gastric series), 대장 조영술(Colon study)

    ㉠ 바륨 관장(Barium enema) : 바륨을 직장으로 투입하여 결장의 위치, 움직임, 채워지는 모습 관찰

    ㉡ 종양, 게실, 협착, 폐색, 염증, 궤양성 대장염, 폴립 진단

    ㉢ 결장의 위치, 움직임, 모양을 시각화

    ㉣ 검사 전

       • 검사 이틀 전부터 저섬유성 식이나 맑은 유동식 섭취(분변량 감소와 배출 용이)

       • 검사 전날 강력한 하제

       • M/N NPO

       • 검사 당일 좌약, 청결 관장 반복

    ㉤ 검사 후

       • 수분섭취 권장(바륨 관장 합병증이 변비이므로)

       • 배변 완화제 투여

       • 고창, 통증, 대변이 나오지 않음, 출혈 등의 증상 보고

⑤ 전산화 단층 촬영술(Computerized tomography, CT)

    ㉠ 조직의 밀도차를 이용하여 신생물, 낭종, 염증성 병소 구분

    ㉡ 조영제 사용할 경우 조영제 알레르기 검사

    ㉢ M/N NPO

    ㉣ 고통이 없는 검사라는 것을 알려 주고, 추후 간호는 필요하지 않다.

    ㉤ 조영제 투여 후 얼굴이 달아오르고 오심이 생길 수 있음을 설명한다.

(4) 초음파 촬영술

① 간, 담도, 췌장, 비장 및 후복막 조직의 병태생리 규명

② 수분, 고형 덩어리, 지방조직, 농양, 혈종 구분 시 사용

③ 복부 초음파 : 검사 전 8~12시간 동안 금식

(5) 내시경 검사(Endoscopy)

직접 볼 수 있기 때문에 다른 방사선 검사들보다 정확하다.

① 상부위장관 내시경 검사(Esophago gastro duodenoscopy, EGD)

    ㉠ 급성, 만성 위장출혈, 식도 손상, 악성 빈혈, 연하곤란, 흉골하 통증, 상복부 불편감 검사(식도 내시경 검사, 식도, 위, 십이지장 내시경 검사)

    ㉡ 검사 전 간호

       • 8시간 동안 금식(폐흡인 예방 위해), 동의서

       • 의치, 장신구 제거

       • Atropine : 구강, 인두 분비물 감소

- Diazepam(Valium), Meperidine(Demerol) : 불안 감소, 대상자 이완
- 국소마취제 : 삽입 시 인두 후방 불편감 완화, 구토 예방
ⓒ 검사 중 간호 : 좌측위 또는 Sim's position, 국소마취 후 튜브 삽입 후 침을 삼키지 말고 입 옆으로 흘러내리게 한다.
ⓔ 검사 후 간호
- 구토반사(Gag reflex)가 돌아올 때까지 금식
- 국소마취가 풀릴 때까지 옆으로 눕히기
- 인후통 : 따뜻한 생리식염수 함수
ⓜ 금기증 : 중증의 상부 위장관 출혈 환자, 식도 게실(천공 위험성)
※ 캡슐형 내시경(Capsule endoscopy)
- 초소형 비디오카메라 캡슐을 삼켜 장의 내부를 촬영
- 소장 병변 확인에 유용
- 검사준비는 필요하지 않다.
② 대장경 검사, 결장내시경 검사(Colonoscopy)
ⓐ 양성·악성 종양, 궤양, 폴립, 기타 장 병변 진단
ⓑ 염증성 장 질환, 거대 결장, 협착에는 출혈과 장천공이 초래될 수 있어 금기
ⓒ 검사 시 체위 : Sim's position
ⓔ 검사 전 간호
- 검사 2일 전 : 맑은 유동식
- 검사 전날 : 하제(Colyte, Golytely) 투여, 검사 8시간 전부터 금식
- 검사 당일 : 청결 관장, 진정제 투여
ⓜ 검사 후 간호 : 천공 증상, 출혈 증상 사정, 혈관미주신경반응 관찰
③ 직장, S상 결장 검사(Sigmoidscopy) : 양성, 악성 신생물진단, 항문관과 직장 내의 치질, 폴립, 균열을 발견하기 위해
ⓐ 검사 전날 밤 → 하제 투여, 검사 당일 → 청결 관장
ⓑ 검사 시 체위 : 슬흉위(S자 결장을 곧게 펴기 위해), 측위, Sim's position
ⓒ 출혈이나 설사가 심할 때는 관장을 하지 않고 검사

(6) 자기공명영상 검사(Magnetic resonance imaging, MRI)
① 자기장을 이용하여 횡단적 영상을 만들어 비정상적인 조직 진단
② 약 60~90분 동안 자기체 스캐너 안으로 미끄러져 들어가는 좁은 테이블 위에 누워 있어야 한다.
③ 금기증 : 인공 심박기, 정형외과적 장치가 있는 대상자

(7) 위액 분석 검사

① 기본 분비 검사

㉠ 비위관을 흡인기에 연결하고 매 15분마다 위의 내용물을 수집한다.

㉡ 비정상적인 위액분비가 의심될 경우 위산자극 검사를 시행한다.

② 위산자극 검사 : 위산 분비를 자극하는 약물을 피하로 주사한 뒤 위액량 측정 시 정상적인 결과가 나오면 방사선 검사나 내시경 검사를 시행한다.

③ 산도 검사(pH test) : 식도로 산의 역류 정도 검사(정상 식도 : pH 6.0)

④ 산관류 검사(Bernstein test) : 흉통이 있을 때 식도점막 상처가 산에 노출되었을 때 호소하는 통증인지, 심질환에 의한 통증인지를 구분하는 검사

⑤ 위액 분석 검사 결과

㉠ 위액 분비 심할 경우 : Zollinger-Ellison 증후군(다발성 소화성 궤양)

㉡ 위액 분비 약간 증가 : 십이지장궤양

㉢ 위액 분비 감소 : 위궤양, 위암

㉣ 위액 분비 無 : 악성 궤양

(8) 기타 실링 테스트, 세포학적 검사, 운동성 검사

① Schilling test(실링 테스트)

㉠ 비타민 B_{12} 흡수상태 검사(내인자 부족인지 단순 흡수 장애인지 구분)

㉡ 간호중재

• 검사 12시간 전 금식

• 위의 산도를 변화시키는 약물 섭취 금지(제산제, 콜린성 약물)

② 세포학적 검사

㉠ 세척으로 떨어진 세포를 채취하여 검사 → 양성, 악성 병변 구분

㉡ 위 내용물로 Helicobacter pylori균 유무 확인

③ 운동성 검사 : 위장관 내압 측정

㉠ 식도압력 검사 : 연동, 수축, 괄약근 통합성

㉡ 직장압력 검사 : 직장 내외 괄약근 압력 측정

출제유형문제 〔최다빈출문제〕

2-1. 상부위장관 조영술(Upper G-I series) 시술 전 간호중재로 옳은 것은?

① 흡연을 해도 된다.
② 청결 관장을 해 준다.
❸ 8시간 이상 금식한다.
④ 저섬유성 식이를 제공한다.
⑤ 인두 후벽을 국소마취한다.

해설

검사 전 8~12시간 동안 금식하며, 흡연은 위 운동을 증가시킬 수 있으므로 검사 전날 자정부터 금연시킨다.

2-2. 상부위장관 내시경 검사 후 간호중재로 옳은 것은?

① 두통 증상을 관찰한다.
② 구토물의 내용을 잘 관찰한다.
③ 금연시키고 수분섭취를 증가시킨다.
❹ 구개반사가 돌아올 때까지 금식시킨다.
⑤ 일어서기 전에 잠시 앙와위를 취해 준다.

해설

내시경 후 안정제나 국소마취제가 풀릴 때까지 흡인을 예방하기 위하여 옆으로 눕히고, 구개반사가 돌아올 때까지 2~4시간 동안 금식시킨다. 출혈, 발열, 연하곤란 등의 천공 증상이 나타나는지 관찰한다.

3 간, 담도, 췌장의 진단적 검사

(1) 경구 담낭 조영술(Oral cholecystography)

① 담석을 찾아내기 위해서 담낭이 내용물을 채우고 농축하거나 수축하는 능력을 알아보기 위한 검사

② 담낭에 농축되는 아이오딘성(요오드성) 조영제 구강투여

③ 결과 해석

　　㉠ 정상 : 주입된 방사선 불투과 물질로 채워진다.

　　㉡ 비정상 : X선상 그림자로 어둡게 보인다.

④ 간호 중재

　　㉠ 환자에게 아이오딘(요오드)에 알레르기가 있는지 사정(아이오딘 부작용 : 복부경련, 구토, 설사)

　　㉡ 우상복부를 촬영하게 됨을 알려줄 것, 담낭 수축을 위해 고지방식이나 지방물질 섭취

　　㉢ 전날 저녁 저지방 식사 1~2시간 후(검사 10~12시간 전) 조영제 섭취, 그 후로부터 금식

　　㉣ 검사 후 특별한 간호 없으며, 조영제 배출을 위한 수분섭취 권장

(2) 경피적 간담관 조영술(Percutaneous transhepatic cholangiography, PTC)

① 염료를 담도를 통해 직접 주입

② 담도계 폐색과 간 질환으로 인해 현저한 황달을 보일 경우 유용하게 사용된다.

③ 담관 내 결석의 위치 변경 시, 담도계와 관련된 암 진단에 쓰인다.

④ 검사 전 간호 : 대상자 금식, 충분히 안정시킨 후 X-선 테이블에 눕게 한다.

⑤ 검사 후 간호 : 주사부위 출혈 사정, 처방된 항생제 사용

※ 담낭조영술과의 차이점 : 담낭조영술은 구강으로 조영제를 주입하고, PTC는 우측 옆구리를 통해 담도로 직접 조영제를 주입한다.

(3) 역행성 내시경 담관 췌장 조영술

　(Endoscopic retrograde cholangiopancreatography, ERCP)

① 광학섬유 내시경을 식도를 통하여 십이지장으로 통과시킨다.

② 염료를 관 안으로 주입시켜 담관을 봄으로써 담도계 구조를 직접 볼 수 있고, 총담관의 담석 발견도 가능하다.

(4) 간생검(Liver biopsy)

① 간경피 생검은 적어도 6시간 동안 금식하고, 국소마취하에 병실에서 실시된다.

② 간생검 전 간호 : 출혈 예방을 위해 비타민 K를 정맥으로 며칠 동안 투여한다(PT검사, 제8~9늑간 부위를 소독한 뒤 국소마취제로 마취).

③ 체 위

  ㉠ 앙와위로 오른팔을 들어올린다.

  ㉡ 좌측위로 오른팔을 들어올린다.

④ 대상자가 숨을 내쉰 상태에서 잠깐 숨을 멈추도록 한 후 생검한다.

⑤ 시술 후 간호

  ㉠ 처음 8~12시간 동안 맥박, 혈압, 호흡을 사정한다(매 15분 2시간 동안, 매 30분 2시간 동안, 매 1시간마다 4회).

  ㉡ 출혈을 암시하는 빈맥, 혈압하강을 주의깊게 사정한다.

  ㉢ 처음 1~2시간 동안 우측위를 취하게 하여 압박을 가함으로써 출혈의 위험을 감소시킨다.

  ㉣ 24시간 동안 침상휴식을 취하게 한다.

  ㉤ 처방이 있으면 비타민 K를 준다.

(5) 간, 담도, 췌장의 기능

구 분	측 정	정상치
담즙 배설	Serum bilirubin direct	0.1~0.5mg/dL
	Serum bilirubin indirect	0.1~0.8mg/dL
	Urine bilirubin	0
	Urine urobilinogen	0.5~4.0gm/24hr
	Serum cholesterol	140~200mg/dL
단백질 검사	Total protein	6.0~8.0mg/dL
	Serum albumin	3.3~5.5mg/dL
	Blood ammonia	<75mg/dL
혈청 효소	AST, ALT	5~40U/L
	LDH(Lactate dehydrogenase)	60~100 wacker unit
지혈기능	PT	10~15초
	Platelets	150,000~400,000/mm^3
암	AFP	<10ng/mg

출제유형문제 최다빈출문제

3-1. 경구 담낭 조영술 검사 시 간호중재로 옳은 것은?

① 검사 전날 저녁식사 시 고지방 식이를 제공한다.
② 검사 전날 식사 1시간 후 조영제를 피하로 주사한다.
③ 조영제 투여 후 수분과 함께 금식한다.
❹ 아이오딘이나 해산물 알레르기가 있는지 미리 확인한다.
⑤ 담낭 촬영 후 8시간까지 금식한다.

3-2. 간생검 후 간호중재 중 가장 우선적인 것은?

① 절대적 침상안정
② 수분 섭취의 증가
❸ 출혈의 예방 및 관찰
④ 통증조절
⑤ 좌측위로 검사 부위 압박

해설
경구 담낭 조영술 검사
• 검사 전날 저녁 저지방(무지방)식사 1~2시 간 후 조영제를 경구로 섭취한다.
• 담낭자극으로 조영제가 배출되는 것을 방지 하기 위해 수분 외에는 금식한다.
• 투여된 조영제가 소화관에서 적절히 흡수되 어야 하므로 수분은 자정까지는 섭취가 가능 하고 그 후는 금식한다.
• 검사 후 즉시 지방음식을 먹게 한 후 담낭이 비워지는 상태를 촬영한다.

해설
간 생검 후 간호중재
• 활력징후 : 2시간 동안 15분마다, 그 다음 2시간은 30분마다 측정해야 함
• 출혈관찰, 우상복부 통증 관찰, 24시간 침상 휴식
• 1~2시간 우측위로 검사 부위 압박하여 출혈 및 담즙누출 예방
• 처방된 약물의 투여 : 비타민 K
• 호흡곤란, 감염 관찰

제3장

구강 · 식도 장애 질환

1 구강의 건강문제

(1) 칸디다증(Candidiasis, Moniliasis) = 아구창

① 원 인

　ㄱ Candida albicans라는 진균에 의한 구강감염

　ㄴ Candida albicans는 정상적으로 구강 내에 상주하는 진균이지만 노인(허약한 사람), 백혈병, 당뇨병, 알코올중독, 항생제, 코르티코스테로이드 제제 장기간 복용자, 항암치료를 받거나 HIV 감염자 등 면역이 저하된 대상자 임산부 등의 대상자에게 발병률이 높다.

② 증상 : 우유찌꺼기 모양의 진균성 백반, 백반 제거 시 홍반과 통증이 동반되는 출혈성 병소

③ 치료 및 간호중재

　ㄱ 항진균제 : Nystatin

　ㄴ 진통제 : Aspirin, Acetaminophen

　ㄷ 미지근한 물 또는 식염수와 과산화수소를 1:1로 섞은 용액으로 양치

　ㄹ 부드러운 유동식 제공

(2) 아프타성 구내염

① 입술과 혀, 뺨 안쪽, 구강의 연조직에 재발하는 작은 궤양성 병변

② 비전염성, 여성에게 흔하고, 직접적인 원인은 잘 모른다.

③ 원인 및 증상

　ㄱ 원인 : 연쇄상 구균, 외상, 정신적 · 신체적 스트레스, 알레르기, 내분비의 불균형, 전신질환을 앓은 후 이차적으로 발생 등

　ㄴ 증 상

　　• 심한 통증

　　• 구진, 병소가 생기고 미란과 궤양으로 발전한다. 경계가 뚜렷한 홍반

　　• 궤양은 2주 내에 사라지며 반흔 없이 자연 치유된다. 재발할 수 있다.

④ 간호중재

　⑦ 심한 통증 시 의치를 제거

　ⓛ 따뜻한 생리식염수 등으로 자주 구강 함수

　ⓒ 부드러운 칫솔을 권할 것

　ⓔ 부드럽고 연하며 너무 뜨겁거나 차갑지 않고, 자극적이지 않는 비산성 음식을 섭취한다(토마토, 초콜릿, 계란, 조개류, 유제품, 견과류, 감귤류 제한).

　ⓜ 국소적 혹은 전신적 스테로이드를 사용하여 치유시간을 단축할 수 있다.

(3) 단순포진 바이러스(Herpes simplex virus, HSV)

① 원 인

　⑦ Herpes simplex type 1 virus에 감염된 것

　ⓛ 상기도 감염, 음식 알레르기, 정서적 긴장, 자외선 노출 등에 의해 발생

② 분 류

　⑦ 1형 : 주로 아동기에 발생하며, 구강 분비물의 접촉으로 전파된다.

　ⓛ 2형 : 음부 포진이라 하며 사춘기 이후에 발생, 생식기 분비물과의 접촉으로 감염된다.

　ⓒ 1형, 2형 모두 생식기 감염을 일으킬 수 있다.

　ⓔ 잠복기 : 3~4일 정도

　ⓜ 병소의 직접적인 접촉에 의해 감염, 음부 포진은 성 접촉에 의해 감염

③ 증 상

　⑦ 전구증상으로 가려움증, 작열감이 있고 수포가 생성, 통증

　ⓛ 수포가 터져 통증이 있는 궤양이 생기며 2차적으로 발열, 무력감 등의 전신증세가 나타날 수 있다.

　ⓒ 수주 내에 흉터 없이 회복

④ 치료 및 간호중재

　⑦ 감염된 부위는 이차감염을 막기 위해 깨끗하고 건조하게 유지

　ⓛ 궤양 부위를 만지지 말고, 만졌을 경우 손 씻기, 수포는 터트리지 말 것

　ⓒ 병소가 완전히 치유될 때까지 성관계 피할 것

　ⓔ 과산화수소와 식염수를 섞은 구강 세정제, Tetracycline 함유된 구강 세척제로 함수

　ⓜ 항바이러스제제 Acyclovir(Zovirax)

(4) 구강암(Carcinoma of oral cavity)

구순(입술)에서 구개(입 천장)후면과 설(혀) 후면에 발생하는 악성 종양이다.

① 원인 : 흡연(비흡연가에 비해 2~3배), 음주(타액의 IgA 감소), 방사선, HSV, 면역 저하 환자, 가족력

② 증 상

　㉠ 초기에는 특정적 징후 없고 구강표면이 거칠어지거나 하부조직으로 침범하면서 통증을 유발

　㉡ 구강이나 혀 점막의 백반증, 구취, 턱의 감각이상, 쉰 목소리, 연하곤란, 저작장애, 과다한 타액 분비

③ 치료 및 간호중재

　㉠ 외과적 절재 : 크기가 큰 경우 방사선 치료나 항암 화학 치료를 통해 크기를 줄인 후 수술 실시

　㉡ 수술 후 간호

　　• 수술 직후

　　　- 기도 유지 : 기도 폐색 여부 확인, 기관 내 흡인

　　　- 출혈 확인 : 수술부위 드레싱 관찰(목 뒤에 손을 넣어 출혈여부 사정)

　　• 제11뇌신경(부신경, 어깨가 늘어짐), 제7뇌신경(안면 신경, 윗입술이 약해짐)의 손상여부 사정

　　• 통증이 있을 경우 진통제, 찬물 찜질이 도움

　　• 의사소통 개선 : 기관 절개술을 실시한 경우 종이와 연필을 주어 의사소통에 장애가 없도록 한다.

　　• 영양 관리 : 소량씩 자주, 식사 전후로 구강간호, 위관영양, 필요시 TPN

출제유형문제 최다빈출문제

Varicella-zoster virus에 감염된 환자에게 쓸 수 있는 약물은?

① 항생제
② 아스피린
③ 칼라민 로션
④ 여드름 연고
❺ 아시클로버(Acyclovir)

해설

대상포진

• Varicella-zoster virus에 의한 면역성 질환
• 환자의 10%가 포진 후 신경통 발병이 되어 진통제와 경피신경자극으로 조절함
• 대증요법, 진통제, 해열제, 항히스타민제, 항바이러스제(아시클로버 등)

2 **식도장애**

(1) 위식도 역류성 장애(Gastro esophageal reflux disease, GERD)

① 정의 : 내용물이 식도로 역류하여 식도 손상의 증세와 징후를 나타내는 질환

② 원 인

ㄱ 하부 식도 괄약근(LES)의 부적절한 이완이 원인으로, 유발 요인은 기름진 음식, 음주, 흡연, 칼슘길항제·항콜린제·안정제·테오필린 등의 약물, 커피, 초콜릿, 박하, 오렌지 주스 등의 음식이다.

ㄴ 유문 협착(Pyloric stenosis), 위 내용물 정체, 위액분비 과다 등으로 위 내용물 증가 시

ㄷ 비만증·임신·복수, 기침 등으로 복압이 증가하는 경우

ㄹ 흡 연

ㅁ 식도 열공 탈장

③ 증 상

ㄱ 가슴앓이(Heart burn)

• 타는 듯한 감각, 약 75%의 환자에게 나타난다.

• 흉골 하부에서 시작, 양쪽 견갑골 사이, 목, 턱으로 방사

• 제산제나 수분 섭취 시 완화

ㄴ 역류(Regurgitation) : 쓴맛 혹은 신맛을 인두에서 느낀다.

ㄷ 연하곤란(Dysphagia)

ㄹ 연하통 : 식사 직후나 앙와위 시 발생, 제산제나 수분섭취로 완화

ㅁ 소화불량

ㅂ 위가 팽만되었을 때 불편감이 생기고 서 있거나 걷게 되면 완화

ㅅ 합병증 : 식도염, 식도 협착, Barrett 식도(전암성 병소), 식도 종양, 만성 기침(위분비액의 상기도 자극), 폐렴

④ 진 단

ㄱ 전형적인 증상이 있는 경우 증상으로도 진단

ㄴ 바륨 연하 검사, 식도경, 세포학적 검사, 위액 검사 등

ㄷ 24시간 식도 산도(pH) 감시법

• 위식도 역류의 확진방법

• 정상 pH는 6.5~7.0이나, 산 역류가 있으면 pH 4.0 이하로 감소

⑤ 치료 및 간호중재

ㄱ 식이관리 및 생활 방식 변화

• 소량씩 자주 섭취

• 음식 통과 위해 수분섭취, 천천히 먹고 충분히 씹을 것

• 저지방, 고섬유 식이섭취, 너무 뜨겁거나 찬 음식이나 양념이 지나친 음식 피하기

• 취침 2~3시간 전에 음식섭취 금지

• 취침 시 머리 부분 10~15cm 상승

- 흡연, Salicylate, Phenylbutazone 제한 : 식도염 악화
- 복압 상승 행동 제한 : 식사 후에 몸을 앞으로 구부리거나 무거운 물건을 들거나 배변 시 힘을 지나치게 주지 않기, 꽉 조이는 옷은 입지 않기, 체중 감소
- 음주, 초콜릿, 페퍼민트, 카페인 제한 : 하부식도 괄약근(LES)의 압력 감소
- 탄산음료, 빨대로 음료수 마시기, 가스 발생 음식 제한 : 추벽 형성술 후 나타날 수 있는 가스 팽만 증후군 예방

ⓛ 내과적 치료
- 제산제(이미 분비된 산을 중화) : 식전 1시간, 식후 2~3시간에 복용
- 히스타민 수용체 길항제(아예 산이 분비되지 못하도록 함, Zantac) : 위산 분비감소
- 위장운동증진제(Prokinetic) : 위 내용물이 십이지장으로 빨리 배출되도록, Meto clopramide (Reglan)
- 항콜린계 약물(Theophylline) 금지 : LES 압력 감소 → 위 배출 속도 연장
- 부교감신경제 : LES 압력 강화

ⓒ 외과적 치료
- Nissen 추벽형성술(Fundoplication) : 식도 하부를 위 기저부로 감싸는 방법, 가장 많이 사용되는 방법
- Angelchick 보철기구 삽입술 : C 모양의 실리콘 보철 기구로 식도의 하부 주위를 묶어 준다.

(2) 하부식도 괄약근 이완불능증(Esophageal achalasia)

연하 시 식도 하부조임근(LES)이 정상적으로 이완하지 못하여 음식물이 내려가지 못하는 상태를 말한다.

① 원 인
ⓐ 식도 하부 2/3 지점의 신경 근육 손상에 의한다.
ⓑ 하부식도를 침범하는 위암이나 임파선 암, 방사선 조사 약물 등에 의한다.

② 병태생리 및 증상
ⓐ 식도 평활근의 연동 운동 소실 → 음식물이 들어가도 하부괄약근이 느슨해지지 않는다.
ⓑ 연하곤란, 음식물 역류, 흉통(식후 20분~2시간에 나타남), 트림을 할 수 없음 등의 증상을 초래한다.
ⓒ 주로 30~40세에 발생
ⓓ 대상자의 경우 식도암 발생 빈도가 정상인에 비하여 10배 정도 높다.

③ 진 단
ⓐ 바륨 연하검사(Barium swallow, 식도 조영술) : 식도 이완, 식도 하부 2/3에서 연동 운동 소실
ⓑ 내시경 : 음식물이 고여 있다.
ⓒ 식도 내압 측정 검사 : LES 압력 상승(>40mmHg)

④ 치료 및 간호중재

  ㉠ 내과적 치료

  - LES 이완, 압력 감소 약물 투여(항콜린제, 칼슘차단제, Nitrates)
  - LES 아래로 음식물 덩어리를 밀어 내기 위해 식사와 함께 수분섭취를 격려한다.
  - 반연식의 음식물을 위로 쉽게 통과하도록 천천히 씹어 먹도록 하고, 소량씩 자주 섭취한다.
  - 뜨겁거나 찬 음식, 술·담배 자제
  - 음식물의 역류나 흡인을 막기 위해 수면 시 침상머리를 상승시킨다.
  - 꽉 조이는 옷은 삼갈 것
  - 위루관 삽입
    - 관을 통한 음식의 주입은 삽입 당일이나 다음날 시행
    - 음식 주입 전에 관의 위치 확인
    - 4시간마다 위 내용물 흡입하여 산도 및 위 잔여물 측정
    - 잔여물이 100cc 이상일 경우 1시간 내 음식 주입 금지
    - 음식물 투여 후 미지근한 생리식염수나 물 30~60cc 주기(위관폐쇄 방지, 세척)
    - 중력에 의해 서서히 주기
    - 음식 투여 후 1시간 동안 침대 머리를 30° 상승시킨다.

  ㉡ 외과적 치료

  - 풍선 확장법 실시(Balloon dilatation)
    - 방사선 촬영하에 도관을 삽입한 후 풍선에 공기를 주입하여 팽창시키는 방법
    - 천공이 5~15%의 환자에게서 합병증이 나타난다.
  - 식도근 절개술(Esophagomyotomy) : 풍선 확장법에 실패한 환자나 천공의 위험성이 있는 환자에게 실시

(3) 식도 열공 탈장(Hiatal hernia)

① 정의 : 횡격막의 개구부나 열공을 통해 위의 일부분이 식도로 탈출하는 것, 횡격막 탈장(정상적으로 횡격막은 식도를 완전히 둘러싸며 열공이 없음)이라고도 한다.

② 원인 : 외상, 원인 불명, 일종의 선천성 기형

③ 종 류

  ㉠ 제1유형(Sliding 탈장) : 위의 일부가 확장된 횡격막 열공 속에서 약간 위쪽으로 탈장된 상태, 90%

  ㉡ 제2유형(Rolling 탈장) : 위의 일부가 식도를 따라 탈장되고 위는 위식도 연접부위로 확장된 상태

④ 증 상

  ㉠ 대부분 무증상

  ㉡ 가끔 과식 후 가슴앓이, 위식도역류질환(GERD)이 나타날 수 있고 제2유형에서는 팽만감과 불편감이 올 수 있다.

⑤ 진단 : 형광투시법, 바륨 연하

⑥ 치료 및 간호중재 : GERD와 유사

(4) 식도 게실(Esophagus diverticula)

① 정의 : 식도내강의 일부가 작은 주머니 모양으로 돌출하는 식도질환으로, 여자보다 남자가 3배 정도 많다.

② 원 인

    ㉠ 식도 벽이 약해진 상태에서 연하 시 과다한 압력을 받아 발생

    ㉡ 선천적 결손, 식도 외상, 흉터 조직, 염증

③ 증상 및 진단

    ㉠ 대개 연하곤란, 트림, 소화되지 않은 음식물의 역류, 구취, 입안의 신맛

    ㉡ 진단 : 바륨 연하 – 게실의 위치를 확인하고, 식도내시경은 금기(게실 천공 유발 가능)

④ 치료 및 간호중재

    ㉠ 내과적 관리

        • 반고형식이 소량씩 자주 먹기

        • 역류 방지를 위해 식후 침상머리는 상승시킨다.

        • 복압 상승 행위 금지 : 꽉 조이는 옷, 식후 활발한 운동 피하기

    ㉡ 외과적 관리 : 게실을 절개하고 식도 점막을 재문합

(5) 식도암(Esophageal cancer)

① 종 류

    ㉠ 대부분 편평상피 세포암(Squamous cell carcinoma)

    ㉡ 선암(Adenocarcinoma)

② 원 인

    ㉠ 흡연, 음주, 발암물질(질소화합물, 오염물질, 아편)

    ㉡ 영양결핍, 낮은 사회경제적 수준

    ㉢ 식도 이완 불능증

    ㉣ 뜨거운 음식, 음료 섭취 · 식도 점막 손상

    ㉤ 과일과 채소 섭취 부족

③ 병태생리

    ㉠ 주로 식도 중간과 하부 2/3 지점에서 발생한다.

    ㉡ 전이가 빠르다(종양 확산을 막아주는 장막층이 없고, 풍부한 림프관 분포로 빠르게 성장).

    ㉢ 식도암은 위암 등과 비교해 볼 때 그 진행이 매우 빠르고, 예후도 나쁘므로 조기발견과 조기수술이 가장 중요하다.

④ 증 상

　　㉠ 연하곤란증(Dysphasia)이 가장 흔하다.

　　㉡ 식도폐색 증상(침과 목구멍의 점액분비 증가, 역류)

　　㉢ 후기 : 통증, 혈액 섞인 위 내용물 역류, 체중 감소

⑤ 진 단

　　㉠ 식도조영술, 식도경검사

　　㉡ 컴퓨터 단층촬영을 통해 암의 진행 정도를 파악한 후 치료방법이 결정된다.

⑥ 치료 및 간호중재

　　㉠ 외과적 관리 : 식도절제술, 식도위루술, 식도소장루술

　　㉡ 내과적 관리

　　　• 방사선 치료 : 수술과 함께 주로 병용, 6~8주만(식도 협착을 유발시키므로)

　　　• 항암제 투여

　　　• 식이 관리 : 영양 유지(연식, 반연식으로 소량씩 자주 공급, TPN)

　　㉢ 수술 후 간호중재

　　　• 기도유지

　　　　– 침과 점액에 의한 질식을 예방한다.

　　　　– 전식도 절제술의 경우 횡격막 가까이 절개하기 때문에 기침과 심호흡이 어렵다.

　　　• 영양 관리

　　　　– 위관영양이나 필요시 총비경구영양(TPN)

　　　　– 위루관이나 공장루 주위에 위액 누출이 있는지, 미란, 발적이 있는지 자주 관찰할 것

　　　　– 연동운동이 돌아오면 물부터 구강 섭취를 시작하고, 연식이나 반연식(Semi soft diet)을 소량씩 섭취하며, 식후 1시간 동안 좌위나 반좌위를 취한다.

　　　　– I/O, 체중, 칼로리 소모를 확인한다.

　　　　– 식후 1시간 동안 파울러 체위 : 위의 과팽만과 역류 예방을 위해

　　　• 위루관으로 인한 신체상 저하 우려, 긍정적인 신체상을 가지도록 하기

출제유형문제 최다빈출문제

2-1. 습관적인 과도한 음주로 2~3일 전부터 연하곤란, 연하통, 가슴앓이 증상이 있는 중년 남자에게 우선적으로 내릴 수 있는 간호진단은?

❶ 식도자극과 관련된 통증
② 연하곤란과 관련된 영양부족
③ 정보부족과 관련된 지식부족
④ 건강상태변화와 관련된 불안
⑤ 불확실성과 관련된 비효율적 대처

해설

위식도 역류질환은 가슴앓이, 연하곤란, 연하통으로 나타나는 대표적인 위식도역류 질환의 증상이다. 대상자는 현재 위산이 역류하여 가슴앓이와 연하통을 경험하고 있으므로 가장 우선적인 진단은 식도자극과 관련된 통증이다.

2-2. 연하곤란과 흉골하 통증이 있는 환자가 칼슘통로차단제의 투여 목적에 대해 질문할 때 옳은 설명은?

① "위산을 중화시킵니다."
② "위산분비를 억제합니다."
③ "담즙분비를 도와줍니다."
④ "식도 점막을 보호합니다."
❺ "식도괄약근을 이완시킵니다."

해설
연하곤란과 흉골하 통증이 있을 경우 식도이완불능증을 의심할 수 있으며 치료할 경우 질산염 또는 칼슘통로차단제의 투여, 보툴리눔독소 주입법 등이 사용된다.

2-3. 역류식도염 환자의 증상을 감소시키기 위한 교육 내용은?

① 고지방 식사를 섭취한다.
② 수면 시 앙와위를 취한다.
❸ 넉넉하고 편안한 옷을 입는다.
④ 취침 전 따뜻한 우유를 섭취한다.
⑤ 식사 후 곧바로 누워서 안정을 취한다.

해설
역류식도염 간호중재
• 저지방, 고섬유 식이를 섭취한다.
• 취침 시 머리를 10~15cm 상승한다.
• 꽉 조이는 옷을 지양하고 편안한 옷을 착용한다.
• 취침 2~3시간 전부터 식사 및 음료를 피한다.
• 식사 후 바로 눕지 않도록 한다.

2-4. 퇴원 교육을 받는 식도이완불능증 환자의 반응 중 추가교육이 필요한 것은?

❶ "보정 속옷을 입습니다."
② "술과 담배를 끊었습니다."
③ "따뜻한 음식을 먹습니다."
④ "상체를 올리고 잠을 잡니다."
⑤ "음식을 조금씩 자주 먹습니다."

해설
식도이완불능증 환자는 꽉 조이는 옷은 삼간다.

2-5. 하부식도 괄약근의 조임능력(수축력)을 증가시키는 요인으로 옳은 것은?

① 카페인
② 니코틴
③ 알코올
④ 지방 식이
❺ 체중 감소

해설
비만하거나 과체중인 대상자는 규칙적으로 걷는 운동을 통해 체중 감소와 소화증진 등을 유도할 수 있다. 꽉 끼는 속옷이나 벨트는 복강 내 압력을 증가시키므로 피하고, 금연은 가장 우선적으로 해야 한다.

2-6. 식도암 환자가 식도폐쇄를 호소하고 있다. 가장 우선적인 간호진단은?

❶ 연하곤란과 관련된 기도흡인 위험성
② 부적절한 영양섭취와 관련된 영양부족 위험성
③ 신체적 손상과 관련된 신체상 장애
④ 부동과 관련된 무력감
⑤ 섭취 부족과 관련된 수분 전해질 불균형

해설
식도폐쇄, 기도흡인 가능성 등이 우선적인 간호진단이다.

2-7. 식도암 수술을 받고 병실로 돌아온 환자에게 적용할 간호중재로 옳은 것은?

① 매일 목소리를 확인한다.
② 1~2일간 구강간호를 금지한다.
❸ 머리를 45° 올려준다.
④ 드레싱을 1~2일 유지한다.
⑤ 구개반사가 돌아오면 구강으로 수분을 섭취한다.

해설

식도암 수술 후 간호

• 가장 흔한 합병증으로 수술 후 폐합병증과 봉합부전이 있다.
• 되돌이 후두신경의 손상 등이 생길 수 있다.
• 파울러 체위를 취해 주는 것이 가장 좋다(45° 머리를 올리거나 반좌위를 취해 줌).
• 식도암 수술 후에는 감염을 예방하기 위해 하루 4회 정도 구강간호를 실시한다.
• 식도암 수술 후 4~5일 동안은 금식해야 한다.

2-8. 다음 중 식도게실 환자에게 시행하면 안 되는 검사는?

❶ 위내시경 검사
② 바륨 검사
③ 흉부 X-선 검사
④ 전산화 단층 촬영술
⑤ 자기공명영상 검사

해설

식도게실 환자의 진단검사

• 바륨 검사로 게실의 위치를 확인한다.
• 내시경은 게실을 천공시킬 수 있으므로 금기이다.

제4장

위·십이지장 질환
(위장관 삽입 및 위루술, 총비경구적 간호)

1 급성 위염(Acute gastritis)

(1) 역 학
① 위 점막의 염증
② 50~60세 많고, 남성>여성, 흡연, 음주자

(2) 원 인
위 점막의 화학적 자극, 전신 감염, 정서적 긴장 등에 의해 유발되고, 다음 사항에 영향을 받는다.
① 음식 : 다식, 너무 빨리 음식 섭취, 강한 양념, 병원균에 오염된 음식 섭취
② 약물 : 알코올, 아스피린(NSAIDs), 다양한 약물(Digitalis, Steroid)
③ 미생물 : Helicobacter pylori, Salmonella, Staphylococcus
④ 환경적 요인 : 방사선, 흡연
⑤ 자가 면역 : 만성 위염으로 주로 위 체부 침범
⑥ 기타 : 심한 외상, 대수술, 신부전, 심한 화상 환자

(3) 병태생리
① Prostaglandin으로 구성된 점막 방어벽 손상 → 위염 발생
② 염산이 점막에 접촉하여 혈관 손상 → 부종, 출혈, 메스꺼움, 구토·궤양

(4) 증 상
① 상복부 불편감, 복부 압통, 식욕 부진, 오심, 구토, 설사, 발열 등
② 딸꾹질, 출혈

(5) 진 단
① 약물과 음식물 섭취 과거력 여부
② 내시경 검사 + 생검으로 확진

(6) 치료 및 간호

① 내과적 관리

㉠ Phenothiazine계 약물 : 구토 감소

㉡ 제산제(Maalox), 히스타민 수용체 길항제 투여(Zantac) : 통증 감소, 산 중화

㉢ NSAIDs 섭취가 원인이라면 Cytotec 투여 : 위점막 보호, 위산 분비 억제

② 식 이

㉠ 오심, 구토가 완화될 때까지 금식 → 하루 4~6회 소량의 식사로 늘려감

㉡ 자극적 음식, 카페인, 과식 피함

출제유형문제 최다빈출문제

설사와 구토를 하거나 장기 스테로이드 요법을 할 때 나타나는 전해질 불균형은?

① 고칼슘혈증

② 고인산혈증

❸ 저칼륨혈증

④ 저나트륨혈증

⑤ 고마그네슘혈증

해설
저칼륨혈증의 원인
• 설사 및 구토, 장기 Steroid 요법 시
• 이뇨제, 강심제, 부신겉질호르몬, 비위관 흡인, 땀
• 부적절한 포타슘 섭취
• 수분중독
• 알칼리증
• 인슐린 과잉증

2 만성 위염(Chronic gastritis)

(1) 종류 및 병태 생리

① 표재성 위염(Superficial gastritis)
- ㉠ 만성 위염의 대다수를 차지
- ㉡ 원인 : Helicobacter pylori 감염, 위점막의 충혈, 부종, 출혈과 작은 미란

② 위축성 위염(Atrophic gastritis)
- ㉠ 자가면역적 공격 → 염증의 침윤이 점막의 심부로 확산, 위선이 계속 변형
- ㉡ 궤양과 위암으로 진전, 빈혈 동반
- ㉢ 벽세포(Parietal cell)에 대한 항체가 생기며 결국 악성 빈혈 초래, 주세포(Chief cell)의 수도 감소

(2) 증 상

① 식욕부진, 식후 상복부 통증
② 트림, 오심, 구토, 포만감, 신 냄새, 소화불량
③ 양념이 많이 든 음식과 지방음식에 대한 불내성
④ 비타민 B_{12} 흡수 장애로 악성 빈혈 초래
- ㉠ 벽세포에 대한 항체 생성 → 벽세포에서 분비되어 소장에서 비타민 B_{12}의 흡수를 돕는 내인자 분비하지 못함 → 악성 빈혈
- ㉡ 악성 빈혈일 때 비타민 B_{12} 흡수하는 내인자 자체가 부족하기 때문에 구강 비타민 B_{12} 섭취는 도움이 되지 않는다.

(3) 진 단

① 내시경, 조직검사에 의해 확진
② UGI series
③ Helicobacter pylori 감염 검사

(4) 치 료

① 내과적 치료
- ㉠ 담백한 음식을 소량씩 자주 섭취
- ㉡ 제산제, 미주신경 차단제, 진정제 투여
- ㉢ 위점막 보호제, 히스타민 수용체 길항제 투여
- ㉣ 위벽세포 재생을 위한 스테로이드 복용
- ㉤ 악성 빈혈 시 비타민 B_{12} 투여(비경구)
- ㉥ 항생제 : Metronidazole(Fragyl), Clarithromycin(Biaxin)

② 외과적 치료 : 출혈이 잘 조절되지 않을 때

    ㉠ 부분 위절제술

    ㉡ 유문 형성술(Pyloroplasty)

    ㉢ 미주신경 차단술(Vagotomy)

    ㉣ 전체 위절제술(Total gastrectomy)

출제유형문제 최다빈출문제

만성 위염환자의 우선적인 간호중재로 옳은 것은?

① 절대안정을 취하게 한다.

② 헤파린이나 아스피린을 투여한다.

❸ 출혈에 대해 확인한다.

④ 규칙적인 운동이나 걷기를 하도록 한다.

⑤ 식이섬유소가 있는 음식을 제공한다.

해설
만성 위염환자의 간호중재

• 만성 위염은 출혈의 위험이 있으므로 우선적으로 출혈 경향을 확인해야 한다.

• 통증과 불편감을 완화시키기 위해 부드러운 식이를 소량씩 자주 먹도록 한다.

• 카페인, 후추, 겨자, 매운 음식, 아스피린, 스테로이드제제, 화학치료제 등을 피한다.

• 스트레스나 피로, 음주, 흡연 등을 피한다.

• 합병증으로 악성 빈혈과 위암이 올 수 있다.

3 소화성 궤양(Peptic ulcer)

(1) 소화성 궤양의 정의

① 펩신(Pepsin)에 의한 십이지장 근위부, 위식도를 포함한 상부위장관의 궤양성 질환이다.

② 펩신의 공격적 효과가 위와 십이지장의 방어 능력(점막)보다 클 경우 발생한다.

③ 위액(염산, 펩신)이 닿은 곳에서는 어디든지 발생 가능하다.

(2) 역 학

① 서구 인구의 10%에서 발생하고, 위궤양(50~60대)과 십이지장궤양(40~50대)이 호발한다.

② 남성>여성, 갱년기 이후에는 남성과 여성의 발병률이 비슷하다.

③ 십이지장궤양>위궤양

(3) 원 인

① Helicobacter pylori 감염

    ㉠ 십이지장궤양 환자(90%), 위궤양 환자(70%)에게 감염이 발생한다.

    ㉡ Helicobacter pylori 감염자 20명 중 1~2명이 궤양으로 발전한다.

    ㉢ 만성 위염 → 소화성 궤양으로 진전

② NSAIDs 사용자

    ㉠ 사용자(아스피린)의 25%에서 궤양이 발생한다.

    ㉡ 점막 방어기전의 손상 → 점액 생성에 필요한 프로스타글란딘 합성 억제 작용

③ Zollinger-Ellison 증후군 : 췌장의 섬세포(Islet cell)에 드물게 발생하는 Gastrinoma에 의해 가스트린이 비정상적으로 과다분비되어 발생하는 십이지장이나 공장의 궤양 증후군

④ 기타 요인

    ㉠ 가족력

    ㉡ 흡연 : 중탄산염 분비 감소

    ㉢ 알코올 : 산 분비 자극

    ㉣ 차, 커피, 콜라, 우유

    ㉤ 스트레스 → 부신피질 활성화 → 위산 분비 ↑, 점액 생성 ↓

(4) 병태생리

① 위산, 펩신의 분비와 점막의 방어기전 간의 불균형

② 산에 대한 점막의 저항력 약화

    ㉠ 방어기전

      • 점막을 덮는 두꺼운 점액층

      • 위와 십이지장에 있는 표면 상피세포에서 분비되는 중탄산염

ⓛ 점막 방어의 손상

• Helicobacter pylori 감염과 NSAIDs의 만성적 복용

• 프로스타글란딘의 기능 차단(cf. Prostaglandin : 점액을 생산하는 내인성 매개체)

③ 위산분비 과다

㉠ Gastrin(유문부에 있는 세포에서 분비 : 위저부에 있는 위벽세포에서)

㉡ Acetylcholine(미주신경의 콜린성 작용 : 위산분비)

㉢ Histamine(위점막에 분포된 세포에서 존재)

(5) 증 상

① 통 증

㉠ 둔한(Dull), 에는 듯한(Gnawing), 혹은 쓰린(Burning) 통증

㉡ 위산이 병변을 손상시키고 자극하여 통증 발생

㉢ 주기적 통증

㉣ 병변에 산이 닿으면서 주변의 평활근 수축을 야기하는 반사 기전을 자극하여 통증 발생

㉤ 음식물 섭취와 제산제 섭취로 경감

② 가슴 쓰림 : 식도와 위의 가슴 쓰림이 트림과 함께 입으로 옮겨간다.

③ 구 토

㉠ 유문의 근육 경련, 기계적 폐쇄로 인하여 위 내용물이 내려가지 못해 발생

㉡ 심한 통증

④ 십이지장궤양과 위궤양의 비교

구 분	십이지장궤양	위궤양
연령, 성	30~50세, 남>여 3:1 소화성 궤양의 80%	45~54세가 가장 많음, 남＝여
원 인	• 과도한 산분비 • 음식물이 위에서 빨리 비워진다.	점막 방어능력 결함
장 소	유문에서 0.5~2.5cm	위 기저부와 유문부 연결부위, 유문동
HCl 분비	상 승	정상에서 감소
증 상	• 복부 중앙과 상복부의 타는 듯한 통증 • 공복 시 통증(Hunger pain) • 식후 2~3시간 후 통증 • 음식에 의해 완화 • 한밤중에 Pain(예 아파서 자다가 깬다)	• 좌상복부와 등 위쪽의 타는 듯한 느낌 • 식후 30분~1시간 후 통증(음식에 의해 악화) • 구토 후에 완화
제산제	효과 있다.	효과 없다.
영양상태	Good	Poor
출 혈	흑색변>토혈	흑색변<토혈

(6) 합병증

① 출혈(위궤양에서 호발)
　㉠ 잠혈에서 토혈까지 다양, 빈혈이 발생하기도 한다.
　㉡ 경미 : 쇠약감, 발한
　㉢ 내출혈 : 쇼크 증상(저혈압, 빈맥, 심계항진, 발한)

② 천 공
　㉠ 십이지장궤양에서 흔하다.
　㉡ 응급 상황으로 심하고 날카로운 복부 통증(방사통 : 어깨, 등쪽으로 퍼짐)
　㉢ 천공 시 출혈과 함께 위산, 췌장효소, 담즙 등이 복강으로 유출되어 화학적 복막염을 유발하고, 이후 12시간 내에 세균성 복막염 발생
　㉣ 화학적 복막염, 세균성 패혈증, 저혈량성 쇼크 등을 초래
　㉤ 장의 연동운동 감소로 마비성 장폐색
　㉥ 반동 압통을 동반, 복부가 경직되며 나무판자처럼 단단해진다.
　㉦ 빈맥, 빈호흡, 발한, 혈압 하강, 얕은 호흡, 호흡곤란, 불안

③ 폐 색
　㉠ 반복되는 궤양 형성과 치유 과정으로 인해 반흔 형성 → 유문부 폐색
　㉡ 통증, 구토 유발

(7) 진 단

① 신체검진 : 통증, 위 주위 압통, 복부팽만
② UGI series
③ EGD + 생검
④ Helicobacter pylori 검사
⑤ 대변의 잠혈 검사 CBC상 Hct, Hb 수치가 낮아진다.
⑥ 위액검사 : 산의 과다 분비 확인
⑦ 요소 호흡검사(Urea breath test) : Helicobacter pylori의 활동성 감염 유무(Helicobacter pylori균이 요소분해효소를 가지고 있기 때문)

(8) 치료 및 간호

① 내과적 관리
　㉠ 산의 심한 반동이 일어날 위험이 있으므로 사용 중인 항궤양성 약물을 임의로 갑자기 중단하지 않는다.
　㉡ 아스피린이나 NSAIDs류의 약물을 피하는 것이 좋다.
　㉢ 통증을 유발하는 자극적인 음식을 피하기 : 커피, 차, 콜라, 초콜릿 등 카페인 함유 음식, 강한 양념 음식 등

ⓔ 우유는 즉각적 통증의 완화에는 도움이 되나, 우유의 단백질과 칼슘이 산 분비를 자극하여 통증을 다시 일으키고 질병을 악화시키므로 피한다.

ⓜ 식사는 소량씩 일정한 간격으로 자주 섭취해야 하나 너무 잦은 간식은 산 분비를 증가시킨다.

ⓗ 섬유질은 염증이 있는 점막을 자극하므로 잘 씹거나 익힌다.

ⓢ 음주 및 흡연 자제 : 알코올은 강한 위산분비 촉진제이며, 흡연은 궤양 재발률을 증가시킨다.

ⓞ 심한 운동을 피하고 정신적, 신체적 휴식을 취하여 스트레스를 완화시킨다.

ⓩ 보통 경미한 증상에는 입원의 필요성이 없으며 꾸준한 내과 치료만 받아도 된다.

ⓩ 지속적인 상복부 통증이나, 갑작스런 심한 복통, 흑색변, 지속적인 구토, 갈색인 구토물 등의 증상이 있을 시 즉시 병원에 오도록 하며 입원이 필요하다(이러한 증상은 궤양 합병증인 위장관 출혈, 천공 및 폐색을 의미).

ⓚ 궤양 재발이 있을 수 있으므로 증상을 숙지하며, 꾸준한 치료를 받도록 한다.

ⓣ 소화성 궤양의 약물치료

위액 분비를 아예 못하게 → 분비 억제제	• Histamine 수용체 길항제
	  – 위세포의 H_2 결합
	  – 산 분비를 촉진하는 히스타민 방출 차단 → 염산 분비 방해
	    (예) Cimetidine(Tagamet), Ranitidine(Zantac), Famotidine(Pepcid),
	    Nizatidine(Axid) 등)
	• Proton Pump 억제제
	  – $H^+ K^+$ –ATPase를 억제하여 산분비 억제
	  – Omeprazole(Prilosec), Esomeprazole(Nexium)
	• 부교감신경 차단제
	  – 미주신경 자극감소 → 위 운동, 위액분비↓
	  – Dicyclomine hydrochloride(Bentyl)

분비된 위액 중화 → 제산제	• 식사 1~3시간 후, 취침 시 복용, 증상 완화 • Aluminum hydroxide(Amphojel) 부작용 : 변비 • Magnesium oxide(Mag–Ox) 부작용 : 설사 • Aluminium–Magnesium 합성체 : Riopan, Maalox, Mylanta, Gelusil
점막 방어벽 보호	• Prostaglandin 합성 증가 → 점막생성 자극, 위산분비 억제 – Sucralfate(Carafate), Misoprostol(Cytotec)
항생제 → H. pylori 사멸	• Amoxicillin, Tetracycline • Metronidazole(Fragyl) • Clarithromycin(Biaxin)

② 외과적 관리

㉠ 위의 산 분비 능력 감소, 악성병변 제거, 응급상태 치료, 내과적 중재로 치료되지 않는 환자 치료

㉡ 수술 전 투약

  • Neomycin : 피부 및 점막 감염에 광범위하게 사용

  • Mycostatin : 진균 감염 감소

㉢ 미주신경 절단술(Vagotomy) : 위산 분비를 줄이고 위동의 기능을 보존한다.

㉣ 유문형성술 : 유문부 입구를 넓혀 주는 수술, 위 정체를 예방하고 위 배출을 강화한다(내용물이 빨리 비워지게 되면 산 분비가 감소함).

ⓜ 위동절제술(Antrectomy) : 위 하부의 가스트린 생성 부위인 전위동을 절제

ⓗ 부분 위 절제술(Subtotal gastrectomy)

Billroth Ⅰ	Billroth Ⅱ
위와 십이지장 문합	위와 공장 문합
Dumping syndrome 발생 감소	Dumping syndrome 빈발 십이지장 궤양 치료에 자주 이용

미주신경 절단술
Vagotomy

미주신경 절단술

유문-가로로 절개
Pylorus-note transverse incision

세로로 병합
Longitudinal suture

유문형성술

저부
Fundus

위전정부절제술
Antrectomy

십이지장
Duodenum

십이지장 문합
Duodenal anastomosis

Billroth Ⅰ
위십이지장 문합술

저부
Fundus

위전정부절제술
Antrectomy

공장문합
jejunal anastomosis

공장
jejunum

Billroth Ⅱ
위공장 문합술

ⓢ 전체 위절제술(Total gastrectomy) : 광범위한 위암에 대한 수술로 식도와 공장을 문합

ⓞ 수술 후 합병증
- 변연궤양(Marginal ulcer) : 위산이 수술부위에 접촉하여 생기는 궤양
- 알칼리 역류 위염 : 십이지장 내용물에 의해 생기는 알칼리 역류 위염
- 급성 위확장 : 상복부 통증, 빈맥, 저혈압, 포만감, 딸꾹질, 오심
- 출혈 : 비장 손상 또는 결찰 부위가 풀어져서 발생
- 영양 문제 : 비타민 B_{12}와 엽산의 결핍, Ca^{2+} 대사 이상, Ca^{2+}와 비타민 D 흡수 감소
- 급속이동증후군(Dumping syndrome)
- 악성 빈혈 : 내인자를 분비하는 위점막 세포가 손실되었거나 말단 회장에서 비타민 B_{12}의 흡수가 방해를 받기 때문
- 무기폐 : 수술 직후 통증 → 심호흡과 기침 곤란 → 폐포 내의 분비물 축적(심호흡 기침 격려, 조기 이상으로 예방 가능)

ⓩ 위절제술 비위관삽입
- 목적 : 수술 후 연동운동 감소로 인한 가스와 체액의 축적과 관련하여 생긴 압력을 완화하기 위하여 삽입

- 튜브 배액이 잘되지 않을 때는 환자의 자세를 변경하거나 처방에 따라 생리식염수로 부드럽게 세척할 수 있음
- 비위관이 막히는 경우 : 오심, 구토, 복부팽만, 설사 발생
- 과도한 위액 흡인 시 위산을 제거하므로 대사성 알칼리증이 발생할 수 있음
- 장음이 회복될 때까지 비위관 유지

③ 급속이동증후군(Dumping syndrome)

㉠ 위절제술 후에 잘 발생, Billroth Ⅱ 방법 시술 후에 호발

㉡ 초기 : 식후 5~30분에 발생, 수술 후 6~12개월 후 소실

- 섭취된 음식물이 정상적인 십이지장의 소화과정을 경유하지 않고 너무 빨리 공장으로 들어가기 때문에 발생
- 고장성 음식물을 등장성 혼합물로 전환시키기 위하여 세포외액이 장속으로 급속히 이동 → 빠른 수분이동으로 인한 순환혈액량의 급격한 감소로 인함
- 증상 : 어지러움증, 빈맥, 실신, 발한, 창백, 심계항진, 설사, 오심

㉢ 후기(식후 저혈당) : 식사 2~3시간 만에 발생

- 공장 안으로 고탄수화물 음식이 너무 빨리 들어가 혈당이 급격히 상승 → 인슐린의 과도 분비 → 저혈당 초래
- 증상 : 일반적인 저혈당 증상(허약, 발한, 혼돈, 심계항진, 불안 등)

㉣ 간 호

- 식이 : 고단백, 고지방, 저탄수화물, 수분이 적은 식이, 한번에 소량씩 섭취 (고지방식이 섭취 시 위 내 정체율 증가)
- 체 위
  - 식사 시 : 횡와위, 반횡와위
  - 식후 : 앙와위, 좌측위
- 식사 1시간 전, 식사 시, 식후 2시간까지는 수분섭취 제한

출제유형문제 최다빈출문제

3-1. 십이지장궤양 환자에게 위산분비를 감소시키기 위해 투여하는 약물은?

① 아목시실린
❷ 오메프라졸
③ 칼슘탄산염
④ 메트로니다졸
⑤ 콜로르프로마진

해설
Proton pump 억제제
- 수소이온과 칼륨이온, ATPase에 공유결합해서 위산분비의 마지막 단계인 양자 펌프를 비가역적으로 억제하여 위산분비를 장시간 억제하는 약물이다.
- Omeprazole, Esomeprazole 등이 있다.

3-2. 응급실에 남자 환자가 복통을 주호소로 방문하였다. 10년 간 하루 소주 2병씩의 음주와 1갑의 흡연을 하였다. 통증 점수는 7점이었다. 검사 결과 헬리코박터균이 양성이었다면 이 환자에게 내릴 수 있는 간호진단 중 우선순위가 가장 높은 것은?

① 과도한 음주와 관련된 체액불균형
❷ 위장관염과 관련된 급성 통증
③ 위장관염과 관련된 자가간호결핍
④ 과도한 흡연으로 인한 가스교환 장애
⑤ 위장관염과 관련된 영양장애

3-3. 십이지장궤양의 발생원인은?

① 위 배출시간 지연
② 가스트린 분비 감소
❸ 미주신경 과다자극
④ 위의 벽세포수 감소
⑤ 프로스타글란딘 분비과다

3-4. 55세의 여성 김씨는 관절염으로 타이레놀을 주기적으로 복용하고 있다. 비스테로이드성 항염제(NSAIDs)가 소화성궤양을 초래하는 이유는?

① H-pylori 감염을 촉진시킨다.
② 위점막의 혈액 순환을 방해한다.
❸ 위의 점액세포에서 점액 생성을 억제한다.
④ 위의 벽세포 자극으로 위산분비를 증가시킨다.
⑤ 위장관 운동을 지연시켜 위내용물 정체를 유발한다.

3-5. 다음 중 십이지장궤양을 의심할 수 있는 통증은?

① 구토로 완화되는 통증
❷ 야간에 발생하는 통증
③ 식사 30분~1시간 후 통증
④ 음식섭취로 악화되는 통증
⑤ 방사되지 않은 상복부의 둔한 통증

3-6. 다음 중 위암을 확진할 수 있는 검사로 옳은 것은?

❶ 위 조직 생검   ② 위 내시경
③ 종양지표자 검사   ④ 초음파 검사
⑤ 흉부 X-선 검사

3-7. Billoth II 수술을 한 환자에게서 빈맥, 발한, 창백함 등의 증상이 나타났을 때의 중재로 옳은 것은?

① 한꺼번에 많은 양의 식사를 한다.
② 고탄수화물 식이를 한다.
③ 저지방 식이를 한다.
❹ 밥 먹고 30분 앙와위를 취해 준다.
⑤ 식사 중에 수분을 적절히 섭취한다.

해설
급속이동증후군이 나타날 경우 식후 20~30분간 측위 또는 앙와위로 휴식하게 하고 식전이나 식사 시 또는 식후에는 수분섭취는 줄인다.

3-8. 위절제수술 후 악성빈혈이 발생하는 이유로 옳은 것은?

① 위 점막에서의 Vitamin B_{12} 분비 저하
② 내인자와 결합한 외인자의 증가
③ 위 점막의 점액세포에서 점액 분비 결핍
④ 위 점막의 주세포(Chief cell)에서 외인성 인자가 분비 결핍
❺ 위 점막의 벽세포(Parietal cell)에서 내인성 인자가 분비 결핍

해설
악성빈혈은 내인자가 분비되지 않아 발생한다. 내인자의 분비장애는 위 점막의 위축이나 자가면역반응에 의한 벽세포의 파괴로 인해 유발된다. 이는 내인자를 분비하는 위점막 세포가 손실되었거나 말단 회장에서 비타민 B_{12}의 흡수가 방해를 받기 때문이다.

3-9. 위절제술을 받은 환자가 식후 어지러움과 빈맥, 심계항진의 증상을 호소했다. 이때 간호 중재로서 옳은 것은?

① 식사 후 앉아 있도록 교육한다.
② 식사 중 물을 자주 섭취하도록 한다.
③ 농축된 당을 섭취하도록 한다.
④ 식사 후 운동을 하도록 격려한다.
❺ 소량씩 자주 섭취하도록 한다.

해설
Dumping syndrome의 간호중재
• 식사 중 수분섭취를 제한한다.
• 저탄수화물, 고지방, 고단백 식이를 한다.
• 항콜린제제, 세로토닌 길항제를 복용한다.
• 소량씩 자주 식사한다.
• 식후 20~30분간 바로 눕게 하거나(앙와위) 측위를 취하게 한다.
※ Dumping syndrome 이란?
  고삼투성 음식이 공장 내로 급속히 들어가 삼투작용으로 인해 수분이 혈류 내에서 공장 내로 급속히 이동하게 되고 그 결과 순환 혈액량이 급격히 감소하여 나타나면서 어지럼증, 빈맥, 실신, 발한, 창백함, 심계항진, 설사, 오심 등이 나타나는 것

3-10. 부분위절제술을 받은 환자가 식후 2~3시간 후에 어지럼, 발한, 손떨림 증상이 있을 때 제공해야 할 식사는?

① 저퓨린 식사
② 저지방 식사
③ 저단백 식사
④ 저칼륨 식사
❺ 저탄수화물 식사

해설
문제의 사례는 덤핑증후군으로 고단백, 고지방, 저탄수화물 식이가 필요하며, 수분섭취도 일정부분 제한해야 한다.

3-11. 위절제술을 한 환자가 식후에 어지럼증과 발한, 설사, 오심을 호소한다. 이 환자에게 적용하면 안 되는 간호중재는?

① 고탄수화물 식이를 제한한다.

② 고지방식이를 제공한다.

❸ 수분과 함께 식사한다.

④ 식후 앙와위를 취한다.

⑤ 소량씩 자주 식사한다.

해설

Dumping syndrome의 간호중재
• 식사 중 수분섭취를 제한한다.
• 저탄수화물, 고지방, 고단백식이를 준다.
• 항콜린제와 Serotonin 길항제가 도움이 된다.
• 소량씩 자주 식사하며, 식후 20~30분간 앙와위 또는 측위를 취한다.

4 위 암

(1) 역 학

① 남자 > 여자

② 50~60세

③ 선암(Adenocarcinoma : 90%), 악성 임파종(Malignant lymphoma)

(2) 원 인

① Helicobacter pylori균

② 식이 : 훈제, 소금에 절인 식품, 고농도의 질산염, 과일과 채소 섭취 부족

③ 유전적(가족력)

④ 낮은 사회경제적 수준

⑤ 흡연, 발암물질

⑥ 만성 무염산증(염산결핍증), 악성 빈혈, 융모 선종, 만성 위축성 위염, 위궤양

(3) 병태 생리

① 위내막 점액분비세포에서 발생

② 위의 하부, 유문부의 소만곡 부위, 유문동 부위 빈발

③ 직접 췌장으로 전이되거나 림프선, 혈행을 따라 간, 폐, 뼈로 전이된다.

(4) 증 상

① 증상이 늦게 나타나 위암 진단이 늦게 내려지질 때가 많다.

② 애매하고 불확실한 증상, 서서히 진행성으로 나타난다(체중 감소, 막연한 소화불량, 식욕부진, 포만
감, 경미한 불변감).

③ 연하곤란, 폐색(유문부 근처 발생)

④ 혈액 손실로 인한 빈혈, 잠혈, LDH 수치가 높다.

⑤ 덩어리가 만져짐, 복수, 전이로 인한 뼈 통증(말기 증상), 심한 체중 감소

(5) 진 단

① UGI series

② 위내시경 + 생검, 세포학적 검사

③ CT : 질병의 단계 결정, 전이 여부 확인

(6) 치 료

① 외과적 관리 : 부분, 전체 위절제술

② 항암요법, 방사선 치료 : 수술 후 병행

(7) 간호중재

① 통증 조절

    ㉠ 진통제

    ㉡ 비약물 요법 : 전환요법, 마사지, 심상요법

② 영양 관리

    ㉠ 담백한 음식 소량씩 자주 섭취

    ㉡ 고칼로리, 비타민 A, C, 철분이 많이 함유된 음식 섭취

    ㉢ 전체 위절제술 후 비타민 B_{12} 섭취(평생 투여)

    ㉣ 식전, 식후 30분 동안 물 섭취 피함, 탄산음료 제한

    ㉤ 폐색 등으로 구강 섭취가 어려울 때 필요시 TPN, 공장루술에 의한 위관 영양

    ㉥ 섬유소가 많은 음식은 위에 부담을 줄 수 있으므로 피하는 것이 좋다.

③ 정기적 추후 검사(재발 가능)

(8) Levin tube

① 삽입 목적

    ㉠ 감압 : 폐색으로 인한 압력 완화, 부종이나 운동력 저하로 인한 팽만 감소

    ㉡ 세척 : 중독 또는 상부 위장관 출혈에 대한 응급치료

    ㉢ 위액 분석·질환의 원인 확인을 위한 검체 획득

    ㉣ 음식물과 약물의 투여

② 삽입 방법

    ㉠ 15~20분간 튜브를 얼음에 재워 둠

    ㉡ 좌위(high Fowler's position)

    ㉢ 길이 : 코끝−귓불−검상돌기까지 더한 길이 표시

    ㉣ 15~20cm까지 수용성 윤활제 바름

    ㉤ 머리를 약간 뒤로 젖히고 비강을 통해 튜브 삽입

    ㉥ 숨을 천천히 들이마시도록 함

    ㉦ 인두에 튜브 도달 시 고개를 약간 숙이게 하고(기도가 좁아지고 식도가 넓어짐) 꿀꺽 삼키는 동작(빨대로 물을 조금 마시게 함)

    ㉧ 계속 구역질 시 튜브가 꼬였는지 확인

    ㉨ 기침, 청색증 시 즉시 제거

    ㉩ 표시된 위치까지 삽입 후 튜브 위치 확인

        • 주사기로 10~20mL 공기 주입 : 위를 청진해서 '쉭' 소리 확인

        • 위 내용물을 흡인 : 내용물 pH 0~4

    ㉪ 튜브고정

③ 삽입 후 간호

　　㉠ 구강 및 비강간호

　　　• 입술, 코끝 : 윤활제나 바셀린을 발라 주어 헐지 않게

　　　• 가습기 : 비강 및 점막이 마르지 않게

　　㉡ 배액량, 색깔, 냄새 관찰 : 오심, 구토, 복부팽만감 관찰

　　※ 배액의 정상색깔

　　　• Greenish yellow color(위장 내용물)

　　　• 위가 비었을 때 Mucus 포함한 Clear liquid

　　　• 위 수술 후 : 적은 양의 Bright blood

　　㉢ Tube 제거 : 배액량이 많지 않고, Gas out 되고, 청진 시 Bowel sound 들리면 튜브를 막고, 숨을 들이마신 상태에서 튜브 제거

④ 비위관 배액 시 유의점

　　㉠ 비위관 끝의 구멍이 적절한 위치에 놓여 있지 않을 경우 구멍으로 배액이 되지 않는다.

　　㉡ 비위관의 내강이 좁은 경우 주사기로 흡인할 때 흡인 압력으로 인하여 내강이 쪼그라들거나 비위관 입구가 위벽에 밀착되므로 내용물이 흡인될 수 없다.

　　㉢ 이럴 경우 구멍과 배액이 만나도록 체위를 변경하거나 비위관을 2~3cm 더 삽입하여 보거나 비위관을 돌려볼 것

　　㉣ 과도한 위액 흡인 시 위산을 제거하므로 대사성 알칼리증이 발생할 수 있다.

⑤ 위관영양 방법

　　㉠ 환자에게 설명을 하고 체위는 좌위나 반좌위를 취하게 하며 불가능하면 오른쪽으로 누운 자세를 취하게 한다.

　　㉡ 위관주입구에 주사기를 삽입한 후 가볍게 흡인하여 위관의 위치와 소화 정도를 확인한다.

　　㉢ 위관영양 시 음식물로 인한 위관 폐쇄를 예방하기 위해 음식 투입 전과 후에 각각 물 30~50cc를 주입

　　㉣ 찬 음식은 소화 불량을 일으키므로 피하며, 빠른 주입은 위에 부담을 주므로 천천히 중력에 의해 주입해야 한다.

　　㉤ 매 주입 때마다 관을 바꾸면 식도 손상의 위험이 있다.

　　㉥ 위관영양이 끝난 후 공기가 들어가거나 오염이 되지 않도록 관을 막는다.

4-1. 비위관을 가지고 있는 환자의 증상 중 즉시 의사에게 알려야 할 증상은?

① 설 사
❷ 청색증
③ 심한 기침
④ 음식주입의 거부
⑤ 주입 4시간 후 잔여량 50cc 이상

해설

경관영양 시 가장 흔한 합병증으로 기도 흡인에 의한 무기폐와 폐렴이 나타날 수 있다. 청색증 시 바로 의사에게 보고해야 한다.

4-2. 비위관 세척을 위해 생리식염수를 주입한 후 빼려고 하는데 나오지 않을 경우 가장 우선적인 조치는?

① 비위관을 교체한다.
② 생리식염수를 5~10mL 다시 주입해 본다.
③ 주사기로 주입한 만큼 힘을 주어 빼낸다.
❹ 비위관을 2~3cm 더 삽입하여 흡인한다.
⑤ 흡인기에 비위관을 연결하여 압력을 높게 하여 흡인한다.

해설

비위관의 내강이 좁은 경우
• 주사기로 흡인할 때 흡인 압력으로 인하여 내강이 쪼그라들거나 비위관 입구가 위벽에 밀착되므로 내용물이 흡인될 수 없다.
• 이때는 체위를 변경하거나 비위관을 2~3cm 더 삽입하여 흡인한다.

4-3. 철분 결핍 환자가 철분을 섭취할 때 흡수를 중단하기 위해 함께 먹으면 좋은 영양소는?

① 엽 산
② 비타민 K
❸ 비타민 C
④ 단백질
⑤ 칼 슘

해설

철분제 복용
철분제는 비타민 C 제제나 오렌지 주스 등과 함께 마시면 도움이 된다.

4-4. 악성 빈혈 환자의 신경계 증상을 예방하기 위해 투여해야 하는 영양소는?

❶ 비타민 B_{12}
② 철 분
③ 엽 산
④ 칼 슘
⑤ 비타민 C

해설

악성 빈혈
• 내인자 분비 장애로 인한 비타민 B_{12} 흡수 불능의 만성적인 거대적아구성 빈혈
• 치료는 비타민 B_{12} 근육주사를 평생 투여해야 한다.

제 5 장

소장, 대장 질환

1 급성 염증성 질환

(1) 충수염(Appendicitis)

충수의 급성 염증으로 10~20대 젊은 연령층에 호발한다.

① 원 인

ㄱ 충수관강 폐색(주원인 : 분석(Fecalith))

ㄴ 충수의 꼬임, 장벽의 섬유상태

ㄷ 예방이 가능하지 않으므로 조기 발견이 중요하다.

② 병태생리

충수의 관강 폐색 → 관강 내부 압력 증가 → 정맥 배액 감소 → 박테리아, 점액 축적 → 염증, 천공 → 복막염

③ 증 상

ㄱ 파동(Wave) 형태의 통증이 있고, 전형적으로 상복부와 배꼽 주위에서 시작된다.

ㄴ McBurney's point(RLQ 1/3)로 국소화

※ McBurney's point : 배꼽과 전상장골극(Anterior superior iliac spine) 가운데 지속성·반동성 압통이 있고, 통증 완화를 위해 무릎을 구부린 자세로 누워 있는다.

ㄷ 지속적 통증, 반동성 압통(Rebound tenderness)

• 통증 후 구토 시작, 오심, 식욕 소실, 약간의 미열

• 백혈구 증가($10,000mm^3$ 이상), 약간의 설태

④ 진 단

ㄱ McBurney's point의 눌렀다 뗄 때 압통

ㄴ Rovsing's sign 양성 : Mcburney's point의 대칭 부위(LLQ)에 압력을 가하면 Mcburney's point(RLQ)에 통증을 느낀다.

ㄷ 백혈구수 증가($10,000{\sim}15,000/mm^3$)

ㄹ 복부 X-ray 촬영

ㅁ 초음파 검사

⑤ 치료 및 간호중재

    ㉠ 충수절제술 : 증상이 나타나고 24~48시간 내에 충수를 제거하는 것이 목표

    ㉡ 천공 시 항생제 투여와 외과적 배액법 사용

    ㉢ 복막 감염 예방 관리

⑥ 합병증

    ㉠ 충수천공(10~32%) → 복막염(Peritonitis), 농양(Abscess) → 열, 복부통증, 복부압통

    ㉡ 통증조절

      • 진단이 확정될 때까지 진통제 투여 금지

      • 관장이나 완화제, 복부에 열요법 적용 절대 금지

      • 수술 후 통증 조절

    ㉢ 감염관리

      • 수술 전 항생제 투여

      • 통증관찰

      • 수술 전 : NPO

      • 수술 후 : 조기 이상, 감염예방, 충분한 수분섭취

(2) 복막염(Peritonitis)

① 원 인

    ㉠ 내장을 덮고 있는 복막의 염증으로, 복부 장기 질환의 합병증으로 많이 발생

    ㉡ 복강 내 장기 염증, 파열, 천공으로 인한 박테리아 감염

    ㉢ 외상, 외과적 상해, 복강 외 장기(신장)의 감염

    ㉣ 충수돌기염, 게실염, 천공성 궤양, 장 천공이 주요 원인

    ㉤ 원인은 다른 질병으로 인한 2차적 결과이므로 원인 질환 치료가 곧 예방이다.

② 병태생리

장의 염증성 반응 → 혈액이 장의 염증부위로 몰림 → 장의 연동 중지, 수분과 공기가 내강에 남게 됨, 장 내강 압력 증가, 장 내로 수분 분비 증가 → 복통, 복압 상승 → 순환 혈액량 감소 → 호흡곤란 → 염증 과정으로 인해 산소 요구량 증가

③ 증 상

    ㉠ 복통 : 반동 압통(Rebound tenderness)으로, 병변 부위의 반동 압통이 심하고 근육이 강직되고 경련이 있다.

    ㉡ 복부 팽만과 마비성 장폐색(초기) : 장음소실 → 수분이동, 탈수, 대사성 산증

    ㉢ 오심, 구토, 미열

    ㉣ 얕고 빠른 호흡, 빈맥, 안절부절못함, 허약, 창백, 발한

④ 진 단

    ㉠ WBC 20,000mm^3 이상으로 증가

    ㉡ 복부 X-ray(장의 확장, 장벽의 부종 확인), CT 또는 초음파 촬영(복강 내 액체나 농양 발견)

    ㉢ 수분 및 전해질 불균형 증상(K$^+$, Na$^+$, Cl$^-$)

⑤ 치료 및 간호중재

　㉠ 내과적 관리

　　• 감염관리

　　　– 광범위 항생제 투여

　　　– NPO

　　　– 수술 후 패혈증, 쇼크와 같은 합병증 발생 감시

　　　– 좌위 : 농이 골반강에 국한되도록 한다.

　　• 체액관리

　　　– 수액 및 전해질 Ⅳ 공급

　　　– 장관을 삽입하여 감압

　　　– 오심과 구토 감소 : 진통제 투여

　㉡ 외과적 관리 : 원인을 찾아내고 화농성 액체를 배액하고 상처복구를 위한 수술

⑥ 합병증

　㉠ 전신 패혈증

　㉡ 패혈증과 순환 혈액량 감소로 인한 쇼크

(3) 게실염(Diverticulitis)

① 역 학

　㉠ S상 결장에 90% 이상 발생(대변을 직장으로 내보내기 위해 높은 압력 필요)

　㉡ 80세 이상이 50%

　㉢ 비 만

　※ 게실염의 상태

　　• 게실(Diverticulum) : 근육막을 통해 장 점막층이 탈장되거나 돌출되어 나온 것

　　• 게실증(Diverticulosis) : 장벽의 비염증성 주머니(게실)가 여러 개 생긴 것

　　• 게실염(Diverticulitis) : 게실에 있는 음식 혹은 박테리아가 감염이나 염증을 유발한 상태

② 원 인

　㉠ 저섬유식이로 인한 변비

　㉡ 장근육의 위축, 허약, 장관강 내의 압력 증가

　㉢ 노화로 인한 근육량과 콜라겐 소실

　㉣ 게실에 팝콘, 씨가 있는 오이 등 소화하기 어려운 섬유질의 음식이 들어갈 경우 염증 유발

③ 병태생리

　㉠ 장관강 내 압력증가 대장 부피 감소(저섬유성 내용물) → 내장벽의 근육 약화 → 근육의 약한 부분으로 대장의 점막과 점막하층이 돌출하여 게실 형성

　㉡ 게실의 폐쇄 → 염증반응

　㉢ 주위 장벽으로의 염증 확대 → 대장의 과민성과 강직성 증가

　㉣ 농양 형성, 복막염, 혈관 침식, 출혈 유발

④ 증 상
　　㉠ 배변습관 변화(설사, 변비)
　　㉡ 왼쪽 하복부에 둔한 통증, 게실염 시 쥐어짜는 듯한 통증
　　㉢ 미열, 식욕부진, 허약감, 피로, 잠혈, 철 결핍성 빈혈

⑤ 진 단
　　㉠ 복부 X-ray, CT, 대장내시경
　　㉡ 급성 게실염일 때 바륨 관장, 결장 내시경 금기(천공 위험)
　　㉢ 직장 병변 시 직장수지검사로 부드러운 덩어리 촉진
　　㉣ 대변 잠혈검사

⑥ 치 료
　　㉠ 내과적 치료
　　　• 급성 시 통증, 염증, 열이 안정될 때까지 금식, 비위관 삽입, 정맥으로 수분 공급
　　　• 항생제 투여
　　　• 진통제 투여(마약성 진통제는 분절운동과 내관강 내 압력을 증가시키므로 금기)
　　㉡ 외과적 치료 : 폐색, 농양, 치질, 천공 등이 발생한 경우 실시
　　　• 병변 S상 결장을 잘라내고 문합(연결)
　　　• 병변 부위를 잘라내고 일시적 대장루를 만든 후 일정기간 지난 후 재문합

⑦ 합병증
　　㉠ 복막염, 농양, 출혈
　　㉡ 천공, 누공
　　㉢ 장폐색

⑧ 간호중재
　　㉠ 게실증일 때
　　　• 정상 배변 양상-2L/일 이상 수분섭취, 고섬유성식이, 운동, 규칙적 배변, 배변을 도와주는
　　　　약물 복용, 변비 예방
　　㉡ 통증 완화 : 진통제 투여, 항경련제 투여
　　㉢ 합병증 감시 및 관리 : 천공 증상 및 증후 관찰(복부 통증, 복부 강직, 압통, WBC 수치 상승)
　　㉣ 급성 게실염 또는 악화기에는 금식, 고섬유성식이는 피해야 한다(분변 양이 많아지면서 게실부에
　　　쌓일 수 있으므로).
　　㉤ 복압 상승 금지 : 대변 시 힘주기, 무거운 물건 들기, 꽉 끼는 옷, 허리 구부리기

출제유형문제 최다빈출문제

장게실염 환자의 재발 예방을 위한 퇴원교육 내용은?

① 수분섭취 제한
② 육류 섭취 권장
③ 일상생활활동 제한
④ 저섬유질 식사 섭취
❺ 무거운 물건 들지 않기

해설

장게실염(결주머니)염 환자의 간호중재
• 저잔류 식이를 시행한다.
• 하루 2L 이상의 수분을 섭취한다.
• 복압을 증가시키는 행동은 금지한다(무거운 물건 들기 등).

❷ 염증성 장질환(Inflammatory bowel disease, IBD)

(1) 염증성 장질환 정의

① 크론병 : 소화관의 어느 부위에서나 불연속적으로 생길 수 있는 만성·재발성 질환으로, 만성 염증성 자가면역질환이다.

② 궤양성 대장염 : 결장 전체에 걸쳐 부종과 점막궤양을 특징으로 하는 염증으로, 자가면역질환이다.

(2) 염증성 장질환 분류

구 분	크론병(Crohn's disease)	궤양성 대장염(Ulcerative colitis)
역 학	• 20대 • 발병의 남녀 비율은 같다. • 회장의 원위부, 결장에 주로 발생	• 30~50세 • 가족적 성향 • 직장, 결장, 말단부위 : S상 결장, 하행 결장

병태생리	• 병변이 분리된 분절에서 발생
	• 장벽이 두꺼워짐 → 장관이 좁아짐
	• Peyer's patches : 부종이 생겨서 두껍게 부풀어 오른 보라색 병변(조약돌 모양의 점막)
	• 육아종(Granuloma) 발생
		• 염증성 침윤
		  – 화농성 분비물, 괴사, 궤양 발생
		  – 2차 감염으로 점막, 점막하 조직의 염증성 반응
		  – 치료되면서 결장이 좁아지고 반흔 남음

증 상	• 설사, 지방설사, 악취, 발열, 오심, 구토 • 복통 : RLQ 경련성 복부 통증, 식후에 악화 • 소장에 이환 : 심한 체중 감소 • 빈혈, 고열	• 질병 악화와 완화가 반복 • 출혈성 설사(중증일 때 : 10~20회/일) • LLQ 반동 통증 • 발열, 체중 감소, 빈혈, 빈맥, 탈수
합병증	• 장폐색(병변조직 두꺼워져 연동운동제한) • 협착과 누공 형성 • 영양 결핍	• 천공, 출혈 • 중독성 거대 결장 • 직장결장암 위험 증가

(3) 염증성 장질환 치료

① 약물 치료

  ㉠ 5-AminoSalicylie Acid(5-ASA) : 장 점막과 직접 접촉하여 위장관 염증 감소(Sulfasalazine)

  ㉡ 부신피질 호르몬(Steroid) : 염증 치료(Prednisone)

  ㉢ 면역 억제제 : 만성적 Crohn's병이나 합병증이 있을 때보다 효과적

  ㉣ 부교감 신경 차단제 : 결장 휴식, 위·결장 반사작용 감소

  ㉤ 항생제 : 2차 감염 예방 및 치료(Metronidazole)

  ㉥ 지사제 : 위장관 운동 감소

② 식 이

  ㉠ 자극이 없으면서 칼로리, 단백질, 무기질이 풍부한 음식 섭취

  ㉡ 저잔여, 저지방 식이(장이 쉴 수 있도록), 공장 상부에서 소화되는 균형 잡힌 식사

  ㉢ 총비경구적 영양 : Crohn's병에 더 효과적

  ㉣ 비타민 B_{12} 공급

  ㉤ 초콜릿, 레몬주스, 찬 음료, 씨앗류 피하기

③ 외과적 치료

　㉠ 회장루 형성술(Ileostomy) : 전체 직장·결장 절제술, 영구적 항문 폐쇄

　㉡ 회장·직장 문합술(Ileorectal anastomosis)

　㉢ 회장·항문 저장소술(Ileal pouch-anal anastomosis) : 직장, 항문이 정상일 때, 결장 전체를 제거하고 직장 근육만 남기고 점막 제거, 직장 조임근 보존 가능

　㉣ 조절성 회장루술(Kock pouch) : 회장 말단부로 주머니를 만들고 외부 주머니가 필요 없다. 현재 거의 이용하지 않는다.

(4) 간호중재

① 배변 조절

　㉠ 지사제(Antidiarrhotica) 투여 : 설사 조절

　㉡ 배변 양상관찰

　㉢ 항문 주변 피부 관리

　㉣ 설사로 인한 수분 전해질 불균형 조절

② 영양 관리 : 충분한 열량, 단백질의 균형식이 필수

　㉠ 소량씩 자주 섭취

　㉡ 저잔여식이, 저지방식이, 유제품 제한

　㉢ 체액 및 전해질 손실, 흡수불량일 때 : 비경구 영양

③ 통증조절

마약성 진통제 사용금지(증상 감춰질 수 있기 때문), 통증경감(항콜린성 약물, 항경련제 투여), 복부에 온습포(급성기 제외)를 사용한다.

④ 수술 후 합병증 관리

　㉠ 설 사

　　• 재흡수되지 않은 소화액에 의해 장루 피부 찰과상 야기

　　• 전해질 불균형 야기

　　• 간 호

　　　– 장운동이 정상으로 돌아올 때까지 고형식이 금지

　　　– 물, 붉은 차, 맑은 고기국물 등을 권함

　㉡ 변비 : 간호–저잔여식이, 수분섭취 권장

⑤ 긍정적 신체상

　㉠ 자조그룹 참여

　㉡ 자신의 장루와 모습에 대해 느끼는 점을 말로 표현하도록 격려

　㉢ 장루에 마찰을 가할 수 있는 꽉 끼는 옷이나 의복 제한

출제유형문제 최다빈출문제

2-1. 다음 중 크론병에 비해 궤양성 대장염에서 두드러지는 특성은?

① 설 사　　　　　❷ 혈 변
③ 발 열　　　　　④ 복부통증
⑤ 체중감소

해설
크론병은 지방변이고 궤양성 대장염은 혈변이 나타나는 특징이 있다.

2-2. 궤양성 대장염 환자에게 약물 Sulfasalazine을 투여 중이다. 이 환자에게 결핍될 수 있는 것은?

① 인　　　　　　❷ 엽 산
③ 칼 슘　　　　　④ 철 분
⑤ 나트륨

해설
Sulfasalazine은 엽산의 흡수를 방해한다.

안심Touch

3 결장직장암

(1) 결장직장암의 역학

① 대부분 선암(Adenocarcinoma)

② 암발생률 : 3위, 50~60대

③ 호발부위

㉠ 직장, S상 결장, 상행결장

㉡ 대부분 선종성 용종(Adenomatous polyp)에서 시작

(2) 위험 요인

① 연령 : 50세 이상

② 가족력

③ 비만, 흡연

④ 결장 용종(Polyp)이나 선종

⑤ 식생활(저섬유, 고지방 식이, 정제된 음식), 생활환경의 변화(좌식, 사무직)와 발생률 간에 높은 상관관계가 있다.

⑥ 염증성 장질환

(3) 병태생리

① 저섬유식이 → 변생성 소량 → 대변 장내 통과시간 길어짐 → 변내 발암물질과 장점막의 접촉 시간이 길어진다.

② 선종성 용종(Adenomatous polyp) → 악성 변성 → 장벽 침윤 → 주변 장기로 전이

(4) 증 상

① 비특이적이고 질병이 진전될 때까지 나타나지 않는다.

② 혈변, 직장 출혈

③ 장 습관의 변화, 장폐색, 복통

④ 빈혈, 식욕부진, 체중 감소, 피로

오른쪽 병변(상행성결장)	왼쪽 병변(하행성결장), 직장
• 묽은 변	• 선홍색 혈변
• 대변에 잠혈(검은 변)	• 배변습관 변화
• 빈 혈	• 변비 또는 설사
• 식욕부진, 체중 감소	• 연필이나 리본 모양의 배변
• 복 통	• 이급후증(Tenesmus) : 시원하지 않은 배설감
• 덩어리 촉진	• 폐색이 초기에 나타남

(5) 진 단

① 직장수지검사(Digital rectal examination)

② 대변 내 잠혈검사(Fecal occult blood test)

③ S상 결장검사(Sigmoidoscopy) : 대장암의 50% 이상을 알 수 있다.

④ 바륨 관장(Barium enema)

⑤ 결장경검사(Colonoscopy) : 생검과 정확한 진단

⑥ CEA 수치 : 질환의 예후 예측, 항암 치료에 대한 종양의 반응

⑦ X-ray 검사 : 장 구조, 협착 등 검사

⑧ CT : 종양 크기와 전이 여부 검사

(6) 치 료

① 내과적 치료

ⓐ 방사선 치료 : 종양의 크기를 줄이고, 전이를 예방한다.

ⓑ 동위원소 치료 : Radium, Cesium, Cobalt, Iridium

ⓒ 항암요법

② 외과적 치료

ⓐ 결장루술(Colostomy)

- 대장의 절제가 필수적으로 동반된다.
- 종양 덩어리는 종양의 양옆으로 몇 센티미터 정도 정상 대장과 함께 절제한다.
- 결장과 복벽 사이에 개구부를 만들어 대변을 배출시키는 방법

ⓑ 내시경적 절제술

- 점막에 국한된 조기 대장암의 경우 시행
- 내시경적 절제술 후 조직을 면밀히 검토하였을 때, 암의 침윤 정도가 점막 하부 이상으로 깊거나 분화도가 나쁜 경우 또는 혈관이나 림프관을 침범한 소견이 보일 때는 이차적으로 개복수술이 필요할 수 있다.

ⓒ 복회음 절제술(Abdominoperineal resection)

- 영구적인 결장루 조성술 시행
- 병변이 침범한 결장과 직장, 항문 전체가 다 절제되고 항문이 폐쇄된다.
- 종양이 항문연으로부터 5cm 이내에 위치하고, 완전한 종양 제거를 위해서 항문기능을 보존할 수 없다고 판단될 때 시행한다.

(7) 간호중재

① 영양 관리

㉠ 연동 운동 감소 위해 고열량, 고단백, 고탄수화물, 저잔여식이, 유동식(장내 분변량을 줄이기 위해)을 섭취한다.

㉡ 가능하면 정상식이로 영양을 보충하도록 하고, 필요시 비경구적 영양요법(TPN)을 실시한다.

㉢ 수술하기 며칠 전부터 식이조절을 시작(대변 부피를 줄이기 위해)한다.

② 감염관리 : 수술 전 24~48시간 동안 청구로 항생제를 투여(장내 세균수 감소)한다.

③ 수술 후 합병증 관리, 수술 부위·배액관 관리

㉠ 장루에서 나오는 배설물 관찰, 내용물 관찰, 대변 내용물, 수술 부위 관찰

㉡ 상처배액의 관찰

㉢ 연동 운동이 돌아오면 음식을 섭취한다.

㉣ 수술 후 장 팽만, 복부경련 관찰(봉합선에 압박을 가할 수 있음. 의사의 지시에 따라 20~30분 동안 직장튜브 삽입)

㉤ 진통제 투여, 좌욕

㉥ 유치도뇨관

• 소변으로 인한 상처의 오염 방지

• 방광 팽만 예방

• 팽만된 방광으로 골반저 상처 치유가 지연되는 것을 방지

• 수일간 유지한다.

(8) 장루 간호

장루(Ostomy) 간호는 장 내용물이 장에서 복부의 피부에 있는 누공을 통해 밖으로 나갈 수 있도록 하는 수술적 처치

① 회장루 간호

㉠ 수분전해질 균형 유지

• 결장에서 수분섭취가 되지 않아 초기 1,000~1,800mL/일 배설하며, 점차 500mL/일로 감소한다.

• 수분섭취 증가 : 2~3L/일 추가 섭취 및 이온음료로 전해질을 보충한다.

• 소변 배설 감소로 요산결석이 호발된다.

㉡ 식 이

• 비타민 A, D, E, K 보충

• 폐색 영향을 주므로 팝콘, 버섯, 줄기가 있는 채소, 거친 음식, 껍질이 있는 음식을 제한한다.

ⓒ 장루의 종류와 특징

구 분	회장루	결장루		
		상 행	횡 행	S 상
대변의 농도	액체성에서 반액체성	반액체성	반액체성에서 반고형성	고 형
수분요구량	증 가	증 가	증가 가능성	변화 없다.
배설 조절	없다.	없다.	없다.	규칙적 장습관이 형성되었다면 조절 가능
주머니와 피부보호막	필 요	필 요	필 요	조절 정도에 따라 다름
세 척	필요 없다.	필요 없다.	필요 없다.	매 24~48시간 마다
수술 적응증	궤양성 대장염, 크론병, 외상, 암	하부결장 게실염, 외상, 종양, 직장질누공	상행결장과 동일, 선천성 기형	직장 · 직장-S상 결장 부분의 암, 게실의 천공, 외상

② 결장루 간호

㉠ 결장루 세척이 목적 : 형성된 배변 제거 및 배변 및 장 운동 시간을 규칙적으로 한다.

㉡ 시간 : 수술 전 배변 시간을 1회/1~2일 시행한다.

㉢ 절 차

- 500~1,000cc의 세척액(체온이 같거나 약간 낮은 용도 미온수)을 준비한다.
- 대상자는 편안한 자세로 변기나 변기 앞에 앉도록 한다.
- 통의 높이는 45~60cm, 튜브의 삽입 길이는 10~15cm
- 손에 장갑을 끼고 세척 튜브에 윤활제를 바른 다음 부드럽게 스토마(Stoma)로 삽입하고, 5~10분 동안 세척액이 들어가도록 한다.
- 튜브가 잘 들어가지 않으면 용액을 조금 넣고 회전시켜 볼 것
- 원하는 만큼의 세척액이 들어가면 튜브를 잠그고 제거한다.
- 30~45분 정도 지나면 대변이 배출되기 시작하고, 이후 대부분 10분 정도면 완전 배출된다.
- 개구부 주위 피부는 청결히 하고 씻은 후 건조시킨다.
- 1시간 정도 진행하되 경련이 일어나면 잠깐 기다릴 것

③ 공통 간호

㉠ 피부간호

- 장루 양상 관찰(cf. 정상 장루 : 붉고 약간 올라와 있음)
- 장루 주위 피부는 물로 깨끗이 닦고 완전히 건조시킨다(순한 비누 사용).
- 피부가 벗겨진 경우 Karaya powder 사용
- 주머니를 부착하기 전 피부보호제 도포
- Candida 감염 시 Nystatin 연고 도포

    ⓛ 주머니 관리
- 계속적으로 배액되기 때문에 지속적으로 주머니를 착용한다(S상 결장루는 예외).
- 주머니의 크기는 장루보다 0.2~0.3cm 더 크게 오린다.
- 주머니가 1/3~1/2 정도 찼을 때 비운다.
- 판활 : 4~7일마다

    ⓒ 식 이
- 방취용액, 방취제를 주머니에 넣어 냄새나는 것 방지
- 2,000~3,000mL/일 수분섭취를 권장하며, 수분 제한은 하지 말 것(특히 회장루술 환자는 탈수, 전해질 불균형이 일어나기 쉬우므로 주의)
- 고단백, 고탄수화물, 고칼로리, 저잔류 식이 → 균형잡힌 식이(정상 식이)
- 알코올, 카페인 함유 음식, 장운동을 증진시키는 음식(고지방·고섬유 식이)은 제한한다.
- 공기를 삼키는 등의 행위(흡연, 빨대사용, 껌 씹기)는 피한다.
- 장루 대상자의 주의해야 할 음식(개인차가 있으므로 섭취를 중단하지 않는다)

냄새 생성	계란, 마늘, 양파, 생선, 아스파라거스, 양배추, 브로콜리, 알코올
설사 유발	알코올, 양배추, 시금치, 완두콩, 커피, 매운 음식, 생과일
가스 생성	콩, 양배추류, 양파, 맥주, 탄산음료, 치즈, 무, 오이, 옥수수, 식물의 싹

출제유형문제 · 최다빈출문제

3-1. 결장루가 있는 환자에게 해야 할 퇴원교육 내용은?

① 수영은 금한다.
② 수분섭취를 제한한다.
③ 달걀, 양파 등을 섭취한다.
④ 음료 섭취 시 빨대를 사용한다.
❺ 장루주머니는 1/2 이상 차기 전에 배액한다.

해설
장루환자의 간호중재
- 자조그룹 참여를 격려한다.
- 주머니가 1/2 이상 차기 전에 배액한다.
- 장루는 내과적 무균술로 세척한다.
- 회장루로 수분이 증발하므로 수분섭취를 권장해야 한다.
- 달걀이나 양파는 가스를 생성하므로 피하도록 한다.
- 음료 시 빨대를 사용하지 않도록 한다.

3-2. 환자가 결장암 수술을 앞두고 있다. 환자가 수차례의 관장을 해야 하는 것에 대해 질문을 한다면 이에 대해 간호사가 할 대답으로 가장 적절한 것은?

① "수술 중 변을 보는 것을 막기 위해서입니다."
② "수술 중 장의 연동 운동을 방지하기 위해서입니다."
③ "수술 중 분변으로 인한 오염을 막기 위해서입니다."
❹ "장내 세균에 의한 복강 내 감염을 예방하기 위해서입니다."
⑤ "장내 숙변은 제거하여 면역력을 높이기 위해서입니다."

해설
수술 전 장 준비
- 하부 소화기관의 경우 수술 중 소화기관 내의 세균으로 인한 복강 내의 오염이 생길 위험이 있다.
- 수술 전날 2~3회의 관장을 통해 내용물을 제거해야 한다.

3-3. 장루를 가진 환자에게 장루세척 간호를 제공하던 중 환자가 복통을 호소하였다. 이때 취해야 할 중재로 적절한 것은?

① 복통이 있을 수 있다고 안심시키고 계속한다.
② 세척하던 용액을 모두 뽑아낸다.
③ 카테터를 더 깊게 삽입한 뒤 세척한다.
❹ 세척을 잠시 중단하였다가 다시 재개한다.
⑤ 세척을 그만두고 진통제를 투여한다.

해설

결장루 세척 방법
- 규칙적으로 시행하는 것이 중요하다.
- 500~1,000mL의 미지근한 물(체온과 같거나 약간 낮은 온도의 물)을 사용한다.
- 용기는 개구부에서 45cm 높이에 둔다.
- 깔대기 모양의 관을 세척용 튜브에 연결하고 윤활제를 바르고 난 뒤 삽입한다.
- 카테터는 5~10cm로 삽입하되 절대로 힘을 주어서는 안 된다.
- 카테터 삽입이 어려울 경우 약간의 용액을 안으로 흘려보내고 카테터를 회전시켜 보도록 한다.
- 복통이 발생할 경우 잠시 세척을 멈추었다가 다시 시행한다.

3-4. 회장루를 설치한 환자에게 회장루에 대한 교육을 할 예정이다. 다음 중 교육 내용으로 적절한 것은?

① 계란 등 고단백 식품을 섭취한다.
② 주머니의 구멍은 장루보다 작게 오려야 한다.
③ 수분을 제한한다.
④ 1/3이 차기 전에 비운다.
❺ 피부 보호 스티커를 내과적 무균술을 사용하여 붙인다.

해설

회장루 간호중재
- 계란, 생선, 양파, 양배추 등 가스와 냄새를 유발하는 식품은 제한한다.
- 고지방, 고섬유 식이를 제한한다.
- 개구부를 자주 세척해 주고 완전히 말린 뒤 장루주머니를 착용한다.
- 배설량이 적은 아침에 기구를 교환한다.
- 주머니가 1/2 정도 차면 비운다.
- 주머니의 크기는 장루보다 크게 만든다.
- 이전보다 수분섭취를 늘린다.
- 피부 보호 스티커는 내과적 무균술을 사용한다.

3-5. 결장루가 있는 사람인데, 가스와 냄새가 많이 나와서 불편감을 호소한다. 이 환자에게 추천하는 음식은?

① 계 란   ② 양배추
③ 마 늘   ④ 브로콜리
❺ 요구르트

해설

결장루 환자의 식이
- 가스 생성 음식이나 냄새가 많이 나는 음식 제한(계란, 생선류, 양파, 양배추), 알코올 제한, 카페인 함유 음식제한, 고지방 식이 제한, 생과일류의 고섬유성 음식 피하기
- 시금치, 파슬리, 요구르트, 우유 등 냄새가 덜 나는 음식 섭취

3-6. 결장루술을 받은 환자에게 냄새와 가스형성을 줄이기 위한 식사교육 내용은?

① 식사 후 껌 씹기
② 음료 섭취 시 빨대 사용
❸ 양파와 양배추 섭취 제한
④ 요구르트나 시금치 섭취 제한
⑤ 계란이나 생선 등을 통한 단백질 섭취

해설

냄새와 가스형성을 줄이기 음식으로 양배추와 양파, 계란, 생선류, 탄산음료, 채소류 등을 제한한다.

4 탈장(Hernia)

(1) 탈장의 원인

① 탈장은 장기, 조직 혹은 장기의 일부가 약화된 복막 밖으로 비정상적으로 돌출되어 나온 것

② 원 인

ㄱ 근육벽이 선천적 혹은 후천적으로 약해서

ㄴ 복부내압 증가 시 : 비만, 임신, 기침, 무거운 물건 들기, 변비

ㄷ 복벽 약화 : 질병, 노화

(2) 특 징

① 제대 탈장이 가장 흔함

② 서혜부 탈장, 복부 탈장, 수술 후 상처 치유가 잘되지 않은 대상자에게 잘 나타난다.

③ 대부분 통증이 나타나지 않지만 통증이 나타난다면 감돈, 염전된 것

ㄱ 감돈 : 탈장 내공을 통해 나온 장이 제자리로 돌아가지 못하고 내공에 끼어 있는 상태

ㄴ 장축염전 : 장이 꼬여 있는 상태

ㄷ 장중첩증 : 장의 한 부분이 다른 한쪽으로 포개어 들어간 상태

(3) 치 료

① 감돈되지 않았다면 환자를 조용히 눕히고 부풀어 오른 부분을 문질러 주면 복구된다.

② 원래대로 잘 돌아가지 않거나 재발하기 쉬운 것은 수술한다.

출제유형문제 최다빈출문제

4-1. 탈장의 원인과 거리가 먼 것은?

① 근육벽의 선천적인 약화

② 근육벽의 후천적인 약화

③ 비만, 임신, 기침

❹ 가벼운 물건 들기

⑤ 변비, 질병, 노화

해설
무거운 물건을 들 경우 복부내압이 증가되어 탈장을 일으키기 쉽다.

4-2. 다음 중 결장루 간호로 적절하지 않은 것은?

① 1회에 1,000mL 정도의 미지근한 물을 사용한다.
❷ 복통이 발생하면 즉시 카테터를 제거한다.
③ 용액이 든 병을 개구부에서 45cm 높이에 달아 놓는다.
④ 카테터가 들어 있지 않으면 용액을 조금 넣고 회전시킨다.
⑤ 카테터는 5~10cm 정도 부드럽게 삽입한다.

해설
결장루 간호
• 식사 후에 하는 것이 좋고 규칙적으로 하는 것이 중요하다.
• 결장루의 세척 과정은 1시간 정도 걸리며 500~1,000mL의 미지근한 물이 사용된다.
• 용기를 개구부에서 45cm 높이에 둔다.
• 카테터는 5~10cm로 삽입하되 절대로 힘을 주어서는 안 된다.
• 카테터를 삽입하기가 힘들면 약간의 용액을 안으로 흘려보내고 카테터를 회전시켜 보도록 한다.
• 복통이 발생하면 잠시 멈추었다가 진행한다.

4-3. 우측 결장의 암 증상으로 옳은 것은?

① 검은 변
② 이급후중
❸ 직장 출혈
④ 변의 굵기 감소
⑤ 변비 또는 설사

해설
우측 결장암의 증상
• 대변이 묽은 상태로 폐색은 드물다.
• 궤양발생으로 빈혈이 올 수 있다.
• 체중 감소, 식욕부진, 피로감, 허약감, 복통, 오심, 구토, 덩어리 촉진, 검은 변 등의 증상이 나타난다.
• 좌측 결장암 또는 직장암일 경우 폐색증상을 배변습관의 변화, 이급후중, 변의 굵기 감소, 변에 혈액이나 점액이 섞이고 직장의 출혈, 변비 또는 설사가 나타난다.

4-4. 자극성 장 증후군 환자가 설사를 심하게 할 때 섭취를 제한하지 않아도 되는 음식은?

① 양 파
② 우 유
③ 맥 주
❹ 소고기
⑤ 탄산음료

해설
설사 환자 시 가스를 생성하거나 자극하는 음식(양배추, 양파, 탄산음료, 맥주)이나 카페인이 들어 있는 음료수, 술, 콩, 우유와 유제품은 피하도록 한다.

4-5. 장루 주변에 적용하는 피부보호제의 작용은?

① 냄새 방지
② 표피 박리와 궤양의 치료
③ 적당한 배출량 유지 기능
❹ 회장루의 유출액으로 인한 자극의 감소
⑤ 장루주머니를 장시간 유지할 수 있게 함

해설
회장루에서 유출되는 물질은 고농도의 소화효소이기 때문에 피부를 자극하고 표피 박리와 궤양의 원인이 된다.

안심Touch

5 **장폐색(Intestinal obstruction)**

(1) **장폐색의 원인**

장 내용물의 흐름이 차단된 것으로, 회장 폐색이 많다.

① 기계적 요인

ㄱ 유착 : 복부 수술 후 복강 내 남아 있는 자극물에 의한 유착

ㄴ 탈장 : 염전된 탈장 → 혈액공급 차단 → 폐색유발

ㄷ 장축염전 : 복강 내 정체된 병변 중심으로 발생하는 장의 꼬임 → 장의 경색유발, Meckel's 게실에서 잘 유발한다.

ㄹ 장중첩증 : 장의 어느 한 부분이 다른 한쪽으로 포개져 들어간 상태

ㅁ 종양 : 대장 폐색의 주원인, 장의 관강이 넓기 때문에 폐색 진행이 서서히 진행

② 혈관성 요인

ㄱ 장간막 경색 : 장으로 가는 동맥의 혈액공급이 차단되어 발생

ㄴ 복부 Angina : 장간막 동맥의 경화증에 의해 발생, 신경성 요인

③ 마비성 장폐색 : 복부수술 후 신경장애로 장의 연동 운동이 저하되어 초래

(2) **진단 및 증상**

① 진단 : X-ray상 소장 내 가스증가, 뿌옇게 보인다.

② 증 상

ㄱ 복부팽만(체액, 가스축적)

ㄴ 동통, 구토, 대사성 산독증(장내 수분 이동과 비정상적인 흡수로 인해 결합하지 못한 수소이온 증가)

(3) **치 료**

① 내과적 치료

ㄱ NPO

ㄴ 장 튜브삽입(장관 감압시켜 폐색 완화) 및 위관삽입(위액 흡인)

② 외과적 치료

ㄱ 장 Tube를 삽입해도 복부팽만이 감소되지 않을 때 → 장 부분절제

ㄴ 일시적 또는 영구적 결장루가 필요할 수 있다.

(4) 간호중재

① 장 튜브로 감압

    ㉠ 장관을 흡인기에 연결. 구토, 복부팽만 완화

    ㉡ 장 튜브에 배액분비물의 특성, 양 관찰

② 수분과 전해질 균형유지

③ 체온상승, 염전, 감돈 증상 관찰, 응급간호

④ 통증조절 : 마약성 진통제(통증증상 은폐, 연동 운동 감소시키므로 신중히 투여)

출제유형문제 최다빈출문제

5-1. 장폐색 증상을 나타내는 환자에게 가장 먼저 시행해야 할 중재는?

❶ 금식한다.

② 관장을 해 준다.

③ 고섬유질식이를 한다.

④ 수분섭취를 권장한다.

⑤ 하제를 복용한다.

해설

장폐색 환자 간호

• 우선적으로 금식을 시행한다.

• 수분이나 전해질 균형을 유지한다.

• 장관을 흡인기에 연결하여 구토나 복부팽만을 완화시킨다.

• 체온상승, 염전, 감돈 등의 증상을 관찰한다.

• 마약성 진통제로 통증을 조절한다.

5-2. 담낭절제술 후 유동식 섭취 중인 환자의 사정 결과가 다음과 같을 때 우선적인 중재는?

• 복통, 항구토제 투여 후에도 지속되는 구토

• 장음 감소, 복부팽만

• Na^+ 140mEq/L, K^+ 3.8mEq/L

① 복식호흡 유도

② 심전도 모니터링

❸ 비위관 삽입 준비

④ 수술 절개부위 확인

⑤ 처방된 마약성 진통제 투여

해설

장폐색 간호중재

• 담낭절제술 후 복통 및 구토와 장음 감소, 복부팽만이 동반되면 일시적인 장폐색을 의심할 수 있다.

• 보기의 사례는 전해질 수치는 정상이므로 우선적으로 비위관 삽입을 통해 감압을 시키고 폐색증상을 완화시켜 주어야 한다.

6 과민성 대장증후군

(1) 과민성 대장증후군(Irritable bowel syndrome)

① 불규칙한 배변양상과 간헐적이고 주기적인 복통을 특정으로 하는 복합적인 증후군

② 신경성 질환, 여성에게 흔히 발생

③ 원 인

ㄱ 장의 운동 이상

ㄴ 내장기관의 과민성

ㄷ 뇌와 장의 연관성

ㄹ 장내 세균의 증가

ㅁ 위험요인 : 고지방식이, 탄산음료, 가스 생성 음식, 술, 담배, 스트레스, 휴식, 수면의 변화

(2) 증 상

① **전형적 증상** : 복통(좌측 하부)을 동반한 설사, 변비 → 유당 내인성 장애와 감별 진단 필요

② **소화불량 증상** : 고창, 오심, 식욕부진

③ 대장 점액 과다 분비

④ 불안, 우울의 정서 상태

⑤ 만성적, 스트레스에 의해 유발되거나 악화

(3) 진단검사

① 기능성 장 질환(기질적 원인을 확인할 수 없는 운동성 장애) : 다른 질환이 없음을 확인

② 대변 검사, X-선 검사, 대장경 검사, 바륨관장, 나타난 기간, 가족력 등

(4) 치료 및 간호중재 : 대증치료

① **약물관리**

ㄱ 항경련제(Propantheline) : 위장 경련 예방, 미리 투여하면 효과적

ㄴ 지사제 : 설사가 주증상일 경우(Loperamide)

ㄷ 만성 변비 여성 : 대변량 증가(Tegaserod, Metamucil 투여)

② **식이 관리**

ㄱ 섬유 식이 : 변비와 설사(수분 흡수를 도와 대변의 모양을 형성하고 대변이 장을 통과하는 시간을 지연) 모두 섭취

ㄴ 충분한 수분섭취 : 6~8잔, 대변의 경도와 배변 횟수 조절

ㄷ 고지방식, 설사 유발음식(우유, 콩), 가스 형성 식이(양배추, 탄산음료, 양파 등)는 피할 것

③ **기타** : 휴식, 스트레스 감소, 규칙적 유산소 운동, 변비 예방, 술·담배 제한

출제유형문제 최다빈출문제

6-1. 과민성 대장증후군 환자에게 나타나는 주요 증상은?

① 빈 혈
② 혈 변
③ 체온 상승
④ 대장 점액의 분비감소
❺ 설사와 변비의 반복적인 발생

6-2. 며칠 동안 설사를 하였던 환자의 혈액검사 결과가 Na^+ 135mEq/L, K^+ 2.9mEq/L일 때 예상되는 것은?

① 혈 뇨
② 혈압 상승
❸ 근육허약
④ 하지부종
⑤ 장운동 증가

해설

과민성 대장증후군
• 대장 내시경이나 엑스선 검사 등으로 특정 질환은 없지만 식사나 가벼운 스트레스 후 복통, 복부 팽만감과 같은 불쾌한 소화기 증상이 반복된다.
• 설사 혹은 변비 등의 배변장애 증상을 가져오는 만성 질환이다.

해설

저칼륨혈증
• 혈장 내 포타슘 농도가 3.5mEq/L 이하
• 장음의 감소, 복부팽만, 변비, 뼈대 근육의 약화, 심부건 반사 감소, 심부정맥, 허약감, 체위성 저혈압, 근긴장 저하, 약한 맥박, 저혈압, 짧고 약한 호흡 등이 나타난다.

안심Touch

7 치질 및 치열과 치루

(1) 치질(Hemorrhoid)

직장 팽대부의 정맥이 혈액 정체로 인하여 확장되고 꼬불꼬불해진 상태(항문 주위의 정맥류)이며, 20~50세에 가장 많이 발생한다.

① 치질 원인
  ㉠ 복부 내압, 항문관의 정맥압 상승 시
  ㉡ 대변 시 힘을 많이 줄 때, 변비, 설사, 비만, 임신, 울혈성 심부전, 장시간 앉아있을 경우, 문맥성 고혈압(내치질)

② 치질 종류
  ㉠ 내치질
    • 직장 내 괄약근 위에 발생
    • 장이 탈출하지 않으면 육안으로 확인할 수 없다.
  ㉡ 외치질
    • 항문으로 확장된 혹, 소양증, 동통, 출혈 가능
    • 혈전이 발생되지 않는다면 통증과 출혈이 내치질보다 심하지 않다.

③ 치질의 증상
  ㉠ 소양증, 배변 시 출혈(선홍색 피), 돌출과 통증, 변비(통증과 배변 시 불편감으로 악화)
  ㉡ 내치질 : 증상이 거의 없으나 압박되면 통증 호소
  ㉢ 외치질 : 덩어리가 생긴다.

④ 치료 및 간호중재
  ㉠ 내과적 관리
    • 변비예방
      – 충분한 수분섭취(8~10컵/일의 수분섭취)
      – 적당한 운동, 고섬유질식이
    • 조임근 운동, 3~4회/일 좌욕
    • 배변 시 필요 이상으로 화장실에 오래 앉아 있지 않도록 한다.
  ㉡ 외과적 관리
    • 경화요법
      – 작고 출혈이 있는 경우
      – 바늘을 삽입하여 경화용액 주입 → 염증반응 유도 → 섬유경화 현상 → 크기 감소, 탈출 경향 감소
    • 고무밴드 결찰법 : 고무밴드로 치질조직을 묶어 둠 → 혈액 순환 차단 → 치질 부위 괴사(내치질만 적용 가능)
    • 한랭요법 : 치질조직을 냉각하여 파괴하는 방법
    • 레이저 수술 : 치질조직을 레이저로 태워버리는 방법

- 치질 절제술(Hemorrhoidectomy) : 이완된 치질정맥을 절제하고 절제된 부분을 육아조직에 의해 치유되도록 하는 방법
- 수술 후 간호
  - 치질 수술 후 대변이 형성되자마자 배변하도록 권하며, 이것은 협착을 예방하기 위한 것
  - 첫 배변 전 진통제를 투여하고, 저혈압증상(현기증, 빈맥) 관찰
  - 변비로 인해 직장 정맥압이 상승되는 것을 막기 위해 대변 완화제 투여
  - 통증 : 3~4회/일 더운물 좌욕(수술 후 1~2일부터 시작, 수술부위 협착 예방), 둔부를 높여 준다.
  - 요정체 관찰

(2) 치열과 치루

① 항문 치열(Anal fissure) : 항문관 선이나 항문 직장선 아래에 균열로 인해 갈라지고 틈이 생긴 궤양
② 항문 치루(Anal fistula) : 항문 누공, 항문 음와(Crypt)에 1차 개구부가 있고, 이차적으로 항문이나 회음부 피부, 직장 점막선에 염증성 관이 생긴 상태

출제유형문제 최다빈출문제

7-1. 치질이 발생되는 병태생리에 대한 설명으로 옳은 것은?

❶ 항문부위 정맥의 확장
② 항문 주위로 피부에 생긴 누공
③ 허혈로 인한 직장 점막의 괴사
④ 직장 조직이 과도하게 신장된 후 파열
⑤ 항문과 직장 주위에 대장균의 군락화

해설
치질의 원인은 변비, 설사, 울혈성 심부전, 비만, 임신, 문맥성 고혈압 등이 있다.

7-2. 다음 중 치질에 걸릴 위험이 가장 낮은 사람은?

① 4명의 아이를 출산한 경험이 있는 여성
② 장시간 비행이 잦은 승무원
❸ 고섬유질식이를 하는 여학생
④ 육류를 즐겨 먹는 50대 중년 남성
⑤ 매일 앉아서 운전하는 버스 기사

해설
치질의 원인에는 복부 내압이나 항문의 정맥압 상승, 변비, 설사, 울혈성 심부전, 비만, 임신, 문맥성 고혈압, 장시간 서 있는 직업 등이 있다.

7-3. 치핵 형성을 유발할 수 있는 생활 습관은?

① 고섬유질식사 섭취
② 주 3회 유산소운동
③ 따뜻한 물로 좌욕하기
④ 1일 2L 이상 수분섭취
❺ 장시간 변기에 앉아 책 읽기

해설
치질(치핵)의 원인
- 딱딱한 대변
- 항문에 지속적으로 강한 힘을 주는 경우
- 복압이 증가된 경우
- 장시간 변기에 앉아 있는 경우

6 간, 담낭, 췌장계 질환

제 **6** 장

6-1 간 염

1 간염(Hepatitis)

(1) 간염의 유형

간염은 바이러스에 대한 신체면역 반응으로 손상을 입으며 간세포의 기능을 변화시킨다.

① 급성 간염

　　㉠ A, E : 급성 간염만 일으킨다.

　　㉡ B, C, D : 급성 간염과 만성 간질환을 모두 일으킨다.

② 만성 간염

　　㉠ 간세포 파괴, 손상과 염증반응이 6개월 이상 지속되는 상태

　　㉡ 원인 : B형, C형 간염

(2) 유형별 병인

① A형 간염(Hepatitis A)

　　㉠ 위생상태가 불량한 지역에서 감염된 대변, 대변에 오염된 음식물 섭취(분변-구강경로)

　　㉡ A형 간염 간호중재

　　　　• 세심한 개인위생과 손 세척에 대한 중요성 강화

　　　　• 1회용 식기 사용

　　　　• 대소변, 오염된 바늘이나 체액 또는 혈액과 접촉된 기구에 의해 혈액이나 대상자의 체액 접촉의
　　　　　우려가 있을 때는 장갑, 마스크, 가운 등을 착용

　　　　• 린넨은 분리하여 소독

　　　　• 먹다 남은 음식은 버릴 것

② B형 간염(Hepatitis B)

　　㉠ 약물중독자나 혈액제품 사용자, 수혈자에게 발생

　　㉡ 감염 경로 : 일차적으로 혈액, 타액이나 모유 수유를 통한 구강경로, 성접촉

　　㉢ 간경화나 간세포성 암종의 주요 원인

  ㉣ B형 간염 간호중재
- B형 간염은 모유, 타액, 정액, 질 분비물 등 혈액이나 체액을 통한 직접, 간접접촉에 의하므로 접촉을 차단하여야 한다.
- 세심한 개인위생과 손 세척에 대한 중요성 강화
- 오염된 바늘이나 체액 또는 혈액과 접촉된 기구에 의해 혈액이나 대상자의 체액 접촉의 우려가 있을 때는 장갑, 마스크, 가운 등을 착용

  ㉤ B형 간염의 항원-항체검사
- HBsAg(+) : 전에 B형 간염에 걸렸거나 회복되는 상태, 계속적인 만성 간염 또는 보균상태
- HBeAg(+) : 높은 감염력
- HBeAb(+) : 낮은 감염력
- HBsAg(−), HBsAb(+) : 예방주사에 의해 면역력 형성
- HBsAg(−), HBsAb(−) : 예방접종 필요

③ C형 간염(Hepatitis C)
  ㉠ 혈액을 통해 전염(수혈 등)
  ㉡ 간호 : B형 간염과 유사

④ D형 간염(Hepatitis D)
  ㉠ B형 간염과 중복으로 나타난다.
  ㉡ 간염으로 인한 사망의 50% 이상 차지

⑤ E형 간염(Hepatitis E) : 오염된 물이나 오염된 물건을 통해 감염, 분변-구강경로

[바이러스성 간염 종류에 따른 비교]

요 인	A형 간염	B형 간염	C형 간염	D형 간염	E형 간염
발병률	• 위생상태가 불량한 지역에서 발생 • 가을과 초겨울에 많이 발생	• 전세계적이며 특히 약물중독자나 혈액제품 사용자 • 일년 내내 고르게 발생	• B형 간염과 유사 • 혈액 또는 혈액제품 취급자	• B형 간염과 함께 발견 • 지중해 부근	아시아 일부분, 아프리카, 멕시코 등 위생이 열악한 지역
전염력	증상발현 2주 전~증상발현 2주까지	증상발현 전후 4~6개월 동안, 보균자는 평생	증상발현 2주 전부터 임상과정 동안 지속	혈액은 모든 단계에서 전염력 있음	A형과 유사
감염 경로	• 감염된 대변, 대변에 오염된 음식물 섭취 • 분비물이 많을 때는 공기로도 전염	• 비경구적 • 성적 접촉 • 혈액이나 체액을 통하여 감염	혈액이나 체액을 통하여 감염	B형 간염과 같이 감염됨. 밀접한 신체적 접촉으로 가능	A형과 유사
질병 정도	치사율 거의 없음	만성으로 진행, 치사율(10~20%)	만성 간염으로 진행(70~85%)	B형 간염과 유사	심하지 않음
예방과 면역	위생 수동적으로 면역글로불린 주사, 능동면역으로는 A형 간염 백신	위생, 위험요인을 피하는 것, 수동적 면역글로불린, B형 간염 백신	개인위생, 면역글로불린 주사	개인위생, B형 간염 백신	• 개인위생, 정수시설 • 면역제제 없음
핵 산	RNA	DNA	RNA	RNA	RNA

(3) 병태생리 및 증상

① 병태생리

㉠ 종류에 상관없이 유사

㉡ 대부분 증상이 없음, 초기 증상이 감기나 다른 위장관 장애 증상과 유사

㉢ 전신 쇠약, 소화불량, 장기능 장애(변비나 설사), 메스꺼움, 구토, 심와부 우측 상복부 불편감

㉣ 장기간 지속 시 : 문맥압 항진증, 정맥류 출혈, 복수, 간성 뇌병변, 간세포암 등

② 증 상

㉠ 황달(Jaundice)

- 정상적인 빌리루빈 대사에 이상이 생겨 혈장 내 빌리루빈 농도가 비정상적으로 높게 나타나 피부, 공막, 심부조직이 황색으로 착색된 상태
- 혈청 내 빌리루빈이 2.5m/dL 이상일 때

빌리루빈(Bilirubin)	소변 Urobilinogen이 변하는 경우
• Heme을 함유한 단백질 분해산물(적혈구 파괴 시 분해산물→비결합 빌리루빈) • 생산된 비결합 빌리루빈은 지용성이며, 알부민과 결합한 상태로 간으로 운반된다. • 간에서 비결합형(간접, Unconjugated)이 결합형(직접, Conjugated)으로 전환된다(결합형 빌리루빈은 수용성). • 결합 빌리루빈은 담세관으로 분비 • 담즙으로 분비된 결합 빌리루빈은 대변을 통해 배설되거나 장내 세균에 의해 Urobilinogen으로 대사된다. • Urobilinogen의 80~90%는 대변으로 배설되고, 10~20%는 장에서 재흡수되고 간으로 재흡수되어 다시 담즙을 통해 장으로 분비된다. • 간으로 재흡수된 Urobilinogen 일부는 전신순환으로 분비되어 신장을 통해 배설된다.	• 정상 : 소량만 배설된다. • 간질환으로 유로빌리루빈을 간에서 흡수하지 못할 때 : 증가한다. • 간질환이 심하거나 담즙정체가 있으면 장내로 배설장애 : 감소한다. • 빌리루빈뇨 : 결합 빌리루빈이 상승된 경우에만 발생하며, 간질환의 발생을 의미한다.

- 황달의 종류 및 특징

종 류	특 징
용혈성 황달 (Hemolytic/Prehepatic jaundice)	• 적혈구 파괴 증가(혈액 내 비결합 빌리루빈 증가) • 원인 : 빌리루빈의 생성 속도에 맞추어 대사하지 못할 때(수혈 부작용, 용혈성 빈혈, 심한 화상, 겸상세포 위기, 말라리아 등) • 소변과 대변 내 Urobilinogen 수치 상승 → 소변색이 진해진다(배설 촉진). • 소변 내 빌리루빈은 나타나지 않는다. • 소양증 없음, 심한 경우 뇌손상 유발 가능
간세포성 황달 (Hepatocellular/Hepatic jaundice)	• 간이 혈액에서 빌리루빈을 흡수, 결합, 배설하는 능력 변화 • 원인 : 간세포의 기능 손상이나 괴사, 담관 및 담세관의 담즙 이동 장애로 인한 고빌리루빈혈증 • 소변으로 결합 빌리루빈 배출 → 콜라색 소변 • 담즙산 분비 부족으로 지방과 지용성 비타민 흡수 저해, 특히 비타민 K 부족은 프로트롬빈 형성을 억제하여 출혈을 일으킨다.

종 류	특 징
폐쇄성 황달 (Obstructive/ Posthepatic jaundice)	• 간 또는 담도를 통한 담즙의 흐름이 방해받았을 때 • 원인 : 간종양, 간염, 간경변증으로 인한 손상으로 간 내의 간세관과 담관의 부종이나 섬유화, 담석, 담도 협착 등 간 외의 총담관의 폐쇄 • 결합 · 비결합 빌리루빈 모두 증가 • 지방대사 이상(담즙이 장 내로 들어가지 않음) • 대변 또는 소변의 Urobilirubin 감소 → 회색, 지방변 • 피부, 점막, 공막에 빌리루빈 침착, 소양증 • 소변으로 결합 빌리루빈 배출 → 콜라색 소변 • 알칼리 인산분해효소(ALP) 수치 증가

ⓛ 출혈경향
- 손상된 간이 담즙을 만들지 못해 지용성 비타민을 흡수하지 못한다.
- 비타민 K는 Prothrombin과 응고인자 합성에 필수적이므로 출혈성 경향을 보인다.

ⓒ 조혈작용의 변화
- 골수의 조혈 기능 장애 → 적혈구 생성에 변화 → 빈혈
- 문맥 고혈압 변화 → 비장 비대, 비장이 기능을 못함 → 혈소판수, 백혈구 감소, 빈혈 → 감염 취약, 빈혈

ⓔ 내분비 및 대사 기능 변화
- 부신 피질, 난소, 고환에서 분비되는 호르몬(Aldosterone, ADH, Estrogen, Progesterone)의 대사 변화 → 생리불순(여성), 여성형 유방(남성), 거미혈관종
- 간성 신부전
- 간의 Methionine 대사장애 → 간성 악취, 단맛이 나고 곰팡이 냄새가 나는 호흡
- 신장을 통해 다량의 Urobilirubin을 배설 → 소변색 짙어짐
- 손상된 간이 빌리루빈을 담즙으로 분비시키지 못함 → 담즙 결여 → 대변 회백색

ⓜ 지속적인 간 손상 : 문맥압 상승(문맥성 고혈압) → 위장계 정맥류(식도정맥류), 위궤양, 위염, 비장비대, 복수, 호흡곤란

(4) 진단 및 치료

① 진 단

ⓐ 혈액검사 : ALT(SGPT), AST(SGOT) 수치 상승, 프로트롬빈 시간 지연, 혈청 빌리루빈 수치 증가 → 황달, 소양증

ⓑ 간염 바이러스 검사

ⓒ 간 생검, 초음파, CT, MRI 등

② 치료 : 대증요법(약물요법)

ⓐ 진통제 : 오심, 구토 조절

ⓑ 비경구적 비타민 K 투여 : 응고인자 생성에 도움

ⓒ 항바이러스제 : Lamivudine, Entecavir, Adefovir

ⓔ α-interferon : 바이러스 RNA와 단백질 합성을 방해하여 바이러스 복제 주기에 영향

(5) 간호중재

　① 식 이

　　㉠ 저지방, 고탄수화물, 적정 단백식이 자주 소량씩 제공

　　㉡ 염분제한, 간성 뇌병변이 나타나지 않는다면 정상 단백식이

　　㉢ 영양이 많은 아침식사 제공(낮에 식욕부진 더 심해짐)

　　㉣ 소량씩 자주 섭취(식욕부진, 오심으로 많이 먹기 어려움)

　② 적절한 수분섭취 유지

　③ 휴식 : 신체적, 심리적, 정서적 휴식(추가적인 간 손상을 방지 위해)

　④ 출혈조절

　　㉠ PT 모니터, 지연되는 경우 비타민 K 보충

　　㉡ 침습적 시술은 가급적 피할 것

　　㉢ 부드러운 칫솔 사용, 거친 음식 제한, 넘어지거나 미끄러지지 않게 주의

　⑤ 전염 예방

　　㉠ 화장실 사용 후 손을 잘 씻기

　　㉡ HBsAg 있을 때 콘돔 이용하기

　　㉢ 주삿바늘이나 식사도구, 칫솔을 함께 쓰지 않기

　　㉣ 접촉 시 가능한 한 빨리 면역글로불린을 주사(B형 간염인 경우 B형 간염 면역글로불린을 주사하고 연속적으로 B형 간염 백신을 주사)

　⑥ 간수치 자주 모니터, 간성 뇌병변이 나타나는지 사정

　⑦ 소양증 관리

　　㉠ 항히스타민제, 진정제

　　㉡ 알칼리 비누 사용 제한, 전분 목욕, 미온수 목욕, 로션 바르기

　　㉢ 청결한 의복, 침구, 서늘한 환경(발한은 소양증 악화)

　　㉣ 긁는 것 방지 : 손톱 짧게 깎기

　　㉤ 잦은 체위 변경

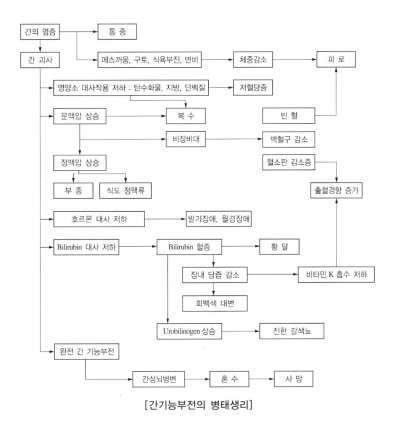

[간기능부전의 병태생리]

출제유형문제 _{최다빈출문제}

1-1. 식욕부진과 황달로 입원한 환자가 IgM anti-HAV 양성일 때 간호중재는?

① 멸균 가운을 입힌다.
② 입었던 환의는 소각한다.
③ N95 마스크를 착용시킨다.
④ 1인 음압병실에 격리시킨다.
❺ 개인용 수건을 사용하게 한다.

1-2. 급성 A형 간염을 의심할 수 있는 사정 내용은?

① 수혈 경험
② 피부와 점막 손상
❸ 오염된 음식 섭취
④ 보균자의 혈청 접촉
⑤ 감염된 주삿바늘에 찔림

해설

A형 간염
• 감염자의 분변이나 오염된 물, 음식의 접촉에 의해 감염되는 질환이다.
• 개인용 수건을 사용하거나 개인 위생을 철저히 해야 한다.

해설

A형 간염은 위생상태가 불량한 인구 밀집지역에서 지역적으로 발생하기 때문에 오염된 물이나 음식물의 섭취, 분변 - 경구 경로 등을 사정해야 한다.

안심Touch

1-3. 한 환자가 오심, 구토, 소화불량 전신쇠약을 호소로 응급실에 내원하였다. 환자의 혈액검사 결과 HBsAg(+), HBsAb(-), HBeAg(+)로 나타났다. 다음 중 이 환자를 간호함에 있어 적절한 것은?

① 칫솔 및 수건 등을 공유해도 됨을 설명한다.
② 성생활에는 문제없다고 설명한다.
③ 서둘러 백신을 접종한다.
④ 사용한 주사기의 캡을 씌워 안전사고를 예방한다.
❺ 환자의 체액이나 혈액을 다룰 때 장갑을 착용한다.

해설
B형 간염의 간호중재
• 체액과 혈액으로 전파되기 때문에 이에 유의한다.
• 칫솔이나 수건 등을 따로 사용한다.
• 간호사는 감염방지 장비를 사용해야 한다.
• 이미 감염된 환자일 경우 대증적 치료와 함께 출혈예방 간호를 한다.
• 이미 감염된 후에는 접종하지 않는다.

1-4. B형 간염 환자에 대해 간호할 때 주의해야 하는 사항은?

① 1인실에 격리한다.
② 환자를 간호할 때 마스크를 착용한다.
③ 개인면도기, 칫솔을 항상 멸균 소독한 것을 사용해야 한다.
④ 환자에게 약물을 주사한 후 바늘 뚜껑을 다시 끼운다.
❺ 노출된 후 24시간 이내에 면역글로불린을 투여한다.

해설
1인실에 격리하거나 환자 간호 시 마스크를 착용할 필요는 없다. 개인면도기, 칫솔 사용 시 위생적인 것을 사용하고 환자에게 약물을 주사한 후에는 바늘 뚜껑을 끼우지 않고 바로 버린다. 간염환자의 needle에 찔린 경우 가능한 빨리 면역글로불린을 주사한다.

1-5. B형 간염 환자가 황달로 인한 소양증을 호소할 때 옳은 간호중재는?

① 식초로 목욕하게 한다.
② 꽉 조이는 옷을 입게 한다.
③ 알칼리성 비누를 사용하여 청결하게 씻는다.
④ 억제대를 적용한다.
❺ 손톱을 짧게 깎아준다.

해설
과도한 열의 방지, 덥지 않은 환경을 유지해주고, 면 의복을 착용하게 한다. 손톱을 짧게 유지하고 긁지 않도록 한다. 또한 미온수나 전분으로 목욕하고 항히스타민제를 투여한다. 혈청의 인 수준이 감소하면 소양증이 완화된다.

1-6. 다음 중 추가교육이 필요한 급성 간염 환자의 반응은?

① "술을 마시지 않습니다."
② "기름진 음식을 피합니다."
③ "밥을 조금씩 자주 먹습니다."
❹ "진통제로 타이레놀을 먹습니다."
⑤ "피로가 심하면 휴식을 취합니다."

해설
타이레놀의 부작용이 간독성이므로 간염환자에게는 금기이다.

1-7. 만성 간 질환을 앓고 있는 환자가 피로를 호소하는 이유는 무엇인가?

① 백혈구가 감소해서
❷ 대사작용에 필요한 에너지가 많이 소모되어서
③ BUN 수치가 높아서
④ 체액량이 부족해서
⑤ 알부민이 부족해서

해설
간의 대표적인 기능은 대사작용으로 간이 손상될 경우 대사작용에 사용되는 에너지가 많이 소모되어 환자가 피로감을 호소한다.

2 **간경화(Liver cirrhosis)**

간 실질 세포의 광범위한 퇴행과 파괴를 특정으로 하는 만성 진행성 간질환이다.

(1) 간경화의 유형

① 알코올성 간경화 : 과도한 음주로 간의 지방성 변화 후에 발생하며, 가장 흔하다.

② 괴사 후 간경화 : 바이러스, 독성, 자가 면역으로 발생

③ 담관성 간경화 : 만성 담낭 폐쇄와 감염으로 발생

④ 심인성 간경화 : 폐심장증, 억제성 심막염 등으로 심한 우측 심부전으로 발생

(2) 증 상

① 수년간 증상 없이 진행

② 초기 증상

㉠ 식욕부진, 소화불량, 오심과 구토, 배설 습관의 변화

㉡ 간의 비대, 맥관 변화, 촉진 시 단단하고 덩어리가 만져지며 커져 있음을 알 수 있다.

㉢ 허약, 피로감, 식욕부진, 체중 감소

③ 진전된 단계 : 문맥성 고혈압, 식도정맥류, Caput medusae, 비장비대, 내치질, 상복부 잡음, 복수, 간성 뇌병변, 황달, 간헐적 발목 부종, 복수

(3) 합병증

① 문맥성 고혈압

㉠ 간의 구조적 변화로 혈류가 간문맥으로 유입되지 못하고 우회하여 흐르게 된다. 문맥압 상승은 측부 순환을 형성한다(위–식도 연결 부분(식도 정맥류의 가장 흔한 원인), 직장 정맥(치질)).

㉡ 증상 : 심한 내치질, 복수, 비장비대, Caput medusae(복부의 표재성 측부정맥인 제대정맥의 확장)

② 복 수

㉠ 복강 내에 많은 양의 체액이 축적되는 것

㉡ 요인 : 문맥압과 간 림프선의 흐름 증가, 혈장 교질 삼투압 감소(저알부민혈증), 고알도스테론증, 수분 배설불능

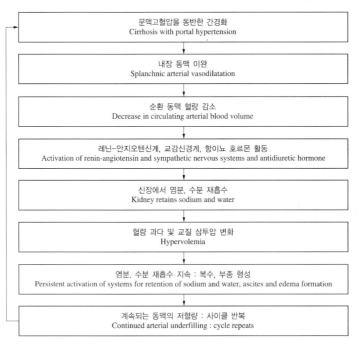

[복수 형성 기전]

③ 간성 뇌병증

    ㉠ 간이 독성이 있는 암모니아를 무독성인 요소로 전환하지 못하고 암모니아가 축적되어 나타나는 신경계의 대사장애

    ㉡ 병태생리 : 단백질 대사와 배설 장애로 혈중 암모니아 수치 상승

    ㉢ 촉진 요인 : 위장출혈, 변비, 감염, 대사성 알칼리증, 복수천자, 탈수, 요독증 등

    ㉣ 증상 : 의식장애, 인격변화, 경직, 과다 반사, 퍼덕이기 진전(Asterixis), 간성 구취

        예 퍼덕이기 진전(Asterixis) : 여러 가지 형태가 있으며 가장 흔한 것은 팔과 손에 침범, 팔을 뻗은 상태에서 손을 배측 굴곡시키면 수 초 내에 비자발적으로 손이 떨어지며 빠르게 다시 배측 굴곡이 일어난다(간성 Flap).

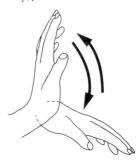

[Asterixis]

이 시대의 모든 합격! 시대에듀

(4) 진 단

① ALT(SGPT), AST(SGOT) 수치 상승

② PT 지연, 혈청 빌리루빈 수치 증가

③ 저알부민혈증, Globulin 상승, A/G ratio(알부민/글로불린 비율) 저하

④ 간생검

⑤ 초음파, CT, MRI 등

(5) 간호중재

① 휴 식

㉠ 복수, 황달과 같은 간부전 징후가 있으면 휴식 취함

㉡ 체위 : 반좌위(호흡곤란 방지)

② 식 이

㉠ 하루에 3,000kcal 섭취

㉡ 고단백(암모니아 수치를 관찰하면서 단백량 조절), 고탄수화물, 고비타민 A, B, C, K와 엽산 식이

㉢ 저지방식이, 저염식이, 소금 대신 식초, 마늘, 양파, 레몬즙 사용

㉣ 복수와 부종이 있을 때 수분 제한

㉤ 비타민 K 섭취 권장

㉥ 식욕부진일 때는 소량씩 자주 섭취

③ 피부간호

㉠ 부종, 황달, 소양증으로 인한 피부손상, 감염 예방

㉡ 소양증 간호 : 미지근한 물로 목욕, 면제품 입기, 자극적인 비누 사용하지 말고 목욕 후 로션 바르기, 항히스타민제 복용

④ 출혈간호

㉠ 프로트롬빈 시간 지연 : 출혈 가능성

㉡ 흑색변, 잠재적 출혈 관찰

⑤ 간성 뇌병증

㉠ 환자의 정신 상태 수시로 평가(지남력 상실 평가)

㉡ 환자 보호 위해 Side rail 설치

㉢ 식 이

• 고탄수화물식이, 저단백식이(20~40g/일 정도), 저염식이, 저지방식이

• 간경화증과 지속적인 간성 뇌병증일 때는 저단백식이로 영양실조가 문제될 수 있다.

㉣ Neomycin 경구 투여 : 항생제, 대장 내의 상주균의 단백합성을 억제하여 암모니아 생성 억제

㉤ Lactulose 경구 투여 또는 관장 : Lactulose는 산도 감소(PH 7.0 → 5.0)시켜 박테리아 성장 억제, 수소이온 활성화로 암모니아(NH_3)를 요소(NH_4)로 전환하여 배설, 설사로 인한 전해질 불균형을 유발할 수 있으므로 주의

제6장 :: 간, 담낭, 췌장계 질환　267

    ⓗ 저산소증 예방 : 저산소증은 간세포 손상 촉진

    ⓢ 감염 및 신체 손상 예방

⑥ 복 수

    ㉠ 침상안정, 반좌위 또는 좌위(복수로 인한 호흡곤란 완화)

    ㉡ I/O 측정

    ㉢ 1,000mL/일 이하로 수분제한

    ㉣ 이뇨제 사용(Aldacton, Lasix)

    ㉤ 알부민 투여, 제한이 없다면 적정 단백 섭취

    ㉥ 복막천자

    ㉦ 복부정맥 측로술(LeVeen shunt) : 한쪽 방향의 압력에 민감한 판막을 통하여 복강 내에 차 있는 복수를 관을 통해 상대정맥으로 빠져나가게 하는 것

⑦ 식도 정맥류

    ㉠ 예방 : 알코올, 아스피린 금지, 변비 예방, 거친 음식 제한, 복압 상승 금지

    ㉡ 식도 정맥류 파열 시 간호

      • 혈관 수축제 : Vasopressin 투여

      • Sangstaken-Blakemore tube(S-B tube), Minnesota tube

        – 기계적 압박으로 출혈 조절

        – 구강 간호를 해야 하며(갈증 해소), 비공 미란예방

        – 심호흡, 기침 금지(식도풍선이 기도로 빠져 질식의 위험)

        – 얼음주머니 금지(장시간의 혈관 수축으로 식도괴사 초래)

        – 주기적으로 압력을 제거시켜 순환할 수 있게 한다(8~12시간 간격으로 5분간).

        – 식도 풍선이 부풀어 있는 동안 타액을 뱉어내어 기도로 넘어가지 않게 한다.

        – 삽입 환자의 맥박, 호흡수 상승 시(기도폐색증상) 즉시 튜브를 잘라 풍선의 공기를 뺀 다음 의사에게 보고한다(침상에 가위 준비).

      • 식도 정맥류 결찰

      • 혈량유지(신선한 전혈, 정맥 내 주입)

      • 비위관 삽입 : 풍선 상부까지 삽입하여 축적된 체액 흡인(Minnesota tube는 필요없다)

출제유형문제 최다빈출문제

2-1. 다음 환자의 사정결과에 근거한 우선적인 간호진단은?

① 황달과 관련된 신체상 장애
❷ 간기능 저하와 관련된 체액과다
③ 호흡곤란과 관련된 자가간호부족
④ 부적절한 섭취와 관련된 영양부족
⑤ 간기능 저하와 관련된 사고과정의 변화

해설

간경화
• 복수, 간성 혼수, 황달, 호흡곤란
• Liver panel 수치 및 프로트롬빈 시간의 상승
• 우선순위는 간기능 저하와 관련된 체액과다를 우선적으로 진단할 수 있다.

2-2. 간경화증 환자의 상태가 다음과 같을 때 우선적으로 사정해야 하는 것은?

> • AST 90 U/L, ALT 101 U/L, 혈소판 8,500/mm³
> • 암모니아 250μg/dL, 총빌리루빈 4.5mg/dL

① 갈 증
② 체 온
③ 피부색
④ 말초부종
❺ 의식수준

해설

간성혼수 환자 간호중재
• 독성이 있는 암모니아의 체내 대사 및 배출 과정 중에 문제가 생기면 뇌에 축적되어 간성혼수가 나타날 수 있다.
• 환자의 의식수준을 수시로 평가한다.
• 진정제 혹은 간독성 약물을 금기한다.
• 환자를 보호하기 위해 Side rail을 설치한다.
• 고탄수화물, 저단백, 저염, 저지방 식이를 제공한다.
• Neomycin을 경구투여한다(세균의 단백합성을 억제시켜 장 내에 상주균에 의한 암모니아 생성을 억제시킴).
• Lactulose로 관장한다(산도를 감소시켜 박테리아 성장을 억제시키고 수소이온을 활성화시켜 NH₃를 NH₄로 전환하여 배설한다).

2-3. 퍼덕떨림(Flapping tremor), 수면장애와 인지저하가 있는 간경화증 환자의 혈청 암모니아가 정상치보다 높을 때 중재는?

① 진정제 투여
② 항경련제 투여
③ 저칼륨식사 제공
④ 고단백식사 제공
❺ 락툴로스 관장 실시

해설

보기의 사례는 간성 혼수 증상으로 락툴로스 관장을 해야 한다. 이 관장은 장내 산도를 감소시키며 암모니아를 암모늄으로 전환하여 배설시키는 작용을 한다.

2-4. 식도정맥류 출혈이 있는 간경화증 환자의 사정결과가 다음과 같을 때 우선적인 중재는?

> • 토혈 150mL
> • 혈압 90/60mmHg, 체온 37.5℃, 맥박 98회/분, 호흡 22회/분
> • 헤마토크리트 27%, 혈색소 7.3g/dL

① 기관 내 삽관
② 해열제 투여
③ 이뇨제 투여
④ 혈장분리교환술
❺ 농축적혈구 수혈

해설

보기의 사례는 식도정맥류 파열로 발생한 출혈로 인해 헤마토크리트와 혈색소가 저하되어 있으므로 농축적혈구 수혈이 우선적으로 필요하다.

3 간농양(Liver abscess) 및 간암

(1) 간농양

세균, 아메바 감염이나 충수염, 게실염, 위장관 감염에 의해 2차적으로 간에 농양을 형성한다.

① 간농양 증상

　㉠ 호흡곤란, 식욕부진

　㉡ 황달, 소양증, 체중 감소, 빈혈

　㉢ 원인을 모르는 열

　㉣ 우상복부 불편감, 패혈증

② 치료 및 간호

　㉠ 수분과 전해질 보충

　㉡ 외과적 배농, 경피적 배농, 농양부분 절제, 항생제

　㉢ 안위도모 : 체온조절, 소양증

(2) 간암(Liver cancer)

위암, 폐암, 대장암에 이어 40~50대 남자에게 호발

① 간암 원인 : 간경화, B형, C형 간염, 음주, 전이성 간종양

② 병태생리 및 증상

　㉠ 악성세포는 건강한 세포의 영양과 산소를 빼앗아 증식, 성장 후 정상 간세포를 압박하기 때문에
　　보상작용으로 간비대, 기형 초래

　㉡ 오심, 식욕부진, 발한, 발열, 체중 감소, 빈혈, 허약감

　㉢ 압통(상복부, RUQ), 복수, 간비대, 황달

　㉣ Albumin-Globulin 비율(A/G ratio) 감소(손상된 간세포가 알부민을 합성하지 못함)

③ 진 단

　㉠ 과거 및 현재 건강력, 가족력

　㉡ 신체검진 시 복부에서 덩어리나 압통이 발견

　㉢ 간기능 검사에서 알파 태아단백질(α-fetoprotein ; AFP)수치 상승

　㉣ 간기능 검사 및 초음파, CT, MRI상 종양 덩어리의 발견

④ 치료 및 간호중재

　㉠ 간 절제술(유일한 치료 방법), 간이식

　　• 수술 전 : 비타민 K 투여(응고인자 결핍 보충)

　　• 수술 후

　　　− 금식(3~4일 동안), 정맥으로 포도당 수액 공급(저혈당 예방)

　　　− 저단백식이(단, 암모니아 해독이 가능하면 고단백식이 제공)

　　　− 진통제 투여 : 수술 후 첫 48시간 동안

　㉡ 방사선 요법, 화학 요법(TAE)

ⓒ 통증 호소 시 Morphine sulfate 투여

ⓔ 이완요법, 영양유지, 호흡유지

ⓜ 대상자가 오심을 호소할 경우 진통제 투여

ⓗ 면역기능이 저하되어 있을 경우 외상 주의, 사람이 많은 장소는 피하기

출제유형문제 최다빈출문제

3-1. 황달을 주호소로 하고 있는 간암 환자에게 전신소양증이 나타나 피부를 긁고 있다. 가장 적합한 간호진단은?

① 불안으로 인한 수면장애

② 가려움으로 인한 불편감

③ 질병과 관련된 비효율적 대처

❹ 가려움으로 인한 피부손상 가능성

⑤ 황달로 인한 중추신경 장애

해설
황달은 가려움증을 유발하고 이로 인해 피부 건조증과 피부 손상 가능성이 제기된다.

3-2. 간경화 시 복수가 생기는 원인으로 알맞은 것은?

① 알부민 합성 증가

② 교질 삼투압 증가

❸ 고알도스테론 혈증

④ 혈장 정수압 감소

⑤ 레닌-알도스테론 시스템 억제

해설
간경화 시 복수의 원인
• 문맥성 고혈압(혈장 정수압의 증가)
• 교질 삼투압의 감소(알부민의 합성 부족)
• 고알도스테론 분비(순환 혈량 부족으로 레닌-안지오텐신 시스템 자극)

6-2 담도계(Biliary system)

1 담낭염 및 담석증

(1) 담낭염 및 담석증

① 담낭염(Cholecystitis, 쓸개염)과 담석증(Choleithiasis)

㉠ 담낭과 담도에 결석이 형성된 것

㉡ 콜레스테롤, 담즙산염 및 칼슘에 대한 담즙의 균형이 깨지면 물질이 침전되어 담석증 발생

㉢ 염증과 담석 형성은 대개 같이 오고 한 가지가 다른 것을 더욱 악화시킨다.

㉣ 담석이 담낭의 하부로 가라앉아 벽에 상처를 주고 감염을 일으킨다.

② 담낭염 역학

㉠ 남 < 여, 40세 이상

㉡ 비만, 다산부

㉢ 경구용 피임약 복용, 에스트로겐 복용(에스트로겐이 담즙염의 분비를 감소시키고 콜레스테롤의 전환을 방해)

③ 증 상

㉠ 통 증

• 담관 폐쇄 시 산통(Biliary colic)이 우상복부와 심와부에서 발생(갑자기 강하게)

• 오른쪽 어깨, 견갑골로 방사

• 오심, 구토 동반

㉡ 소화불량 : 식후에 RUQ 팽만감을 느낀다.

㉢ 황달 : 총담관 폐쇄 시 담즙이 혈액으로 다시 흡수되어 빌리루빈 수준 상승

㉣ 소양감(담즙이 피부로 배출)

㉤ Murphy's sign 양성 : 담낭 촉진 시 통증이 심해져 환자가 일시적으로 숨을 들이마실 수 없게 되며 일시적으로 숨을 멈춘다.

㉥ 가벼운 발열, 약간의 백혈구 증가

㉦ 출혈 경향(혈액응고인자 중 Ⅱ, Ⅶ, Ⅸ 등의 인자는 비타민 K의 도움으로 생성되는데, 담즙이 소장으로 배출되지 못하여 지용성 비타민 흡수가 저하됨)

㉧ 양념이 많거나 지방이 많은 음식을 잘 소화하지 못한다.

④ 진단 : 복부 초음파, CT, 담관조영술, 담낭조영술, ERCP

⑤ 치 료

㉠ 체외충격파쇄석술(Extracorporeal shock wave lithotripsy, ESWL)

• 체외에서 담석에 충격파를 쏘아 잘게 부수고, 부서진 담석이 소장을 통해 대변으로 배설

• 합병증 : 미세혈뇨(오른쪽 신장에 충격), 산통(담관을 통한 담석 통과 시)

• 간호중재 : 수분섭취를 증가

㉡ 담석 용해제 투여 : 콜레스테롤 담석 용해(CDCA, UDCA)

　　ⓒ 복부 담낭절제술 : 담낭을 절제하고 담낭관, 정맥, 동맥을 결찰하는 수술
　　　• 수술 전 간호 : M/N NPO, 비타민 K 주사, 피부 제모
　　　• 수술 후 간호
　　　　- T-tube를 통한 배액, 피부손상 관찰(첫 24시간 동안 300~500cc/일)
　　　　- 배액량이 1,000cc/일 이상일 때 보고
　　　　- 반좌위, 배액 주머니는 담낭보다 아래로 둔다(자연스럽게 배액되도록 함).
　　　　- 의사 지시에 따라 식전 1~2시간 잠가 두었다가 식후 1~2시간이 지나면 풀어 준다(담즙이 간에서 십이지장으로 흘러 내려가서 소화를 돕기 위함).
　　　　- T-tube를 잠그고 환자가 복통, 메스꺼움, 구토 등의 이상증세를 보이면 즉시 T-tube를 풀어 주어야 한다.
　　　　- 의사 지시 없이 잠그거나 흡인, 세척 금지(담즙 역류 및 봉합선 파열 위험)
　　　　- 수술 후 7~10일 정도 지나 대변이 갈색으로 돌아오는지 관찰(배액관으로 배액되는 담즙이 줄고 정상적으로 십이지장으로 흘러 지방 음식과 지용성 비타민의 소화를 돕는 것을 의미함)
　　　• T-tube 제거
　　　　- 담관조영술을 실시하여 총담관 개방성을 확인한 후 제거한다.
　　　　- 제거 시기는 X선 검사상 담석이 발견되지 않을 때(주입 염료 흐름이 원활)
　　　　- T-tube 잠근 뒤 5~7일 동안 특이증상이 나타나지 않을 경우
　　ⓔ 경피적 담낭결석 절개술, 복강경 담낭절제술, ERCP 등
　⑥ 간호중재
　　ⓐ 식 이
　　　• 오심, 구토 호소 시 금식
　　　• 수술 후 4~6주 동안 저지방식이 유지, 이후 일반식 가능(과도한 지방 제한)
　　　• 계란, 크림, 튀긴 음식, 가스 생성을 유발하는 채소, 알코올 제한
　　ⓑ 통 증
　　　• Nitroglycerin, Demerol 사용
　　　• Morphine 사용 금지(오디 괄약근의 경련을 증가시킴)
　　　• 통증기전을 설명하고 통증이 없을 때 휴식을 취하도록, 이완요법 제공
　　ⓒ 폐렴 예방
　　　• 2시간마다 체위 변경
　　　• 기침과 심호흡 격려(담낭절제 시 절개 부위의 위치 때문에 심호흡, 기침을 하기가 어렵다)
　　ⓓ 체액 및 전해질 균형
　　　• 급성 담도 산통 시 금식시키고 수분 유지를 위해 정맥으로 수액 투여
　　　• 구토 및 팽만을 경감시키기 위한 비위관 삽입

출제유형문제 *최다빈출문제*

1-1. 급성 쓸개염 통증 특성으로 옳은 것은?

① 호기 시 악화된다.
② 하복부로 방사된다.
③ 음식 섭취 시 완화된다.
❹ 우상복부에 나타난다.
⑤ 통증이 잠깐 나타났다가 완화된다.

1-2. T-tube 관리 간호로 옳은 것은?

❶ 식사 전후로 1~2시간 동안 잠그도록 한다.
② 삽관 후 첫날 1,000mL가 배액된다.
③ 샤워보다는 통목욕을 한다.
④ 삽관 후 초기에 배액양상이 붉은 색일 경우 즉시 의사에게 보고한다.
⑤ 배액 Bag을 침대 위에 둔다.

해설

쓸개가 위치한 부위는 RUQ 부위로 우상복부에 통증이 나타난다.

해설

T-tube 간호

• 담즙 배액량은 1일 400mL 정도에서 점차 양이 감소함을 교육한다.
• 지시에 따라 식전과 식후 1~2시간 동안 T-tube를 잠그도록 한다.
• 수술 직후에는 혈액성 배액이었다가 녹갈색 담즙으로 변한다.
• 배액 Bag은 침상보다 아래에 두어 배액이 될 수 있도록 한다.
• 통목욕보다는 샤워를 한다.

2 담낭암과 담관 폐색

(1) 담낭암(Biliary carcinoma)

① 역 학

  ㉠ 여자가 남자의 4배 발생, 50세 이상

  ㉡ 담낭염, 담석증 있는 사람의 발생이 많다.

  ㉢ 담낭, 담도에 발생하는 종양은 대부분 악성이 많고, 예후가 안 좋다.

② 증 상

  ㉠ 체중 감소

  ㉡ 통증 : 우상복부

  ㉢ 식욕감퇴, 오심, 구토, 허약

  ㉣ 소양증, 황달

③ 치 료

  ㉠ 담낭절제술(Cholecystectomy) → 저지방식이 권장

  ㉡ 담관 폐색 완화, 방사선 치료와 화학요법

④ 간호중재

  ㉠ 체액 및 전해질 불균형 유지

  ㉡ 통증 완화 : 진정제, 나이트로글리세린

  ㉢ 지용성 비타민 보충(비타민 A, D, E, K)

  ㉣ 수술 후 4~6주 동안 저지방식이, 그 후부터는 지방섭취 가능

(2) 담관 폐색(Bileduct obstruction)

① 소장에서의 지용성 비타민 흡수 이상 → 비타민 K 흡수 장애, 응고 지연

② 담즙이 담낭에 축적 시

  ㉠ 담낭염 발생 → Murphy's sign(+)

  ㉡ 폐색성 황달 → 소양증

출제유형문제 최다빈출문제

2-1. 다음 중 쓸개염으로 쓸개절제술을 받은 환자에게 교육할 내용으로 적절한 것은?

❶ 수술 후 저지방식이를 해야 한다.

② 최대한 오랫동안 침상안정을 유지한다.

③ T-tube 배액관은 식후 1~2시간 동안 열어 둔다.

④ T-tube 배액량은 수술 당일 1L 이하가 적절하다.

⑤ T-tube 배액 주머니는 배액량을 관찰하기 쉽게 눈높이로 맞춘다.

해설

쓸개절제술 후 간호중재

• 골고루 섭취하지만, 고지방식이는 피한다.

• 호흡기 합병증을 예방하기 위해 조기이상 및 심호흡을 한다.

• T-tube 배액관은 식후 1~2시간 동안 잠가서 담즙이 소화를 돕도록 한다.

2-2. 담낭절제술 환자에게 수술 직후 T-tube의 배액량이 갑자기 감소할 때 간호중재는?

① 앙와위를 취해 준다.
② 수분섭취를 제한한다.
③ 산소포화도를 측정한다.
❹ 배액관의 개방 여부를 확인한다.
⑤ 배액주머니를 복부보다 높게 한다.

[해설]
담즙(쓸개즙) 배액량은 1일 400mL 정도에서 점차 양이 감소되나 갑자기 감소할 경우 배액관의 개방성을 확인해야 한다.

2-3. 담석증환자 통증은 명치에서 시작되어 어디 부위로 방사되는가?

① 상복부 복통
② 좌측견갑골
❸ 우측견갑골
④ 좌측 하복부 복통
⑤ 우측 하복부 복통

[해설]
담석증은 담관으로 담석이 이동할 때 담관의 경련으로 인해 담즙성 산통이 나타나게 된다. 이때 산통은 RUQ 부위에 나타나며 오른쪽 어깨, 어깨뼈(견갑골)로 방사가 된다.

3 **췌장(Pancreas)계**

(1) 급성 췌장염(Acute pancreatitis)

① 급성 췌장염 : 활성화된 소화효소가 췌장에서 유리되어 자기 자신을 소화(Autodigestion)시켜 췌장에 괴사와 염증을 일으킨다.

② 역학 및 병태 생리

ㄱ 알코올 남용(15~30%, 남성에게 흔함)

ㄴ 담석(30~60%, 여성에게 흔함)

ㄷ 췌장 손상, 췌관 폐쇄, 대사장애, 신부전증의 합병증, 신장이식

ㄹ 약물 : Estrogen, Glucocorticoids, Sulfonamides, Thiazides

③ 증 상

ㄱ 허리, 등으로 방사되는 지속적인 상복부 압통 : 똑바로 누우면 더 심해지고 상체를 구부리거나 무릎을 굽히면 호전된다.

ㄴ 오심, 지속적인 구토, 청색증이나 호흡곤란을 동반하기도 한다.

ㄷ 체중 감소, 지방변(냄새가 심하고 거품이 있는 형태), 흡수장애

ㄹ 출혈성 췌장염 : 복강 내 출혈로 인한 현상

　• Turner's sign : 옆구리 피하 출혈, 푸르게 변한다.

　• Cullen's sign : 배꼽 주위가 푸르게 변한다.

ㅁ 미열, 빈맥, 저혈압, 쇼크가 발생하기도 한다(혈액이 후복강 내로 삼출, 혈액량 감소).

ㅂ 황달(췌장 머리의 부종으로 총담관이 눌림, 드묾)

④ 진 단

ㄱ 임상 검사

　• 혈청 Amylase 상승 : 정상 3배 이상, 24~72시간 지속, 확진을 위한 보완적 검사가 필요(당뇨병성 케톤산증, 유행성 이하선염, 신장이식 등에서도 상승)

　• 혈청 Lipase 상승 : 알코올과 관련된 췌장염에서 더 높게 상승

　• WBC 증가, 고혈당, 고지혈증, 저칼슘혈증, 고빌리루빈혈증

ㄴ CT, MRI, 초음파

⑤ 치료 및 간호중재

ㄱ 통증 : 진통제 Meperidine(Demerol) 투여(Morphine은 평활근을 수축시켜 췌장 파열의 위험이 있으므로 피함)

ㄴ 췌장액 분비 감소

　• 안정 : 대사과정을 감소시키고, 췌장액과 위액 감소

　• 제산제, 항콜린성(Atropine), 히스타민 길항제(Cimetidine, Ranitidine(Zantac))

　• 비위관 흡인 : 췌장액 분비 자극 방지(cf. 지속적인 위액 흡인 시 → 대사성 알칼리증 유발)

　• 급성기에 구강 섭취 제한(음식은 췌장 효소 분비를 증가시킴)

　• 고혈당증 관찰(인슐린 분비 감소, 글루카곤과 카테콜아민 분비 증가)

ㄷ 급성일 때에는 금식하고 수액 공급, 필요시 TPN

       ㄹ 항염증, 항생제 처방

       ㅁ 퇴원 간호중재

- 저단백, 저지방, 탄수화물 식이를 조금씩 자주
- 고열량식이, 고지방식이 제한(위액 분비 자극)
- 알코올, 커피 금지(췌장액 분비 증가)
- 금주, 제산제 투여

(2) 만성 췌장염(Chronic pancreatitis)

① 원인 : 주로 알코올 중독, 췌장에서 재발되는 염증으로 조직이 점차 파괴, 섬유화

② 증상 : 허리로 방사되는 지속적인 상복부 통증, 오심, 구토, 체중 감소, 지방변, 흡수장애, 압통, 복부팽만, 복부강직, 고혈당, 고지혈증 등

③ 간호중재

    ㄱ 통증 완화 : 진통제, 이완요법, 마사지

    ㄴ 식이 : 소량을 자주 섭취, 저지방, 부드러운 식이를 권하며 과식이나 기름진 음식, 카페인 함유 음식 및 알코올은 피하도록 한다.

    ㄷ 투약 : 제산제, 췌장효소 등 투여

(3) 췌장암(Pancreatic cancer)

① 원인 : 흡연, 만성 췌장염, 당뇨병, 과다한 음주, 고지방 식이 등

② 60~70%가 췌장머리에서 발생(담낭폐쇄증상)

③ 암 진단 후 5년 생존율이 가장 낮다.

④ 증상 및 징후

    ㄱ 통증과 체중 감소

    ㄴ 통증이 좌측 상복부로 국한

    ㄷ 갉아 먹는 듯한 극심한 통증

    ㄹ 밤에 더 악화, 밤중에 자주 깬다.

    ㅁ 황달, 회백색의 대변, 지방변, 진한 소변색, 당뇨병

⑤ 진 단

    ㄱ 혈액 내 Lipase, Amylase 상승

    ㄴ 초음파, CT

    ㄷ CEA, CA19-9 상승

    ㄹ ERCP상 주췌관의 급작스런 차단이 나타난다.

⑥ 치료 : Whipple 수술(췌장-십이지장 절제술)

출제유형문제 최다빈출문제

3-1. 급성 이자(췌장)염 환자에게 나타나는 특징적인 혈액검사 결과는?

① 혈당 감소
② 리파제 감소
③ 중성지방 감소
❹ 아밀라제 증가
⑤ 헤모글로빈 증가

해설

급성 이자(췌장염)염의 증상
• WBC 증가
• 아밀라제 및 리파제 상승
• 고혈당, 고지혈증, 저칼슘혈증

3-2. 상복부 통증을 호소하는 췌장염 환자의 불편감을 줄이기 위한 체위로 적절한 것은?

① 똑바로 서 있는 자세
❷ 앉아서 앞으로 구부리는 자세
③ 배를 바닥에 대고 엎드려 누운 자세
④ 등을 바닥에 대고 반듯하게 누운 자세
⑤ 양쪽 하지를 높이고 상체를 낮춘 자세

해설

허리로 방사되는 지속적인 상복부 통증, 복부 강직 등은 똑바로 누우면 더 심해지고 상체를 구부리거나 무릎을 굽히면 호전된다.

3-3. 만성 췌장염 환자에게 해 줄 수 있는 가장 우선적인 중재 방법은?

① 고지방 식이
② 저단백 식이
❸ 췌장 효소제
④ 고칼로리 식이
⑤ 고탄수화물 식이

해설

가장 우선적인 중재는 이자(췌장)효소제를 투여하는 것이 중요하고 제산제나 진통제로 통증을 완화시킨다. 그 외에 저지방식이, 알코올이나 카페인이 함유된 식품은 피하고 고단백 식이, 저탄수화물 및 부드러운 식이를 권해야 한다.

MEMO

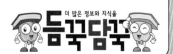

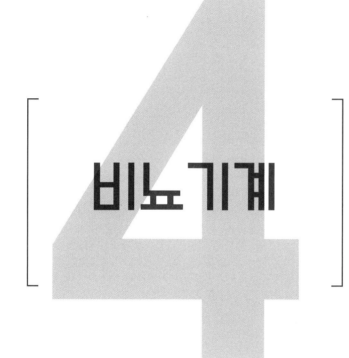

PART

4

비누계

간호사 국가고시
성인간호학 I

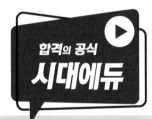

비뇨기계 구조와 기능

제 **1** 장

1 신장의 구조

(1) 신장의 위치와 구조

① 신장의 위치

ⓐ 적갈색을 띤 강낭콩 모양(무게 : 150g)

ⓑ 후복막강 내, 척추의 양측면에 하나씩 위치

ⓒ 누운 자세에서 제1,2흉추–제3요추 사이에 위치(우측 신장은 우측 상복부의 간 때문에 1~2cm 낮게 위치)

② 신장의 구성

ⓐ 피질(Cortex) : 외측 적갈색 부분, 신소체, 근·원위 세뇨관으로 구성

ⓑ 수질(Medulla) : 내측의 적색 부분, 집합관이 모여 만든 신추체(Renal pyramid)로 구성, 각 신추체 사이에는 신주(Renal column)가 있고, 신추체의 정점(Apex)인 신유두(Renal papilla)가 집합관이 합쳐져 이루어진 소신배(Minor calyx)로 돌출

ⓒ 신동(Renal sinus) : 신문(Hilus)이 신장 안으로 이어지는 빈 공간, 신문에서부터 들어온 신우와 신장혈관, 림프 신경이 위치하는 곳

ⓓ 신우(Renal pelvis) : 요관과 신장의 연결부로 깔때기 모양의 공간

③ 네프론(Nephron)

ⓐ 신장의 기능적 단위, 각 신장마다 약 100만개 이상 존재, 신소체 + 세뇨관계로 구성

ⓑ 신소체 : 사구체 + 보먼주머니

- 사구체(Glomerulus) : 모세혈관총, 여과기능 담당
- 보먼주머니(Bowman's capsule) : 사구체를 둘러싼 주머니, 그 여과액이 세뇨관으로 유입

ⓒ 세뇨관계 : 근위세뇨관 + 헨레고리 + 원위세뇨관 + 집합관

- 근위세뇨관(Proximal tubule) : 신장 여과물질의 70% 재흡수
- 헨레고리(Loop of Henle) : 하행부위(수분투과도 ↑), 상행부위(수분투과도 ↓, 전해질 재흡수)
- 원위세뇨관(Distal tubule) : 재분비
- 집합관(collecting duct) 소변 농도 결정

제1장 :: 비뇨기계 구조와 기능 **283**

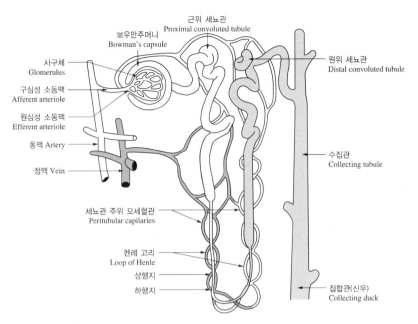

[네프론 구조]

구 분	여과(혈액에서)	재흡수(혈액으로)	분비(혈액에서)
사구체	• 수 분 • Na$^+$, K$^+$, Cl$^-$, 포도당, 요소, 요산염, 단백질, 아미노산, 중탄산염, 크레아티닌, 인, 이눌린		
근위 세뇨관	등장성 여과	• 80%의 수분과 전해질, 100%의 포도당과 아미노산 • Na$^+$, K$^+$, Cl$^-$ • 요소, 요산염, HCO$_3$$^-$	• 크레아티닌 • H$^+$
헨레 고리	고장성 여과	• 상행각에서 Na$^+$(능동적 기전)과 Cl$^-$ • 하행각에서 수분, 요소, 요산염, HCO$_3$$^-$	
원위 세뇨관	등장성 또는 고장성 여과	• 수분(ADH 필요) • Na$^+$(Aldosterone), Cl$^-$, 요소, 요산염, HCO$_3$	• K$^+$, H$^+$ • 요 산
집합관	등장성 또는 고장성 여과	수분(ADH 필요)	K$^+$, H$^+$

④ 혈액공급 및 순환 조절

　㉠ 신순환 : 복부대동맥 → 신동맥(신문통과) → 수입세동맥 → 사구체 → 수출세동맥 → 세뇨관
　　　주위모세혈관망 → 신정맥 → 하대정맥

　㉡ 순환량

　　• 신동맥으로 유입(1,200mL/분) : 심박출량의 25%

　　• 혈장의 흐름=500mL/분 : 혈장 중 20% 여과 → 소변형성(125mL/분)

　　※ 신혈장 유량(Renal plasma flow, RPF)

- 1분 동안 신장을 흐르는 혈류량(500mL/분)

  ※ 사구체 여과율(Glomerular filtration rate, GFR) : 1분간 사구체에서 여과되어 생성된 요량(125mL/분)

(2) 요로의 구조(신장 요관, 방광, 요도)

요로는 신장 요관, 방광, 요도로 구성된다.

① 요관 : 신우에서 방광까지 소변을 운반하는 관

② 방 광

  ㉠ 골반의 치골결합 후면에 위치한 소변을 모으는 평활근 주머니

  ㉡ 방광벽 : 탄력성 주름으로 확장가능(용량 : 300~500mL)

  ㉢ 교감신경과 부교감신경의 지배(요도괄약근은 수의조절)

③ 요 도

  ㉠ 방광의 기저부에서 외부로 소변을 운반, 배설하는 출구

  ㉡ 여성 : 길이 3~5cm

  ㉢ 남성 : 길이 16~20cm

출제유형문제 최다빈출문제

1-1. 요로의 구조 및 기능에 대한 설명으로 옳지 않은 것은?

① 요관은 신우에서 방광끼리 소변을 운반한다.
② 방광은 골반의 치골결합 후면에 위치한다.
③ 방광은 탄력성 주름으로 확장이 가능하다.
❹ 요도 괄약근은 불수의적 조절을 한다.
⑤ 여성의 요도 길이가 남성보다 짧다.

1-2. 다음 중 신장의 기능에 대해 옳은 것은?

① 알부민을 생성한다.
❷ 소변을 생성한다.
③ 독성물질을 저장한다.
④ 대사산물을 흡수한다.
⑤ 암모니아를 저장한다.

해설

요도의 괄약근은 수의적 조절이 가능하다.

해설

신장의 기능
- 소변의 생성과 배설
- 체액량 및 전해질 조정
- 혈압조절, 대사와 내분비 기능 균형 조절

2 신장의 기능

(1) 소변 생성과 배설

① 신장은 하루 약 1,500mL 소변을 배출한다.

② 소변배출량 = 사구체 여과 + 세뇨관 분비 - 세뇨관 재흡수

   ㉠ 사구체 여과(Glomerular filtration)

- 사구체 : 모세혈관망, 반투과성 막
- 여과 : 혈장단백질, 지방, 혈구세포 같이 분자량 큰 물질은 통과 못함, 여과된 성분에는 요산, 요소, 아미노산, 포도당, 물 등 포함
- 여과속도(Glomerular filtration rate, GFR, 여과율, 청소율)
  - 1분 동안 신장에서 여과되는 여과량(125mL/분)
  - 1일 여과량 180L/day(99%가 재흡수 → 소변량은 1~2L/day)

   ㉡ 세뇨관 재흡수(Tubular reabsorption)

- 주로 근위세뇨관에서 포도당, 아미노산, 전해질, 수분 등 유용한 물질 재흡수
- 원위세뇨관에서 ADH 영향으로 수분 재흡수

   ㉢ 세뇨관 분비(Tubular secretion)

- 확산과 매개운반에 의한 분비
- H^+, NH_4^+, K^+ 등 분비하여 체액의 항상성 유지

(2) 수분과 전해질 균형

① Na^+ : 근위세뇨관(80% : 능동수송)과 원위세뇨관(20% Aldosterone)에서 재흡수

   Na^+ 능동적 재흡수 : Cl^-과 HCO_3^-의 수동적 재흡수 촉진

② K^+ : 근위세뇨관에서 완전 재흡수, 원위세뇨관에서 분비(Aldosterone에 의해 재흡수 억제)

③ 수분조절 : 네프론의 희석과 농축 기전을 통해 조절(소변의 농축과 희석)

④ 항이뇨 호르몬(ADH) : 원위세뇨관, 집합관에 작용, 삼투압 높아지면(Na^+ 농도 증가) 분비 → 소변배설 감소

(3) 산·염기 균형

① 신장을 통해 H^+나 HCO_3^-를 배출하여 균형 유지

② 소변 : pH 5~7(약산성)

③ 산증 상태 H^+이 근위세뇨관, 원위세뇨관, 집합관으로 분비되어 소변으로 배설

   ㉠ $H^+ + HCO_3^- \rightarrow H_2CO_3^- \rightarrow H_2O$(소변으로 배설), CO_2(폐로 배설)

   ㉡ $NH_3 + H^+ \rightarrow NH_4 + Cl^- \rightarrow HN_4Cl$(소변으로 배설)

④ 알칼리증 상태 H^+은 소량 여과액으로 분비되고, 여과된 HCO_3^-가 H^+와 결합하여 소량의 HCO_3^-만 재흡수되고 나머지 HCO_3^-는 배설

(4) 대사산물과 독성물질의 배출

① 대사 최종 산물인 요소, 요산, 크레아틴, 약물, 식품첨가제, 살충제 등 배출
② 혈장청소율(Clearance) : 혈장 중 어느 물질을 정화하는 신장의 청소능력, 혈장으로 들어온 물질이 혈장을 완전히 빠져나가서 깨끗해지는 비율(예 크레아티닌 청소율(CCr) : 크레아티닌을 이용한 혈장 제거율)
③ 크레아티닌 청소율 : 가장 정확한 여과율 측정, 임상에서 유용 → 신기능, 여과율 측정

(5) 혈압조절

① 레닌-안지오텐신-알도스테론 체계 : 혈관 수축반응 자극, 체액량 유지, 혈압 조절
② 혈압 하강 시 : 사구체 근접세포에서 레닌 분비 → 안지오텐신 I 형성 → 안지오텐신 II 형성 → 말초혈관 수축
③ 알도스테론 : 원위세뇨관에서 나트륨 재흡수 증가 → 수분 재흡수 증가 → 혈압, 혈류량 증가

(6) 대사 및 내분비 기능

① 적혈구 조혈인자(Erythropoietin) 생산 : 적혈구 생산
② 비타민 D 대사를 도와 체내 칼슘 항상성 유지
③ 음식이나 자외선을 통해 얻어진 비타민 D_3는 간과 신장을 거쳐 활성화
④ 인슐린의 분해와 배설에 관여 : Type I 당뇨환자는 신부전이 진행됨에 따라 인슐린 요구량이 감소 → 인슐린 투여량 감소

(7) 배 뇨

① 복합적인 감각 – 운동 과정
 ㉠ 방광배뇨근의 이완, 내괄약근 수축, 소변 저장 : 교감신경 지배($L_2 \sim L_4$)
 ㉡ 내요도 괄약근(방광경부) 이완 : 평상시는 수축된 상태, 방광배뇨근 수축 시 이완
 ㉢ 외요도 괄약근 : 자발적으로 조절, 음부신경의 지배
② 배뇨반사 : 척수반사($S_2 \sim S_4$)
 ㉠ 방광에 소변량(200~300mL 이상)이 증가되면 시작(요의 느낌)
 ㉡ 방광벽이 확장되면 압수용체가 감각신경을 통해 척수로 정보전달 → 척수에서 부교감신경 활동자극, 교감신경 활동 억제 → 방광배뇨근 수축, 방광내압 상승 → 음부신경 활동 감소 → 외요도 괄약근 이완 → 배뇨
 ※ 외요도 괄약근 : 방광근육이 수축되더라도 수의적으로 배뇨 조절

출제유형문제 최다빈출문제

2-1. 신장의 기능 중 혈압 조절과 관련된 기전은?

① 사구체 여과 → 세뇨관 흡수 → 세뇨관 분비 → 소변 생성
❷ 레닌을 분비하여 체액량을 유지하고 혈관수축반응을 자극하여 혈압을 조절한다.
③ 활성 비타민 D로 장의 칼슘 흡수를 자극한다.
④ 적혈구 조혈인자를 생성하여 인슐린 분해와 배설을 한다.
⑤ 각 네프론에서 만든 소변이 집합관을 거쳐 신우와 요관으로 간다.

2-2. 사구체에 대한 설명으로 옳은 것은?

❶ 혈액을 여과하는 기능을 한다.
② 신우에서 방광까지 소변을 이동시킨다.
③ 소변을 생성시킨다.
④ 요관을 통해 들어온 소변을 저장한다.
⑤ 여성은 중력에 의해 소변이 비워진다.

2-3. 소듐을 재흡수하고 요를 농축시키는 세뇨관계통은?

① 근위세뇨관
❷ 헨레고리
③ 원위세뇨관
④ 네프론
⑤ 피라미드

해설
혈압조절
• 레닌을 분비하여 체액량 유지, 혈관수축반응을 자극하여 혈압조절
• 혈청 소듐치 저하, 심박출량 감소, 신허혈 → 레닌-안지오텐신-알도스테론 체계로 혈압상승을 초래

해설
사구체
• 구심성 소동맥에서 형성된 모세혈관 덩어리로 원심성 소동맥을 형성한다.
• 혈액을 여과하는 기능을 한다.

해설
헨레고리는 소듐을 재흡수하고 요를 농축시킨다.

제 **2** 장

비뇨기능 사정

1 비뇨기 검진

(1) 신체 검진

① 정 상

ㄱ 좌우 대칭적인 복부, 특정 병소나 부종이 없다.

ㄴ 신동맥 잡음이 없다.

ㄷ 늑골척추각과 옆구리 대칭적, 촉진과 타진 시 압통은 없다.

ㄹ 신장은 매끈하고 단단하며 확대되어 있지 않다.

ㅁ 방광은 평소 촉진되지 않으며 치골결합 위로 타진 시 과도 팽창음이 있다.

② 진단방법

ㄱ 시 진

- 외요도구 관찰
- 요독증 : 잿빛의 노란 피부색, 요독성 서리, 움푹 패인 눈, 근육소모, 부종
- 수술, 외상의 흔적, 인공요도, 피부 누공
- 다낭포성 신질환, 신장 비대, 방광 팽만 : 복부 윤곽 변화

ㄴ 청 진

- 촉진 전에 청진
- 신동맥협착증 : 신잡음(수축성 잡음)

ㄷ 타 진

- 방광 팽만 : 치골상 부위 탁음
- 신장 염증 : 늑골척추각 압통

ㄹ 촉 진

- 오른쪽 신장이 촉진하기 용이
- 촉진금지 : 부신종, 다낭포성 신장
- 전립성 : 직장검사 시 촉진

안심Touch

(2) 배뇨장애 주증상

① 배뇨양상 변화

분류	증상	정의	관련 요인
소변량	무뇨(Anuria)	100mL 이하/24시간	신부전, 요로완전폐색(외상, 종양) 등
	핍뇨(Oliguria)	100~400mL/24시간 30mL/hr 이하	신부전, 소변정체, 요로폐색, 외상, 중독, 허혈 등
	다뇨(Polyuria)	3,000mL 이상/24시간	당뇨, 호르몬 장애, 요붕증, 배설과 다성 신부전 등
소변 성상	혈뇨(Hematuria) 마이오글로빈뇨(Myogl obinuria)	• 색의 변화 • 산성소변 : 뿌옇고 혼탁 • 알칼리성소변 : 붉은색	• 암, 결석, 감염, 신장염, 방광염, 외상, 도뇨관 제거 후, 월경 • 마이오글로빈뇨 : 신체적 과로, 심한 손상에 의한 근조직 파괴
	세균뇨, 농뇨(Pyuria)	투명도 변화 : 혼탁함, 악취	감염증 의미
	당 뇨	소변에 비정상적으로 당이 포함	고당질식이, 당뇨병
	단백뇨	• 소변에 단백질 함유 • 과다한 거품이 생성되는 소변	신증후군
배뇨 장애	배뇨곤란(Dysuria)	배뇨 어려움, 배뇨 시 통증과 작열감	요로계 감염
	빈뇨(Frequency)	1일 배뇨 횟수 증가 또는 소량 자주 배뇨	요로계 감염, 소변정체, 수분섭취 증가가 동반된 고혈당증, 전립선 비대증, 불안, 스트레스
	긴박뇨(Urgency)	요의를 긴박하게 느낌, 참을 수 없음	요로계 감염, 방광 자극, 외상, 종양
	야뇨(Nocturia)	밤에 소변을 보기 위해 깨는 것(수면 주기 동안 2번 이상 반복)	이뇨제, 전립선 비대증, 신부전, 수분섭취 증가, 울혈성 심부전
	배뇨지연(Hesitancy)	배뇨시작이 지연되고 어려움	부분적 요도폐색, 신경성 방광
	요실금	소변이 불수의적으로 배출	

② 통 증

구 분	원인 및 특징	성별 구분
신 장	• 늑골척추각 통증(Costovertebral angle, CVA) – 12늑골과 장골능선 사이의 신장부위 – 늑골 아래에서 제와부로 방사	
요 관	• 산통(Colic pain) : 요관 근육과 신우의 경련에 의함 • 등의 통증(Back pain) – 신피막의 팽창이 원인 – 늑골척추각에서 복부 아래를 지나 성기부분으로 방사	• 남 성 – 요관상부 통증 : 환측 고환에서 느낌 – 요관하부 통증 : 음낭벽 • 여성의 요관 통증 : 환측 음순
방 광	• 치골상부 : 배뇨근 수축으로 인한 방광경련 – 요도염 : 배뇨시작 시 작열감 – 방광염 : 배뇨과정이나 배뇨 후 작열감	• 방광염 – 여성 : 요도말단 작열감(burning pain) – 남성 : 전립선, 요도의 작열감

③ 과거력 : 투약력, 주요 질병력, 입원력, 신장 독성 물질 노출 여부

④ 가족력

⑤ 개인력 및 사회심리력 : 불안, 우울, 죽음에 대한 공포

출제유형문제 ^{최다빈출문제}

배뇨양상에 대한 설명으로 옳은 것은?

① 무뇨란 24시간 동안 총배뇨량이 400mL 이하인 경우를 말한다.

② 핍뇨란 24시간 동안 총배뇨량이 100mL 이하인 경우를 말한다.

❸ 소변에 농이 있으며 혼탁해지며 감염을 의심할 수 있다.

④ 긴박뇨란 1일 배뇨 횟수가 증가하거나 소량씩 자주 배뇨하는 것을 말한다.

⑤ 실금이란 요의를 긴박하게 느끼며 참을 수 없음을 말한다.

해설

배뇨양상

• 무뇨 : 100mL 이하/24시간

• 핍뇨 : 100~400mL/24시간

• 감염뇨 : 농이 있거나 혼탁해짐, 악취

• 긴박뇨 : 요의를 긴박하게 느끼거나 참을 수 없음

• 요실금 : 소변이 불수의적으로 배출되는 것

안심Touch

2 **진단적 검사**

(1) 소변검사

① 수집방법

　㉠ 무작위 소변검체

　　• 아침소변 : 농축된 소변 채취 가능

　　• 소변에 존재하지 않아야 할 물질 파악, 배양과 민감도 검사는 불가

　㉡ 중간뇨 수집

　　• 외음부를 깨끗이 씻고 소독액으로 닦은 후 중간뇨 수집

　　• 덜 침습적인 기술로 도뇨보다 선호

　　• 검사물은 30분 이내에 검사실에 보내거나 즉시 냉장 보관

　㉢ 도뇨 검체

　　• 도뇨관을 요도를 통해 방광으로 삽입하여 소변 채취

　　• 단순도뇨 수집법(Nelaton catheter) : 오염되지 않은 검사물 얻을 때 일회성 사용

　　• 유치도뇨관 수집법(Indwelling catheter) : 배뇨관 아래 부분을 Clamping 후 무균술로 Catheter를 닦은 후 주사기로 채취

　㉣ 24시간 소변수집

　　• 배설되는 특정 물질의 양 조사

　　• 소변수집 시작 시점에서 배뇨한 것을 버리고 그 다음부터 다음날 수집시작 시간까지 배뇨하여 마감

② 정상소변의 양상

검 사	정상치	의 미
색(Color)	미색, 호박색, 짚색 투명(Yellow-ember)	요농축능력, 출혈, 약물, 음식의 영향
혼탁도(Opacity)	투 명	혼탁은 이물질, 세균성 침전 → 요로감염 의미
산도(pH)	4.6~8.0	• 알칼리성 : 소변의 오랜 방치, 요로감염 의미 • 산성 : 산독증 의미
비중(Specific gravity)	1.010~1.025(1.001~1.040)	소변 농축능력, 신체 수분 상태 평가
당(Glucose), 케톤(Ketone)	미검출	당뇨, 단식, 임산부, 수유부, 구토 등
단백(Protein)	미검출	단백뇨(사구체신염, 전신성홍반성낭창)
빌리루빈(Bilirubin)	미검출	간질환 : 간염, 간세포 손상 시 증가
적혈구(RBC)	0~2	외상, 요로출혈
백혈구(WBC)	0~4	감염의 지표
세균(Bacteria)	미검출	감염의 지표
원주체(Cast), 결정체(Crystals)	미검출	소변혼탁의 원인
크레아티닌 청소율 (Creatine clearance rate)	남성 : 85~125mL/min 여성 : 75~115mL/min	신장 여과능력 평가(사구체 여과율) 신기능 저하 시 감소

(2) 혈액 검사

검 사	정상치	의 미
크레아티닌 (Creatinine)	0.5~1.5mg/dL	• 크레아티닌은 근육의 형성과 단백질 대사 후 생성되는 부산물 • 신기능 상태 평가(전적으로 신장에 의해 배설, 외부 영향을 받지 않음)
요소질소 (BUN)	5~25mg/dL	• 신기능 상태 평가 • 크레아티닌보다 덜 특이적(단백섭취, 탈수, 위장관 출혈 등의 영향)
BUN/Cr 비	12:1~20:1	• 증가 : 수분 부족, 폐쇄성 신질환, 고단백식이 • 감소 : 수분 과잉 ※ BUN, Cr 모두 증가 : 신장의 기능 부전
Na^+과 K^+	Na^+ : 135~145mEq/L K^+ : 3.5~5.0mEq/L	신세뇨관 분비능력 지표
RBC	남 : 4.2~5.4·$106/mm^3$ 여 : 3.6~5.0·$106/mm^3$	요로의 출혈, 신장의 적혈구 조혈기능 감소, 빈혈 평가
Hb	남 : 14~18g/dL 여 : 12~16g/dL	Erythropoietin 감소에 의한 빈혈 평가
Hct	남 : 42~52% 여 : 37~47%	탈수 평가
WBC	4,000~11,000/mm^3	감염 평가

(3) 단순요로촬영술(Kidney, Ureter, Bladder. KUB)

① 목적 및 방법

㉠ 신장과 요로의 이상 유무 조사 : 크기, 위치, 덩어리, 기형, 결석 발견

㉡ 앙와위로 X-ray판에 복부를 대고 촬영

② 간 호

㉠ 통증 없음을 알리고 불안 최소화

㉡ 장 준비 : 가스, 분변 제거하여 시야 확보

(4) 경정맥 신우촬영술(Intravenous pyelography, IVP)

① 요로조영술(Excretory urography, EUG, EXU), 정맥 내 요로조영술(Intravenous urography, IVU)이라고도 한다.

② 목적 및 방법

㉠ 아이오딘(요오드)을 함유한 조영제를 정맥 내로 주입하고 신장으로 여과되어 요도를 통해 배설되는 상을 연속적 X-ray 촬영

㉡ 신장, 요관, 방광의 크기, 모양, 위치 파악, 신장배와 신우의 모양 관찰

㉢ 방광경부의 폐색 여부 확인

③ 검사 전 간호중재

㉠ 8시간 금식

㉡ 장 준비 : 하제, 관장

    ⓒ 수분제한(조영제 농축을 위해) : 수분결핍, 급성 신부전 위험 사정

    ⓔ 2분, 5분, 15분, 20분, 30분, 60분 간격으로 촬영함을 설명

    ⓜ 조영제 알레르기 반응 확인(신독성으로 신장 기능 악화)

- 조영제의 일시적 정상적 반응 : 안면홍조, 더운 느낌, 짠맛(쇠맛), 주사부위의 화끈거리는 열감
- 알레르기 반응
  - 경증 : 오심, 구토, 두드러기, 가려움, 재채기
  - 중등도 : 신독성(급성 신부전), 울혈성 심부전, 폐부종
  - 중증 : 호흡곤란, 기관지 경련, 아나필락시스
- 과거 조영제 알레르기 반응 확인. 천식, 고초열, 알레르기 여부 확인
- 응급소생기구 준비 Anaphylactic shock에 대비

④ 검사 후 간호중재

    ⓐ 수분섭취 권장 : 조영제 배출

    ⓑ 조영제로 인한 알레르기 반응 관찰 : 호흡곤란, 쇼크, 저혈압 발생 여부 관찰

(5) 역행성 신우조영술(Retro-grade pyelogram, RGP)

① 목적 및 방법

    ⓐ 카테터를 요관구, 요도, 방광, 요관을 경유하여 신우에 삽입한 후 항생제를 혼합한 소량의 조영제를 주입하고 X-선으로 촬영

    ⓑ 알레르기로 IVP가 불가능한 경우, 신우, 신배, 요관의 확인

    ⓒ 신기능 저하로 조영제의 배설이 안 될 경우

    ⓓ 종양, 결석, 외부 압박으로 인한 요관의 폐쇄 진단

② 검사 전 간호중재 : 조영제 주입 시 신우의 팽창으로 약간의 불편감 느낄 수 있음을 교육

③ 검사 후 간호중재

    ⓐ 위험 : 요로감염의 발생 또는 악화, 요관 부종으로 일시적 요폐쇄, 혈뇨, 방광천공

    ⓑ 수분섭취권장, 조영제 반응 관찰

    ⓒ 온수좌욕

(6) 신장 혈관조영술(Renal angiography, 신동맥 조영술)

① 목적 및 방법

    ⓐ 대퇴동맥을 통해 신동맥까지 카테터를 삽입하여 조영제 넣으며 연속 X-선으로 촬영

    ⓑ 신장 순환을 시각화하여 관찰, 신종양 평가, 수술 전 혈관 위치 파악

    ⓒ 신혈관성 고혈압, 기타 혈관 이상, 외상으로 인한 출혈 등 신기능 감소 원인 확인

② 검사 전 간호중재

    ⓐ MNPO

    ⓑ 장준비 : 하제, 관장

    ⓒ 조영제 알레르기 조사

③ 검사 후 간호중재

　　㉠ 합병증 : 카테터 삽입부위의 출혈, 조영제로 인한 부작용

　　㉡ 천자부위 압박지혈, 출혈, 혈종, 활력징후 사정

　　㉢ 절대 침상안정 : 4~6시간, 앙와위로 다리를 구부리지 않음

　　㉣ 천자부위 아래 순환 사정 : 피부온도, 색, 하지 말초 맥박 사정

　　㉤ 신장 기능 손상 여부 관찰 : 혈청 크레아티닌 검사

　　㉥ 수분섭취 권장 : 조영제 배설

(7) 컴퓨터 단층촬영술(Computerized tomography, CT)

① 목 적

　　㉠ 신장의 병변을 확실히 확인하기 위해 실시

　　㉡ 비정상적 조직 형성과 신낭, 신주의 출혈과 기능하지 않는 신장의 평가 가능

② 간호중재

　　㉠ 4시간 전부터 공복상태 유지 : 복부검사이므로

　　㉡ 검사 전 적절한 체액 상태를 유지하여 합병증 예방

　　㉢ 조영제를 사용했다면 조영제의 부작용 사정

(8) 초음파 촬영술(Ultrasound, US, Sonogram, Echography)

① 목적 : 신낭포와 신종양의 감별, 폐쇄 상태 확인

② 방법 : 피부 위에 젤을 바르고 전도지를 검사할 기관 위에서 이리저리 움직여가며 촬영

(9) 요로역학검사

① 목 적

　　㉠ 방광의 운동·감각기능, 배뇨능력 평가, 방광이 채워지는 단계에서 압력 사정

　　㉡ 방광기능, 배뇨 중 혹은 전의 방광내압, 요 흐름의 강도 등에 관한 진단적인 자료

　　㉢ 배뇨문제를 가진 환자나 실금환자에게 적용

② 방법 : 방광내압측정(Cystometrography, CMG), 요도내압측정(Urethral pressure profile, UPP), 요도 괄약근 근전도 검사(Electromyography, EMG), 요 흐름 검사 등 포함

③ 절 차

　　㉠ 앙와위로 도뇨관을 삽입한 후 도뇨관을 통해 방광에 멸균액을 주입하며 방광내압 기록

　　㉡ 카테터를 서서히 빼면서 요도 평활근의 압력 변화 기록

　　㉢ 환자의 반응 조사(팽만감, 요의, 긴박뇨, 불편감 등)

　　㉣ 방광 외부 압력에 대한 방광 내 압력의 영향 평가

④ 검사 전 간호 : 체위 불편감, 검사 과정 교육

⑤ 검사 후 간호
　　㉠ 요로감염 증상 관찰 및 소변정체 사정
　　㉡ 수분섭취 권장 : 감염예방

(10) 방광경(Cystoscopy)

① 목적 및 방법
　　㉠ 전구가 달린 방광경을 요도를 통해 방광으로 삽입하여 요도와 방광을 직접 시진
　　㉡ 진단 목적 : 종양, 결석, 궤양, 다른 이상이나 혈뇨 등의 문제 확인, 방광·요관에서 소변을 직접 제취, 역행성 신우촬영술 시행, 방광 용적 측정, 방광 요관 역류 관찰, 생검
　　㉢ 치료 목적 : 종양·결석·이물질 제거, 출혈부위 지혈, 요관 확장, 신우의 배액, 방광 수술, 방사선 물질 삽입

② 검사 전 간호중재
　　㉠ 검사 2시간 전 2~3L의 수분을 섭취하여 방광 채우기
　　㉡ 진정제, 진통제
　　㉢ 장준비 : 관장, 하제 사용
　　㉣ 협조가 불가능하거나 통증이 심할 것으로 예상되어 마취가 필요한 경우에는 금식
　　㉤ 검사 도중 방광 괄약근의 수축 또는 경련으로 인해 불편감이 있을 수 있음을 설명

③ 검사 후 간호중재
　　㉠ 합병증 사정 : 요로감염, 방광 천공, 출혈, 패혈증, 신부전
　　㉡ 일시적 분홍색 소변, 요통, 배뇨 시 작열감 교육 : 더운물 좌욕, 처방된 진통제
　　㉢ 검사 직후 일어서거나 혼자 걷지 않도록 주의(기립성 저혈압, 졸도 예방)
　　㉣ 요도부종으로 인한 소변정체 : 온수좌욕, 근육이완제, 간헐적 도뇨 실시
　　㉤ 수분섭취 격려 : 소변희석, 증상완화, 감염위험 감소
　　㉥ 필요시 진통제, 항경련제 투여(좌약, IM, IV)
　　㉦ 하복부 통증 호소 시 하복부 온찜질

(11) 신생검(Renal biopsy)

① 목 적
　　㉠ 신장의 병리적 진행단계와 유형 결정하기 위한 조직적 진단
　　㉡ 감별진단, 유용한 치료를 선택, 질병의 예후 결정

② 방 법
　　㉠ 폐쇄신생검(Closed) : 생검기구(Brush)를 요도, 방광, 신장으로 삽입
　　㉡ 경피신생검(Percutaneous) : 피부를 통해 신장으로 생검 침을 삽입하며, 가장 많이 사용
　　㉢ 개방신생검(Open) : 옆구리를 절개하여 신장절개술을 시행하는 도중에 직접 신장을 보며 생검하는 방법, 정확하지만 치유기간이 길고 고비용 소모

③ 금기증

    ㉠ 비협조적이거나 무의식 : 신생검이 흡기 시에 이루어지므로 협조 필수

    ㉡ 한쪽 신장만 있는 경우

    ㉢ 패혈증, 심한 고혈압, 응고장애

④ 합병증

    ㉠ 출혈 : 현미경적, 육안적

    ㉡ 옆구리와 복부 통증

    ㉢ 기흉, 감염, 외상

⑤ 간호중재

    ㉠ 검사 전

- 6~8시간 금식, 사전 동의서
- 불안 및 공포 완화, 진정제가 필수는 아님
- 검사 중 단단한 베개나 모래주머니를 복부 밑에 대주어 복위 취하기
- 국소마취제 사용, 지시에 따라 호흡을 멈출 수 있도록 교육한다.

    ㉡ 검사 후

- 멸균 압박드레싱 : 모래주머니 사용
- 생검부위 쪽으로 30분간 복와위 유지
- 24시간 침상안정을 취한다. 특히 생검 후 4시간 동안은 앙와위 상태로 부동상태를 유지하고, 기침은 금기한다.
- 활력징후 자주 사정 : 출혈징후 발견, 천자부위의 관찰
- 소변색, 배설량 관찰 : 출혈 및 신기능의 변화 발견(혈뇨, 요정체 등)
- 수분섭취 2,500~3,000mL 권장 : 응고형성, 소변정체 예방
- 2주 동안 힘든 운동, 무거운 물건 들기(복압상승), 검사부위 외상 등 금지

출제유형문제 최다빈출문제

2-1. 요로조영검사를 계획하고 있는 환자에게 반드시 확인해야 하는 것은?

① 연 령

② 질환의 중증도

❸ 아이오딘에 대한 과민성

④ 천식의 과거력

⑤ 수면의 어려움

해설

조영제가 사용되므로 아이오딘(요오드)에 대한 과민반응을 반드시 사정해야 한다.

안심Touch

2-2. 신장생검을 마치고 병실로 돌아온 환자를 간호할 때 가장 중요한 간호중재는?

① 시행 후 가능한 한 빨리 움직이도록 한다.
② 수분섭취는 1일 500mL 이하로 감소시킨다.
③ 처음 24시간 동안 3~4시간마다 신경증상을 관찰한다.
❹ 활력징후를 자주 측정하여 출혈과 쇼크 여부를 사정한다.
⑤ 검사 후 24시간 동안 혈뇨가 있으면 의사에게 보고한다.

해설
활력징후의 출혈과 쇼크를 사정하는 것이 가장 중요하다.

2-3. 방광경 검사를 한 50대 여성이 하복부에 뻐근한 통증을 호소하고 있다. 간호중재로 적절한 것은?

❶ 충분한 수분을 섭취하도록 한다.
② 케겔 운동을 하도록 한다.
③ 회음부에 냉찜질을 하도록 한다.
④ 유산소 운동을 하도록 한다.
⑤ 하복부를 마사지한다.

해설
방광경 검사 후 간호중재
• 등의 통증, 방광경련, 방광의 팽만감과 작열감이 나타날 수 있다.
• 이때 따뜻한 통목욕이나 진통제 투여로 증상을 경감시킬 수 있다.
• 요를 희석하고 자극을 감소시키기 위해 다량의 수분을 섭취한다.
• 체온이 상승하여 오한이 날 경우 따뜻하게 보완해 주고 자주 액체를 제공한다.
• 검사 후 혈뇨가 나올 수 있으므로 소변배설량을 주의 깊게 관찰하고 활력징후를 4시간마다 측정하도록 한다.

제3장

신장과 요로계 질환

1 요로감염(UTI)

(1) 요로감염(Urinary tract infection, UTI)

① 요로계의 신장, 요관, 방광, 요도 및 전립선 등에 미생물이 존재하는 경우를 말한다.

② 원인 : 대부분 대장균(E-coli)

　㉠ 상행성 감염 : 대변, 질, 성생활, 실금

　　• 여성 : 요도가 짧고 곧으며, 개구부가 질 및 항문과 가깝다.

　　• 도뇨관 삽입

　　• 소변정체(신경성 방광), 소변의 역류(요관폐쇄, 척추신경손상 등)

　㉡ 혈행성

　㉢ 직접전파 : 대장-방광루

(2) 요로감염의 분류

① 신우신염(Pyelonephritis)

원 인	감염 증상
• 신우와 신배의 염증 • 하부 요로계에서 상행성 감염 • 방광요관 역류, 혈행성 • 임부, 당뇨병, 고혈압 환자 • 만성 : 급성 요로감염의 반복	• 급성인 경우 　- 옆구리 통증(Flank pain), 늑골척추각 압통 　- 39~40℃의 고열(특징적 증상), 오한, 심한 쇠약감 　- 악취나는 탁한 소변, 소변 내 백혈구와 세균 검출 　- 배뇨통, 빈뇨, 야간뇨, 긴급뇨 등의 방광자극 증상 　- 오심, 구토, 설사 등의 소화기계 증상 • 만성인 경우 : 권태감, 식욕부진, 세균뇨(후기에 고혈압, 크레아틴 청소율, BUN 증가) • 신부전 가능성

② 방광염(Cystitis)

원 인	감염 증상
• 요로감염 중 가장 흔함 • 세균성 감염에 대한 2차 감염 • 요도를 통한 상행성 • 드물게 신장을 통한 하행성	• 가장 흔한 증상으로 빈뇨, 긴박뇨, 배뇨곤란 • 작열감, 잔뇨감, 야간뇨, 하복부 통증, 요실금, 요정체 • 소변 백혈구 10만/mm^2 이상, 세균뇨, 혈뇨, 뿌옇고 악취나는 소변 • 드문 증상 : 열, 오한, 구토, 권태감, 옆구리 통증(Flank pain)

③ 요도염(Urethritis)

원 인	감염 증상
• 남성 : 성병, 여성 : 폐경기 Estrogen 저하 • 성교에 의한 상행성 세균감염 • 화학적 물질자극	• 야뇨, 빈뇨, 작열감, 배뇨통, 요도불편감, 요도 분비물, 소양증 • 여성의 경우 세균성 방광염과 증상이 유사

(3) 진 단

① 소변 배양 검사

② 경정맥 신우조영술, 방광요도조영술, 역행성 신우조영술

③ 방광경 검사 등

(4) 치료 및 간호중재

① 무증상 세균뇨는 보통 자연 소실

② 요로폐쇄, 당뇨, 임신 등 특수 시 : 소변배양검사가 음성일 때까지 지속적, 적극적 치료

③ 급성, 만성 신우신염 : 절대안정

④ 항생제, 항균제

⑤ 소변의 산성화를 위해 비타민 C 섭취 증가(원인균의 성장 저해, 결석 예방)

⑥ 수분섭취 권장

　㉠ 하루 3,000mL 이상

　㉡ 소변희석, 세균정체 및 성장 최소화

　㉢ 요도를 씻는 효과 : 세균의 상행성 움직임 제한

　㉣ 염증성 산물의 신속한 제거 : 통증완화, 자극감소

⑦ 항문과 질의 청결 유지

⑧ 온수 좌욕으로 편안함 제공

⑨ 통목욕보다는 샤워 권장

⑩ 대변 본 후 회음부 닦는 방향교육 : 앞 → 뒤

⑪ 소변본 후에는 휴지로 요도를 닦지 않고 살짝 물기만 제거

⑫ 회음을 습하게 하는 조이는 속옷은 피하고 면제품 사용

⑬ 커피, 콜라, 차, 알코올 섭취 피하기

⑭ 성생활 전후에는 소변보기

⑮ 재발 흔함 : 장기치료, 예방적 항생제 사용하기도 함

⑯ 요의가 있을 때 즉시 배뇨

⑰ 배뇨 훈련 : 요의가 없어도 규칙적으로 배뇨

출제유형문제 최다빈출문제

1-1. 방광염으로 항생제를 처방받은 30대 여자환자에 대한 교육 내용은?

① 거품목욕을 한다.
② 카페인 음료를 마신다.
❸ 요의를 느낄 때 즉시 배뇨한다.
④ 회음부는 뒤에서 앞으로 닦는다.
⑤ 증상이 없으면 약 복용을 중단한다.

해설
방광염 환자 간호중재
• 통목욕 금지
• 국소증상 완화 위해 따뜻한 좌욕 권장
• 커피, 콜라, 차, 알코올 섭취 피하기
• 감염 예방 위해 배뇨 격려하기
• 회음부는 앞에서 뒤로 닦도록 한다.
• 항생제는 증상이 사라진 경우에도 처방대로 끝까지 복용하도록 한다.

1-2. 유치도뇨를 적용 중인 환자에게 간호진단으로서 요로감염의 위험성을 내렸다. 이때 요로감염의 예방을 위해 할 수 있는 중재로 알맞은 것은?

① 절대 안정을 취한다.
② 조기 이상을 격려한다.
③ 좌욕을 실시한다.
④ 강력한 항생제를 투여한다.
❺ 유치도뇨를 최대한 조기에 제거한다.

해설
요로감염 예방 중재
• 크린베리 주스 마시기
• 회음부 청결 유지하기
• 요관 등의 삽입물을 최대한 조기에 제거하기

1-3. 비뇨기과 외래를 방문한 35세 여성이 늑골척추각을 누르면 통증을 호소하고 검사결과 세균뇨와 농뇨가 나올 경우 어떤 질환을 의심할 수 있는가?

① 신결핵
❷ 급성 신우신염
③ 요로결석
④ 급성 신부전
⑤ 급성 사구체신염

해설
급성 신우신염
• 요도와 방광을 통해 역행성으로 감염됨
• 오한, 발열, 요통, 오심, 구토, 늑골척추각의 통증 호소
• 백혈구 증가, 세균뇨, 농뇨, 빈뇨와 배뇨장애가 나타남

1-4. 여성 대상자가 6시간 이상 소변을 보지 못하고 복부팽만감을 호소하고 있다. 어떤 간호를 가장 우선적으로 해줄 것인가?

❶ 회음부에 따뜻한 물을 부어준다.
② 유치도뇨관을 연결해 준다.
③ 이뇨제를 투여한다.
④ 손과 발을 찬물에 담가준다.
⑤ 배를 손바닥으로 강하게 눌러준다.

해설
요정체 간호
• 기계적인 폐색 없이 요정체가 있는 경우 카테터를 삽입하기 전에 배뇨하게 한다.
• 정상적인 배뇨 체위를 취해 주고, 수도꼭지를 틀어 물소리를 들려주고, 회음부에 따뜻한 물을 붓거나 물에 손을 담그게 한다. 따뜻한 물속에 앉게 하는 것도 요도 괄약근을 이완시키는 데 도움을 준다.

2 **요로결석(Urolithiasis)**

(1) 요로결석 정의 및 원인

① 정 의

㉠ 요로계에 결석이 생기는 질환

㉡ 결석 : 광물질염이 침전된 물질 덩어리

② 원 인

㉠ 요중 침전물 : 칼슘, 요산, 인산 등

㉡ 요의 산도 : 산독증, 탄산탈수효소억제제, 심한 만성 설사 등

㉢ 정상뇨에서의 결정의 응집인자 불균형

• 결정형성 억제제 결핍 : 피로인산염, 구연산염, 마그네슘, 나트륨

• 결정형성 항억제제 증가 : Aluminum, Silicone

㉣ 결석 형성 약물 : Acetazolamide, Aluminum hydroxide 과다

㉤ 요정체 : 잔뇨의 결과로 소변이 정체되는 요저류 시 방광결석 증가

㉥ 퓨린대사 변화 : 퓨린 과다섭취, 대사 장애 등으로 요산 생성 증가

(2) 요로결석의 종류 및 위험요인

① 요로결석의 종류

㉠ 칼슘석 : 결석의 대부분, 인산칼슘 및 수산칼슘

㉡ 요산석

㉢ 시스틴석

㉣ 스트루바이트(Struvite)석

② 요로결석 위험요인

약물이나 대사	외인성 스테로이드, Furosemide, 갑상샘 호르몬 과잉, 비타민 D 과잉 : 고칼슘뇨
연 령	20~55세
성 별	남>여, 단, Struvite 결석은 여성에 2배 흔함
유전적 요인	결석의 가족력, 통풍이나 신산증
호르몬 요법	에스트로겐 또는 에스트로겐과 프로게스테론 대체요법
감 염	잦은 비뇨기계 감염(염증성 손상이 결석 형성 소인이 됨)
생활습관	장기 부동, 좌식 생활
식 이	요산배출을 증가시키는 과도한 단백질 섭취, 칼슘과 수산염의 과도한 섭취, 소변 농축을 야기하는 수분섭취 제한
고혈압	고혈압 환자는 정상인 발생률의 약 2배

(3) 증 상

① 산통(Colic pain)

　㉠ 예리하고 갑작스런 통증, 진통제로도 완화되기 어렵다.

　㉡ 결석의 위치에 따라

　　• 신배 결석 : 증상이 거의 없다.

　　• 신우 결석 : 신우요관이행부 폐색, 측복부 둔통, 신우신염초래

　　• 상부요관 결석 : 옆구리(측복부) 통증, 복부로 방사 → 오심구토 동반

　　• 하부요관 결석 : 측복부 통증, 서혜관을 따라 음낭(남성), 음순(여성)으로 방사

　㉢ 결석의 크기에 따라

　　• 작아서 잘 움직일수록 통증이 심하다.

　　• 결석이 크면 수신(Hydronephrotic kidney)이 되어 둔통 지속

　㉣ 늑골척추각압통(CVA tenderness) : 신결석의 25%, 요관결석의 75%에서 나타난다.

② 혈뇨 : 결석은 주변 조직에 자극을 주고 상처를 내어 출혈 유발

③ 요로폐쇄

　㉠ 소변의 흐름을 부분적 또는 완전히 막는다.

　㉡ 옆구리가 둔하게 아프거나 복통

④ 감염 : 폐쇄로 인한 소변정체가 감염 유발

⑤ 수신증

　㉠ 신우와 신배가 소변흐름의 폐쇄로 인해 확장된 것

　㉡ 혈뇨, 빈뇨, 급뇨, 작열감, 위장계 증상 동반

⑥ 치 료

　㉠ 요로결석의 자연배출을 위한 수분공급

　　• 3,000~4,000mL/일 이상 섭취 → 소변량 증가로 결석 배출

　　• 결석배출 여부의 확인을 위해 거즈로 소변 거르기

    ⓛ 약물요법
- 통증 조절 : 마약성진통제, 비스테로이드성 항염제, 항경련제
- 감염치료 : 항생제

    ⓒ 식이요법 : 결석의 종류에 따른 차이

결석의 종류	식이요법	효 과
칼슘석	• 저단백, 저염식 권장(동물성단백 제한) • 저칼슘식이는 하지 않음 : 저칼슘혈증은 뼈의 탈칼슘화 초래, 식이를 통한 칼슘섭취는 수산염의 요로 배설을 감소시켜 결석 형성의 위험을 낮춤 • Thiazide계 이뇨제 : 칼슘재흡수 증가로 요중 칼슘농도 감소	칼슘재흡수 증가로 요중 칼슘농도 감소
요산석	• 퓨린식이 제한, 단백섭취 제한 • 필요시 sodium bicarbonate, potassium citrate 경구투여 • Allopurinol 투여(고요산혈증환자)	소변의 알칼리화
시스틴석	Methionine 섭취 제한	소변의 알칼리화
스트루바이트석	저인산식이	소변의 산성화, 감염억제

    ⓔ 결석용해요법 : 경구용 알칼리약물(나트륨 또는 중탄산칼륨, 칼륨) 투여

    ⓜ 스텐트(Stent) 삽입
- 내시경을 통해 작은 실리콘 튜브를 삽입
- 결석으로 인한 요관 폐쇄 및 통증의 일시적(약 6주간) 완화 목적

    ⓗ 체외 충격파 쇄석술(ESWL ; Extracorporeal shock-wave lithotripsy)
- 결석 부위에 집중적으로 충격파를 주는 완전한 비침습적 절차
- 결석을 분쇄하여 소변과 함께 자연 배출되게 하는 방법
- 시술 후 며칠에서 몇 주(대부분 2주)에 걸쳐 소변으로 결석 배출 : 수분섭취 증가
- 입원 필요 없음, 국소마취나 전신마취 후 시행
- 소변을 걸러 결석 확인
- 합병증
  - 배뇨통, 빈뇨, 핍뇨, 혈뇨, 통증(신석이 통과할 때)
  - 발열, 오한, 패혈증, 혈종, 심혈관계 이상, 장폐쇄 등

    ⓢ 경피적 신쇄석술(PNL ; Percutaneous nephro lithotripsy)
- 크기가 비교적 큰 결석의 경우 마취상태에서 방사선과 초음파하에서 시행
- 옆구리 피부를 뚫고 신장 내시경을 삽입하여 결석을 직접 제거하거나 조각내어 체외 배출
- 신장루관을 삽입하여 소변 배액 유도

    ⓞ 개복수술
- 피부를 절개하여 신장, 요관을 열고 요로를 통과하지 못하는 결석을 외과적 수술로 제거
- 단점 : 수술 후 통증, 출혈, 신손상 등의 합병증, 흉터(불가피한 경우에만 시행함)

(4) 결석 재발 방지 간호

환자의 85% 가량은 식이 및 일상 생활습관의 변화를 통해 재발가능성을 낮출 수 있다.

① 수분섭취 증진

  ㉠ 하루 소변량이 2L 이상되도록 유지

  ㉡ 보통 3L/day 이상 수분섭취

  ㉢ 식사, 식간, 수면 전이나 중간에 수시로 섭취, 활동 정도에 따라 수분섭취량 조절

② 식이제한 : 결석의 종류에 따른 식이 제한

  ㉠ 비타민 D 함유 음식물 제한 : 부갑상샘 자극 방지

  ㉡ 염분섭취 제한 : 고칼슘뇨, 요중 구연산 축적 예방

  ㉢ 퓨린 풍부 식품 제한 : 요산 결석 형성 위험 감소

인산이 많은 식품	우유, 치즈, 달걀, 콩, 호두, 잡곡
산성식품	고기, 곡물, 달걀, 치즈, 크랜베리, 자두
수산이 많은 식품	차, 초콜릿, 호두, 맥주, 시금치, 콩
알칼리식품	우유, 채소, 과일
퓨린이 많은 식품	동물내장, 새우, 마른 콩

③ 적절한 운동

  ㉠ 상부요로에서 하부요로로 결석 이동 촉진

  ㉡ 지나치게 땀을 많이 흘리는 운동 삼가기

  ㉢ 장기간 부동이나 침상안정의 경우 자주 체위변경

④ 배뇨관리와 재발방지에 대한 교육

  ㉠ 대상자 스스로 소변 배설량, pH 측정, 결석 확인 교육

  ㉡ 재발이 흔하므로 주기적 검사, 합병증 발생여부에 대한 지속적 관리 필요

출제유형문제 최다빈출문제

2-1. 신결석 환자의 반응 중 결석 발생 위험 요인은?

❶ "통풍을 앓고 있습니다."
② "음식은 싱겁게 먹습니다."
③ "우유는 잘 마시지 않습니다."
④ "물은 하루에 2L씩 마십니다."
⑤ "규칙적으로 걷기 운동을 합니다."

해설

신결석 위험요인
• 혈액 내 요산의 농도가 높아져 요산염 결정이 관절과 주위 조직으로 침착되는 것은 통풍으로 혈액 내 요산 농도가 높은 상태는 결석 발생의 위험요인이다.
• 수분 부족, 가족력, 남성, 고염식, 운동부족, 비만 등도 위험요인이 된다.

2-2. 신장결석이 생겨 수술을 한 환자가 퇴원하려 한다. 이 환자에게 해 줄 식이 관련 교육 내용으로 적절한 것은?

① "오렌지 주스 같은 산성음료는 드시면 안 됩니다."
② "비타민 D를 충분히 섭취하세요."
③ "칼슘을 충분히 섭취하세요."
④ "고염분 식이를 드셔야 합니다."
❺ "하루에 물을 3L 이상 마시는 게 좋습니다."

해설
결석 형성 예방법
• 칼슘, 인의 섭취를 제한한다.
• 비타민 D의 섭취를 제한한다.
• 저염분 식이를 권장한다.
• 산성 식이를 권장한다(결석 형성 방지).
• 하루 3L 이상의 수분을 섭취한다.

2-3. 요산결석 환자가 담당간호사에게 앞으로 어떤 식품을 피해야 할지 질문을 하였다. 간호사의 대답으로 옳은 것은?

① 적색고기
② 우 유
③ 시금치
④ 곡 류
❺ 고기내장

해설
요산결석 환자가 피해야 할 음식은 고기내장, 가금류, 생선, 육즙, 적포도주, 정어리 등의 퓨린식품이다.

2-4. 다음 중 요로결석이 있는 환자에게 가장 우선적으로 해결해 주어야 할 문제는?

① 정상적인 요배설의 유지
❷ 신산통에 따른 안위변화
③ 결석형성 예방을 위한 운동 권장
④ 결석형성 억제 약물의 자가투여 교육
⑤ 결석농축 감소와 요정체 완화를 위한 수분섭취 장려

해설
요로결석 환자에게 가장 우선적으로 해결해 주어야 할 문제는 통증에 따른 안위변화이다. 통증이 심할 경우 쇼크에 빠질 수도 있다.

제4장

신부전
(Renal failure)

1 급성 신부전(Acute renal failure, ARF)

(1) 급성 신부전 정의 및 특징
① 정의 : 신장의 여과기능이 갑작스럽게 상실되지만 회복 가능한 상태
② 특 징
  ㉠ 핍뇨(400mL/일 이하)와 체내 질소노폐물 축적(Azotemia)으로 BUN, Creatinine 상승
  ㉡ 수일~수 주간 사구체 여과율의 급격한 저하로 인한 이뇨기능 저하
  ㉢ 전해질 불균형(저나트륨혈증, 고칼륨혈증)

(2) 병태생리
① 신전성(Prerenal) : 55~70%
  ㉠ 원인 : 신혈류 감소, 말초혈관 확장, 신혈류의 현저한 저하로 인한 사구체 여과율 저하
  ㉡ 세뇨관의 재흡수·분비능력은 유지, 신실질의 손상은 없다.
  ㉢ 체액 결핍(구토, 설사, 화상, 이뇨제 과다 투여, 당뇨 등), 체액의 이동(혈관 확장, 제3공간으로의
    수분 축적), 심박출량 감소(심부전, 심장 압전, 급성 폐색전), 말초 혈관저항 감소(척추마취,
    패혈성쇼크, 아나필락시스), 신혈관 폐색(신동맥협착, 이분성 부정맥)
② 신장성(Renal) : 25%~40%
  원인은 신장질환, 신독성 약물에 의해 신장의 실질조직이 손상되어 신부전 초래(예 급성 세뇨관
  괴사)
③ 신후성(Postrenal) : 5%
  ㉠ 원인 : 양측 요관, 방광, 요도의 폐색
  ㉡ 전립선 비대, 결석 종양, 수술 실수, 복막 후방의 섬유조직 증식증 등

(3) 증 상

① 소변 생성의 변화

　㉠ 핍뇨·무뇨기 : 소변량 400cc/day 이하로 감소(평균 8~15일 지속)

　㉡ 이뇨기 : 신기능 회복 → BUN 상승

　㉢ 회복기 : BUN 안정, 정상 활동 가능

　㉣ 급성 신부전의 단계

구 분	생리적 영향	임상결과	증상과 징후
시작기 (수시간~수일간)	유발요인에 의해 시작되어 증상 나타날 때까지	BUN, Creatinine 상승	
핍뇨기 (시작기 이후 1~7일에 나타나 2주 혹은 몇 달 지속)	노폐물 배설능력 상실	• BUN, Creatinine 상승 • 단백뇨	• 요독증 : 졸음, 혼돈, 혼수, 고정자세 불능, 오심, 구토, 위장관 출혈, 심낭염, 심부정맥 • 대사성 산증 : 쿠스마울 호흡, 졸음, 혼돈, 혼수 • 수분 과잉, 부종, 소변량 감소, 울혈성심부전
	전해질 조절능력 상실	• 고칼륨혈증, 저나트륨혈증, 저칼슘혈증, 고인산혈증 • 중탄산염 감소	
	체액 배설능력 상실	• 체액정체, 체액과다, 과혈량증 • 소변량 400mL/day 이하(50% 환자) • 요비중 1.010으로 고정	
	혈액학적 기능부전	빈혈, 혈소판 기능부전, 백혈구 감소증	피로, 출혈, 감염
이뇨기 (핍뇨성 급성 신부전이 발병된 후 2~6주부터 BUN 상승이 멈출 때까지)	요배설량 증가	• 세뇨관의 요농축능력 상실로 소변량 증가 • 저혈량증, 나트륨 손실, 칼륨 증가	4~5L/day의 요배설, 체위성 저혈압, 빈맥, 체중감소, 갈증, 구강점막 건조, 피부긴장도 감소, 탈수
	질소 노폐물 축적	• BUN, Creatinine 증가 • 뇌와 신경계에 질소 노폐물 축적	피로, 집중장애, 발작, 혼미, 혼수
	혈액학적 기능부전	빈혈, 혈소판 기능부전, 백혈구 감소증	피로, 출혈, 감염
회복기(신부전이 발생한 후 12개월까지 신기능 회복)	• 사구체 여과율 증가 • BUN, Creatinine 감소 • 만성 신부전으로 진행 가능성		

② 수분 전해질 불균형

　㉠ 고칼륨혈증, 심전도 변화(혈중 칼륨 농도 5.5mEq/L 이상)

　㉡ 수분 과잉, 저나트륨혈증(혈중 나트륨 농도 130mEq/L 이하)

　㉢ 저나트륨혈증의 증상 : 습하고 따뜻하고 홍조를 띤 피부, 뇌부종, 의식변화

③ 산-염기 장애 : 대사성 산독증

ⓐ 세뇨관에서 수소 이온(산)의 배설과 중탄산염(염기)의 생성이 감소할 때 발생

ⓑ 혈액 pH 감소, 이산화탄소 함량이 정상이거나 약간 감소, 중추신경계 증상

ⓒ 폐의 보상기전 : 쿠스마울 호흡(과환기)

④ 대사성 노폐물 축적(요독증) : 혼돈, 경련, 혼수, 고정자세 불능, 식욕부진, 위장관 출혈, 세포성면역 감소, 출혈 경향 증가, 심낭염, 심낭마찰음 청진 가능

(4) 진 단

① 신전성, 신성, 신후성 요인을 확인한다.

② 인플루엔자, 감기, 위장염, 인후통증, 인두염 등의 급성 질환을 확인한다.

③ 혈액 검사 : 혈청 BUN, Creatinine 상승

④ 소변 검사 : 소변 삼투압, 소변 내 나트륨, 요비중

⑤ 신장 초음파, 신장 스캔, 컴퓨터 단층 촬영, 자기공명 영상, 역행성 신우조영술, 신생검

(5) 치료 및 간호중재

① 원인 요인 치료

② 수분 섭취 제한

ⓐ 일일 소변량 + 500mL(불감성 수분소실량)

ⓑ 수액공급 : 신전성인 경우, 신장 혈류의 증가를 위해, 소변량 회복이 안 될 경우 이뇨제(Lasix)를 함께 투여

ⓒ 핍뇨성 신부전 : 수액 공급과 이뇨제 투여 중단

③ 영양관리

ⓐ 질소노폐물 배설 능력에 따라 단백질 조절 식이

ⓑ 열량 보충 식이, 필요시 비경구 영양

ⓒ 나트륨, 칼륨, 인(P) 제한

④ 전해질 조절

ⓐ 고칼륨혈증 : 급성 심정지 위험, 심전도 점검

- 식사를 통한 칼륨섭취 제한
- 이온 교환수지나 Sorbitol을 구강 직장으로 투여

ⓑ 고인산혈증

- 인섭취 제한(800mg/일 이하)
- 인결합제제(Calcium carbonate, Sevelamer) 구강투여

ⓒ 저칼슘혈증 : Calcium gluconate, Calcium carbonate 정맥투여

ⓓ 저나트륨혈증 : 체액 희석으로 인한 것일 때는 수분 제한

⑤ 산염기 불균형 교정

ㄱ 대사성 산독증

ㄴ 단백질 섭취제한(0.6g/kg/1일 이하)

ㄷ Sodium bicarbonate 투여(pH 7.2 이하일 때)

⑥ 빈혈 교정

ㄱ 심하거나 회복이 늦어지는 경우 수혈

ㄴ 제산제를 투여하여 위장관 출혈감소

ㄷ 출혈의 교정 : 비타민 K 투여

⑦ 감염예방

ㄱ 피부손상 예방 : 잦은 체위변경, 특수 매트리스, 관절운동(순환증진)

ㄴ 요도 카테터 피하기, 기도, 상처, 구강 감염 예방, 심낭염 증상 관찰

⑧ 투 석

ㄱ 요독증 증상(Encephalopathy, Pericarditis, Bleeding 등)이 나타나는 경우

ㄴ 교정되지 않는 체액과잉

ㄷ 교정되지 않는 심한 고칼륨혈증과 산독증

ㄹ BUN 100mg/dL 이상, 혹은 Cr 8mg/dL 이상일 때 예방적 투석 실시

출제유형문제 최다빈출문제

1-1. 복부자상으로 출혈이 심한 환자의 배뇨량이 24시간 동안 300mL 미만일 때 예측되는 것은?

① 심박출량 증가

❷ 콩팥기능 저하

③ 말초혈관 이완

④ 중심정맥압 증가

⑤ 피부의 혈액순환 증가

해설

급성 신부전

• 신장이 본래 기능을 하지 못하는 것으로 신장으로의 혈액 공급이 부족할 때 발생할 수 있다.

• 급성 신부전은 원인에 따라 신전성, 신성, 신후성으로 나눌 수 있다.

• 심한 저혈압, 심장기능 저하, 혈액량 부족과 같은 신전성 원인이 주된 원인이다.

• 심한 출혈일 경우 저혈압과 혈액량 부족을 야기하여 신장 기능을 저하시킨다.

1-2. 급성 신부전 환자에게서 고칼륨혈증이 발생하였다. 담당간호사는 칼륨 배설을 위한 약물을 준비하였다. 이에 해당하는 약물로 옳은 것은?

① Sodium bicarbonate
② Magnesium sulfate
❸ Kayexalate
④ Physostigmin
⑤ Citrate

[해설]
고칼륨혈증에 대한 관리로 위장관을 통한 칼륨 배설을 돕기 위해 양이온 교환수지를 구강 투여하거나 혹은 정체관장을 한다.

1-3 다음 중 급성 신부전을 일으키는 원인은 무엇인가?

① 고혈량
❷ 사고로 인한 과출혈
③ 당뇨병
④ 다낭성 난포증
⑤ 홍반성 낭창

[해설]
급성 신부전의 원인
• 신장혈류 감소(저혈량, 허혈, 심장 기능 저하)
• 신장의 병변(신독성 물질 노출, 급성 세뇨관 괴사, 급성 사구체 신염, 급성 간질성 신염)
• 요로계 폐색(요도암 혹은 방광암, 신결석, 전립샘 비대증 혹은 암, 요도 협착, 자궁경부암)

2 만성 신부전

(1) 만성 신부전의 정의 및 원인

　① 정 의

　　㉠ 만성 신부전(Chronic renal failure, CRF)은 만성적인 신질환이 수개월 이상 계속되어 신원 (Nephron)이 60% 이상 비가역적으로 감소된 상태이다.

　　㉡ 3개월 이상 사구체 여과율이 60mL/mm 이하

　② 원 인

　　㉠ 고혈압성 신장 경화증 : 동맥이 두꺼워지고 좁아져 네프론으로의 혈류 감소

　　㉡ 당뇨성 신장 경화증 : 비후된 모세혈관이 결절 형성, 모세관압박, 허혈, 사구체 파괴

　　㉢ 신장 병변 : 만성 사구체신염, 다발성 낭포신, 만성 신우신염

　　㉣ 화학약품, 약물, 독성 물질

(2) 만성 신부전의 단계 및 증상

　① 만성 신부전의 단계

구 분	사구체여과율	BUN, Cr	임상증상
신장예비력감소 (신장손상)	정상의 40~50%	정 상	무증상
신기능 이상	20~40%	증가하기 시작	• 경증빈혈 • 고질소혈증 • 식욕부진 • 야뇨증, 다뇨증
신부전 (Renal failure)	10~20%	증 가	빈혈, 고질소혈증, 대사성산독증, 소변비중감소, 다뇨증, 야뇨증, 식욕저하, 오심, 요독증, 신부전 증상들
말기신질환 (ESRD)	10% 미만 (15mL/min)	높 음	• 모든 장기에 증상발현 • 빈혈, 고질소혈증, 대사성 산독증, 소변비중이 1,010에 고정, 핍뇨, 신부전 증상들

② 만성 신부전 신체 계통별 증상

구 분	증상과 징후
혈액계	조혈인자 감소로 인한 빈혈, 피로, 백혈구감소증, 혈소판기능부전, 반상출혈
심혈관계	과혈량증, 고혈압, 빈맥, 부정맥, 울혈성심부전, 심낭염
호흡기계	빈호흡, Kussmaul 호흡, 요독성악취(요독성구취), 기침 시 통증동반, 체온 상승, 끈끈한 객담, 늑막마찰음, 폐부종
위장관계	식욕부진, 오심구토, 위장관계출혈, 장마비, 설사, 변비, 구취, 복부팽만
신경계	기면, 혼란, 경련, 혼미, 혼수, 수면장애, 이상행동, 근육불안정, 고정자세불능
근골격계	근육연축, 신성골이영양증, 신성구루병, 관절통, 성장지연
피부계	창백, 색소침착(흙빛, 갈색), 소양증, 표피박리, 반상출혈, 미란, 요독성 서리, 발과 다리의 무딘 감각
비뇨기계	요배설 감소, 요비중 감소, 단백뇨, 요중 나트륨 감소, 소변의 cast와 세포
생식기계	불임, 성욕 감소, 발기부전, 무월경, 이차성징지연

(3) 전해질 불균형

① **불균형** : 보통 식사로 경구 섭취되는 전해질로 만성 신부전에서는 과잉 혈증을 초래한다.

② **나트륨** : 초기 수분 정체로 인한 저나트륨혈증, 말기 고나트륨혈증 → 고혈압, 울혈성, 심부전 동반

③ **고칼륨혈증** : 보통 식사로 쉽게 고칼륨 혈증 초래

④ **고인산혈증** : 배설이 잘 안 되어 초래

⑤ **칼슘대사 이상**

　㉠ 저칼슘혈증과 고인산혈증에 의해 2차성 부갑상샘 기능 항진

　㉡ 신기능 저하로 혈청 비타민 D 부족 → 골연화증

(4) 요독증

① 대사성 산증

② 원 인

　㉠ 적정산(인산염, 황산염)과 암모늄염(NH_4^+) 배설장애

　㉡ 중탄산염(HCO_3^-)의 재흡수 장애

③ 요독증 증후군(Uremic syndrome)

　㉠ 신부전 말기에 현저하게 나타남

　㉡ 증상 : 대개 서서히 발생, 기면, 두통, 정신·신체적 피로, 불안, 무기력, 우울, 식욕부진, 소양증, 체중 감소, 오심과 구토, 요흔성 부종 등

(5) 치료 및 간호중재

① 식이요법

    ㉠ 담백질 제한 : 노폐물 배설 저하로 인한 BUN 축적 방지를 위해 투석 시에는 개별 상태에 따라 조절, 우유, 육류, 계란 등 양질의 단백질 섭취

    ㉡ Na^+ 제한 : 저나트륨혈증, 탈수, 세포외액량 저하 주의, 심장부담을 덜어 준다.

       식욕증진 : 나트륨 대신 향신료 첨가, L-글루탐산암모늄으로 만든 소금대체품

    ㉢ 고칼로리식이(1,800~2,000kcal/day) : 단백이화작용에 의한 BUN 상승 방지, 위장관 증상 시 싱겁고 소화되기 쉬운 음식제공, 충분한 탄수화물로 에너지 섭취

    ㉣ 고칼륨식이 제한

    ㉤ 기타 전해질 및 비타민 보충 : 저단백식이로 결핍-철분, 칼슘, 비타민 D 보충

② 고칼륨혈증의 치료

    ㉠ 심한 고칼륨혈증 : Calcium gluconate 정맥주사

    ㉡ 칼륨의 일시적 세포 내 이동 : Bicarbonate 및 Insulin 정맥 투여

    ㉢ 칼륨의 체외제거 : 이온교환수지

③ 수분섭취량 조절 : 수분섭취량과 수분배출량(불감성 수분 소실량(500mL)+1일 배뇨행)이 같도록 조절

④ 고혈압 관리 : 혈압상승 억제제 투여

    ㉠ 안지오텐신 전환효소 억제제(ACE Inhibitor)

      • 작용 : 전신혈압강하 사구체 여과압 저하

      • 부작용 : 사구체 여과압의 지나친 저하, 고칼륨혈증(세심히 관찰), 기침

    ㉡ 칼슘길항제(Ca^{2+} Antagonist)

      • 작용 : 전신혈압강하

      • 부작용 : 박동성 두통, 안면홍조, 하지부종

⑤ 감염과 상처예방

    ㉠ 조직손상은 감염을 일으키고 혈청 칼륨을 증가시키므로 피할 것

    ㉡ 구강간호 시 부드러운 칫솔 사용

    ㉢ 요흔성 부종 관리, 과로 피하기

⑥ 변비 : 변완화제 투여 및 흑색변(장내출혈 의미) 관찰

⑦ 안위증진

    ㉠ 소양증

      • 혈청 인수치가 감소하면 소양증 완화

      • 미지근한 물로 목욕, 비누 사용 줄이고 로션 등으로 피부를 촉촉하게 유지

      • 과도한 온열 방지, 덥지 않은 환경 유지

      • 손톱을 짧게 유지하고 긁지 않도록 한다.

      • 면내의 및 의복 착용

      • 항히스타민제 투여

    ㉡ 근육경련, 나트륨 결핍 : 열요법, 마사지, 경련예방

    ㉢ 두통 : 아스피린 투여 시 주의(신장에서 배설되지 않아 빠르게 산독증에 이름, 출혈 가능성)

② 눈 자극 : 결막에 칼슘 침전
- 인결합제제 구강투여, 혈청의 인수준을 조절
- 인공 누액 사용으로 자극 감소

⑩ 불면증 및 피로
- 소양증, 요독증, 빈혈 등과 관련
- 미온수 목욕, 적당한 운동

⑧ 투석요법(Dialysis)

⑨ 신장이식(Kidney transplantation)

⑩ 급성 신부전과 만성 신부전의 비교

분 류	급성 신부전	만성 신부전
발병양상	급격한 발병 및 GFR 감소	서서히(수개월~수년) 발병 및 GFR 감소
특 징	단위 네프론의 사구체 여과율 감소	기능하는 네프론 수의 감소
예 후	• 적절한 치료로 신기능 회복 가능 • 높은 치사율을 보일 때도 있음	투석이나 신장이식이 없으면 치명적

출제유형문제 최다빈출문제

2-1. 만성 신부전 환자에게서 예상되는 혈액 및 전해질검사 결과로 맞는 것은?

① 혈청칼슘 증가
② 혈청칼륨 감소
③ 헤모글로빈 상승
④ 크레아티닌 감소
❺ 혈액요소질소 증가

해설
만성 신부전 시 검사결과로는 혈색소 감소, 요산, 크레아티닌과 BUN 증가, 칼슘 감소, 칼륨 증가가 나타난다.

2-2. 만성 신부전 환자의 간호중재로 옳은 것은?

① 나트륨을 1일 10g로 제한한다.
② 칼슘을 제한한다.
❸ 비타민 D를 준다.
④ 수분섭취량을 전날 배설량과 같게 한다.
⑤ 인 섭취를 증가시킨다.

2-3. 만성 신부전 환자의 임상 특성으로 옳은 것은?

❶ 호흡 시 요독성 악취가 난다.
② 혈소판이 증가되어 혈전이 나타난다.
③ 적혈구 조혈 호르몬이 증가하여 빈혈이 나타난다.
④ 사구체 여과율 감소로 저혈압이 나타난다.
⑤ 고칼슘혈증, 신성 골이영양증이 나타난다.

해설
만성 신부전 환자의 간호중재
• 고혈압 조절
• 이뇨제로 수분배설 촉진
• 비타민 D, 철분 및 엽산 투여
• 소듐, 포타슘, 인 제한
• 수분은 전날 요배설량 및 전해질 농도와 체중을 재면서 공급한다.

해설
만성 신부전 환자의 임상 특성
• 초기 증상은 다양하나 말기에는 네프론 파괴가 진전되어 요독증후군이 나타난다.
• 전해질 불균형으로 고나트륨혈증이 되고 염분과 수분의 정체로 고혈압과 울혈성 심부전증이 온다.
• 칼슘의 장 흡수 저하로 저칼슘혈증이 나타난다.
• 골연화증, 섬유성 골염, 골다공증 등 신성 골이영양증이 나타난다.
• 적혈구 조혈 호르몬의 감소로 빈혈이 나타나 피로, 쇠약, 추위에 민감해진다.
• 식욕부진, 오심, 구토, 호흡 시 요독성 악취가 난다.
• 심혈관계의 합병증으로 사망한다.

3 투석(Dialysis)

(1) 투 석

① 투석은 요독증 증상의 개선이 불가능한 경우 체내 노폐물과 과잉수분을 인공적으로 제거하는 과정을 말한다.

② 투석 원리

ㄱ 확 산
- 반투과막을 통해 용질이 고농도에서 저농도로 이동
- 투석액 이동 : 요소, Creatinine, 요산, 전해질(K, P)

ㄴ 삼 투
- 반투과막을 통해 수분이 저농도에서 고농도로 이동(수분의 양이 많은 곳에서 적은 곳으로 이동)
- 투석액 : 포도당을 첨가한 고농도 용액

ㄷ 초여과 : 혈액과 투석액 사이의 인위적인 압력 경사를 만들어 혈액 내 수분이 반투과막을 통해 투석액으로 이동

(2) 투석의 종류 및 간호

① 종류 : 혈액투석과 복막투석

ㄱ 혈액투석 : 체외투석기를 통하여 혈액 내 노폐물과 수분을 제거하는 것

ㄴ 복막투석 : 고장액을 복막강으로 순환시켜 노폐물과 수분을 제거하는 것

② 장단점

구 분	혈액투석	복막투석
장 점	• 짧은 치료시간(3~5시간) • 노폐물, 수분의 효과적인 제거	• 환자가 손으로 쉽게 조작 가능 • 저혈압과 수분전해질 불균형이 드물다. • 혈액화합물의 상태를 일정하게 유지할 수 있다. • 식이제한이 비교적 적다(고단백식이 권장). • 혈액이 역동적으로 불안할 때 사용가능하다.
단 점	• 전문적 직원, 장비 필요 • 저혈압과 수분전해질 불균형 자주 발생 • 전신적인 헤파린요법 필요	• 긴 치료시간(10~14시간) ※ CAPD : 1회 교환시간이 30분 정도로 시간적 제약을 덜 받는다. • 복막염 위험 • 복강 내 수분 축적 : 호흡방해 • 단백질 소실

③ 합병증

구 분	혈액투석	복막투석
합병증	• 감 염 • 공기색전 • 출혈 : 헤파린 사용 • 혈액 역동의 변화 : 저혈압, 심부정맥, 빈혈증 • 투석불균형증후군 : 혈액투석 시 BUN 수치의 급격한 감소로 뇌부종 유발	• 복막염(초기 증상은 혼탁하거나 불투명한 삼출액) : 유출액 배양검사, 민감도 검사 • 단백질 소실 • 탈장 : 복압상승 • 장천공 • 호흡곤란, 고혈당, 출혈

④ 금기증

구 분	혈액투석	복막투석
금기증	혈액 역동의 불안정한 상태	• 광범위한 복막유착 • 복막 섬유증 • 최근 복부수술 시

⑤ 간호 중재

구 분	혈액투석	복막투석

간 호	• 투석 후 부작용 감시 : 저혈압, 두통, 오심, 권태감, 구토, 현기증, 경련
	• 활력징후와 체중을 투석 전 측정치와 비교
	  – 저혈압 : 수분 보충, 쇼크체위
	  – 투석하는 날 아침에는 항고혈압제 먹지 않는다(합병증으로 저혈압 발생할 수 있다).
	  – 과도한 체온상승 : 패혈증 의심(혈액 배양검사)
	• 헤파린요법으로 출혈 위험 : 출혈 증상 감시, 정맥 천자와 근육주사는 피할 것
	• 저혈당증 예방
	  – 투석 전·중에 식사, 투석 중의 식사는 개인 취향에 따른다.
	※ 혈액투석 환자의 식이요법
	• 좋은 영양상태 유지
	  – 양질의 단백질 섭취, 적절한 열량 유지
	  – 수분과 염분 섭취 제한
	  – 칼슘과 인 제한
	  – 필수약물 : 수용성 비타민, 철분, 인결합제(암포젤 : 식사 중 또는 식사 후 씹어서 복용), 칼슘보충제, 활성비타민 D_3, 항고혈압제
		• 복막투석에 관한 환자 교육
		• 도관 삽입 후 상처 치유기간(5~7일) 이후부터 투석시도
		• 투석 전, 중, 후 활력징후 관찰
		• 매일 같은 시간 투석액 배출 전, 후 체중측정
		• 투석액 투입 중에는 Fowler's position : 복강 내 투석액이 횡경막을 압박하여 호흡을 방해하므로 기침과 심호흡을 유도한다.
		• 투석액은 체온 정도로 데워서 사용
		• 복강 카테터 : 무균 드레싱(매일)
		• 통목욕 금지, 매일 샤워
		• 단백질 소실 예방(충분한 단백질 공급)
		※ 지속성 보행성 복막투석(CAPD, Continuous Ambulatory Peritoneal Dialysis) : 매일 2L의 투석액을 4회 복강에 주입하고, 투석액을 4~8시간 동안 저류시킨 후 배액하는 자가 투석한다. 처방된 저류시간이 지난 후 옷 속의 빈 백으로 배액하고 새로운 투석액을 주입하는 과정을 반복한다.

(3) 혈관 통로

혈액투석을 위해 혈류의 흐름이 빨라야 하고 큰 혈관을 확보해야 한다.

① 션트(Shunt) : 감염, 혈전 등의 합병증으로 오늘날에는 거의 사용하지 않는다.

② 동정맥루(Arteriovenous fistular)

　㉠ 전박의 요골이나 척골 동맥과 요골 정맥 사이의 문합이 가장 흔하다.

　㉡ 혈액투석 3개월 전에 시술

　※ 동정맥루를 가진 대상자의 간호

- 혈관 통로가 있는 사지에는 혈압 측정, 정맥주사, 채혈하지 않는다.
- 매일 자주 진통(Thrill)을 촉진하고 잡음(Bruit)을 청진
- 말초 맥박과 순환 사정
- 수술 직후 환측 사지 상승
- 일상적인 ROM 운동 권장
- 바늘 삽입 부위의 출혈 유무나 감염 증상 사정
- 혈관 통로가 있는 사지를 압박하거나 무거운 물건을 들지 않도록 한다.
- 수면 시 혈관 통로가 있는 사지 위로 무게가 가해지지 않도록 한다.

③ 일시적 혈관 통로

　㉠ 경정맥, 대퇴 정맥에 이중관의 카테터 삽입

　㉡ 1~3주까지 유지 기능

3-1. 복막투석을 하는 환자의 체온이 39.0℃이고, 배출된 투석액이 혼탁하며, 복통이 있다고 할 때 간호중재는?

① 앙와위 유지
② 통목욕 권장
③ 고지방식이 권장
❹ 균배양검사 시행
⑤ 차가운 투석액으로 교체

3-2. 복막투석에 사용하는 투석액을 체온 정도의 온도로 데워서 사용하는 일차적인 이유로 맞는 것은?

① 복부근육을 이완시켜 복부 근경련을 예방한다.
❷ 복막의 혈관을 확장시켜 요소 청소율을 증가시킨다.
③ 투석액의 분자를 확장시켜 삼투경사도를 증진시킨다.
④ 체온저하로 인한 오한을 예방하여 안위를 증진시킨다.
⑤ 세포의 투과성을 증가시켜 포타슘의 세포 내 이동을 증진시킨다.

해설

복막투석 시 체온이 올라가고 투석액이 혼탁하고 복통이 있다면 복막염을 의심해야 하기 때문에 검사물을 채취하여 세균배양을 의뢰하고 복강 세척 후 마지막 투입 시에 항생제를 투여해야 한다.

해설

투석액을 체온 정도의 온도로 데워 사용하는 이유는 복부혈관을 확장시켜 요소 청소율을 증가시키기 위해서이다.

3-3. 복막투석의 원리를 가장 잘 설명한 것으로 옳은 것은?

① 동정맥루나 동정맥 이식이 필요하다.
❷ 반투막으로 대상자의 복막을 활용한다.
③ 투석효과가 빨리 응급상황에서 실시한다.
④ 혈액응고를 막기 위해 헤파린을 투여한다.
⑤ 저혈압이나 근육경련의 합병증이 발생한다.

3-4. 혈액투석을 위해 왼쪽 팔에 동정맥루 수술을 받은 환자에 대한 중재는?

① 수술부위 압박드레싱을 한다.
② 왼쪽 팔을 움직이지 않도록 한다.
❸ 동정맥루를 촉진하여 떨림을 확인한다.
④ 양쪽 팔에서 혈압을 측정해서 비교한다.
⑤ 수술 직후 왼쪽 팔의 위치를 가슴 높이보다 낮게 유지한다.

3-5. 다음 중 혈액투석 시 발생할 수 있는 부작용이 아닌 것은?

① 경 련
❷ 고혈압
③ 두 통
④ 뇌부종
⑤ 의식소실

3-6. 혈액투석 환자의 간호로 옳지 않은 것은?

① 팔베개를 하지 않도록 한다.
② 투석 전후 체중을 측정하여 비교한다.
③ 동정맥루 수술 2일 후 공 주무르기 운동을 시작한다.
④ 동정맥루가 있는 팔에서는 혈액채취, 혈압측정을 금한다.
❺ 동정맥루 수술 후에는 팔을 심장보다 낮게 하여 혈액순환을 촉진한다.

해설

복막투석은 복막의 반투과성 성질을 이용하여 포도당을 함유한 고장성의 투석액을 복강 내로 주입하여 확산과 초여과에 의해 혈액이나 주위 조직으로부터 투석액 쪽으로 독성물질이 이동되고 주입된 투석액이 배액되면서 체내에서 생성된 노폐물과 과잉 축적된 수분을 제거하는 방법이다.

해설
동정맥루 관리
• 수술부위에 혈압측정, 무거운 물건 들기 금지
• 수술한 팔로 수술 2일부터 공 주무르는 운동을 시작
• 매일 동정맥루를 촉진하여 기능성 여부 확인
• 수술 직후 부종예방 위해 가슴보다 높게 유지

해설
혈액투석 시 부작용
• 오심, 구토, 두통, 근육경련, 저혈압, 발열과 오한 등
• 투석불균형 증후군 : 혈액으로부터 과다한 노폐물이 급속히 제거되면서 뇌부종이 발생하여 나타나는 증상

해설
혈액투석 환자의 간호
동정맥루 수술 부위는 수술 직후 심장보다 팔을 높게 상승하고, 수술 2일 후 통증과 부종이 감소하면 운동을 시작한다.

4 신장이식(Kidney transplantation)

(1) 정의 및 적응증

① 어떤 사람(사체 또는 생체)의 신장을 다른 사람에게 외과적인 수술을 통해 옮겨주는 것

② 고식적 치료의 실패, 회복이 불가능한 신장 기능 부전의 치료

(2) 장단점

① 장 점

㉠ ESRD에 대한 가장 이상적인 치료

㉡ 정상 신장 기능이 회복되면서 신부전과 관련된 많은 병태생리적 변화가 정상화된다.

㉢ 1년 기준으로 봤을 때 경제적 이익

② 단 점

㉠ 수술에 따른 위험 : 출혈, 감염, 심혈관계, 내분비계 합병증

㉡ 이식거부반응과 면역억제 위험

(3) 수혜자 선택

① 기대여명이 5년 이상인 환자

② 이식 금기

㉠ 면역억제제로 치료할 수 없거나 생존기간이 제한되어 이식이 의미가 없는 환자

㉡ 치료에 대한 순응도가 떨어질 경우(전이된 암, 치료되지 않은 감염, 치료 가능성이 없는 신장 외 질환이 있는 경우, 치료에 대한 동의나 순응이 불가능한 정신과적 질환을 앓는 경우, 마약중독자, 제한된 또는 치료 가능성이 없는 재활능력)

(4) 신장 공여자의 조건

① 생존 공여자

㉠ 건강상태 양호, 정상혈압

㉡ 연령 : 18~60세(65세 이상 : 전신상태 양호 시 가능)

㉢ 양측 신장 기능이 완전하고, 감염 증거가 없음, 당뇨, 고혈압, 암 등의 질환이 없을 것

② 사체 공여자

㉠ 뇌사상태 전에 정상 신장기능

㉡ 악성종양, 간염바이러스, HIV 없음

(5) 신장 공여자와 수여자의 적절성 여부 평가

① ABO 혈액형

② Human Lymphocyte Antigen(HLA)

③ 공여자 면역세포에 대한 수혜자의 항체 형성 여부

(6) 이식 신장의 기능 정상화

① 보통 이식 신장은 수술 후 즉시 기능 시작 : 배뇨(수술 성공여부 파악)

② 첫 8~24시간은 보통 이뇨기

③ 정상적인 기능을 할 때까지 투석을 하기도 한다.

(7) 신장이식 거부반응

거부반응	증상발현 시기	주요 임상 소견	치료
초급성 거부반응 (Hyperacute rejection)	수분~수시간 이내	• 기전 : 수여자 혈청 내 미리 존재했던 동종항체가 공여자 이식 신장의 동종 항원을 인식하여 공격 • 수술 도중 나타난다. • 발열, 급격한 무뇨, 보체·혈소판의 격감	• 치료법이 없다. • 즉시 이식 신장 제거
급성 거부반응 (Acute rejection)	• 주로 1주일 이후~3개월까지(Early acute) • 3개월 이후(Late acute)	• 신장기능의 갑작스런 악화 • 발열, 권태감, 요량 감소 • BUN, Cr값 상승 • Cr 청소율 저하, 이식신의 증대·경화·혈류량 감소, 단백뇨, 혈뇨, 림프구뇨	• 스테로이드 투여 • 단일항체 면역억제제 • 방사선 조사
만성 거부반응 (Chronic rejection)	2~3개월 이후부터 수년	• 신장기능 서서히 감소 • 단백뇨, 고혈압	• 원인확인에 따른 처치 • 비가역적 변화

(8) 간호중재

① 신장이식 대상자의 이식 전 간호

ㄱ 수술에 대한 과정 설명, 불안 감소

ㄴ 격리요법, 면역억제제 투여

ㄷ 최적의 건강상태 유지 : 고혈압, 빈혈, 전해질 불균형 등을 조절

② 면역억제제 치료 시 감염관리

ㄱ 상처간호 : 엄격한 무균법 적용

ㄴ 수술 후 폐 합병증 예방

③ 체액 균형 조절

ㄱ 활력증상, 중심정맥압, 체중, 요배설량 측정

ㄴ 신장 기능에 따른 수분 조절, 탈수주의

④ 신장 이식 후 영양관리

　㉠ 수술 후 24시간 동안 비위관 삽입 : 마비성 장폐색 예방

　㉡ 거부반응, 고혈압이 없으면 정상식이

⑤ 퇴원 후 교육

　㉠ 투약관리 : 면역억제제 복용의 중요성 교육(면역억제제 평생 복용)

　㉡ 거부반응 조기발견을 위한 자가 측정 교육

　㉢ 감염 예방 : 생균백신 예방접종 금지, 개인위생 철저, 공공장소 방문 피하기

　㉣ 식이 : 충분한 영양섭취, 고혈압일 때는 저염식이

　㉤ 활동과 운동을 서서히 시작

출제유형문제 최다빈출문제

면역억제제를 투여 중인 신장이식 환자에게서 나타날 수 있는 요로감염 증상은?

① 다뇨, 혈압하강

② 빈뇨, 체온하강

③ 핍뇨, 맥박 수 저하

④ 단백뇨 혈압상승

❺ 혼탁뇨, 체온상승

해설

요로감염 증상

• 지독한 냄새가 나는 혼탁뇨

• 배뇨통

• 빈 뇨

• 절박뇨

• 하복부 통증

• 체온상승

제 5 장

사구체 질환

1 사구체신염(Glomerulonephritis)

(1) 정 의

면역학적 반응에 의한 사구체 구조의 염증성 변화이며, 만성적으로 지속되면 신부전 유발 가능성이 크다.

(2) 사구체신염의 종류 및 원인

① 종류 : 급성 사구체신염과 만성 사구체신염
② 원 인

급성 사구체신염의 원인	만성 사구체신염의 원인
• Group A β-용혈성 연쇄상구균 • 호흡기 감염, 피부 감염이 일어난 2~3주 항원-항체 복합체의 사구체 기저막 침착·염증 • 어린이, 청년에 호발한다.	• 급성 질환의 결과 또는 다양한 원인 • 신장질환의 병력없이 나타난다. • 중년기에 호발한다.

(3) 사구체신염의 증상

급성 사구체신염의 증상	만성 사구체신염의 증상
• 혈뇨, 단백뇨 • 발열, 오한, 창백, 식욕부진, 오심, 구토 동반 • 사구체 여과율 감소 : 수분 정체, 전신부종(얼굴, 눈 주변), 울혈성 심부전, 두통, 고혈압, 망막부종, 요흔성 부종, 핍뇨, 무뇨, 소변의 적혈구 원주체 • 쇠약감, 기면상태	• 주로 비특이적 증상 : 식욕감퇴, 빈혈, 구토, 쇠약감 등 • 장시간에 걸쳐 서서히 진행 • 고혈압, 뇌와 심혈관계 잇달아 동반 • 결국 요독증으로 사망

(4) 사구체신염의 진단

급성 사구체신염의 진단	만성 사구체신염의 진단
• ASO titer 증가 • C5, C50 보체 감소 • 육안적 혈뇨, 단백뇨 • 피부염, 편도선염의 감염 여부, 균 배양, 신생검	• BUN/Cr 상승 • 사구체 여과율 저하 • 전해질 불균형

(5) 사구체신염의 간호 및 치료

급성 사구체신염의 간호 및 치료	만성 사구체신염의 간호 및 치료
• 예방 중요 : 호흡기, 피부질환 조기치료로 완치 • 침상안정 : 부종, 혈압 안정 시까지 • 채액 균형 유지 : I/O, 체중 측정 • 감염예방 : 면역계 장애와 면역억제제 투여로 감염 가능성을 높이므로 감염예방 중요 • 저염식이, 수분제한, 단백소실량에 따른 단백제한 • 투석(핍뇨, 체액과다, 고칼륨혈증 시) • 약물요법 : 항원제거, 항생제, 면역억제제, 알킬화제, 항경련제, 혈압강하제 등 • 혈장분리 반출법	• 단백질의 소실을 막고, 부종예방 　-침상안정 : 혈뇨, 고혈압, 부종안정 시까지 　-폐부종과 울혈성 심부전 증상 관찰 　-약물요법 : Cyclophosphamide, Chlorambucil, Indomethacin, 항응고제, 항혈소판제, 이뇨제, 알부민 혈장 • 양질의 단백질 포함 식이(증상에 따라 조절), 충분한 열량 식이 • 감염예방 • 투 석 • 신장이식

출제유형문제 최다빈출문제

1-1. 안와부종, 혈뇨, 핍뇨 등의 증상을 나타내는 환자의 질병은?

① 만성 신부전
❷ 급성 사구체신염
③ 신석증
④ 신장암
⑤ 신증후군

해설
급성 사구체신염의 증상
• 혈뇨, 단백뇨, 핍뇨, 무뇨, 탁한 소변
• 열이 나고 추위를 느낌
• 창백, 쇠약감, 식욕부진, 구토, 구역
• 초기에는 눈 주위에 부종이 국한되나 점차 전신으로 확대되어 복수, 늑막삼출, 울혈성 심부전이 발생함
• 망막부종으로 인해 시각의 선명함이 저하된다.
• 신부종과 신피막의 팽창으로 복부와 옆구리에 통증이 온다.

안심Touch

1-2. 창백하고 회백색의 거친 피부를 보이는 급성 사구체신염 환자가 Hb 8.0, GFR 15, 일소변량 300~400mL 등의 수치를 보이고 있다. 이 환자에게서 나타날 수 있는 임상수치로 적절한 것은?

① 중탄산염 28mEq/L
② 혈중 칼륨 3.4mEq/L
③ 혈중 나트륨 140mEq/L
④ 혈중 크레아티닌 1.0mg/dL
❺ 혈중 요소질소 80mg/dL

해설
신기능 임상수치
- 중탄산염 – 22~26mEq/L
- 칼륨 – 3.5~5.0mEq/L
- 나트륨 – 135~145mEq/L
- 크레아티닌 – 0.6~1.5mg/dL
- 요소질소 – 6~20mg/dL

1-3. 급성 사구체신염 진단받은 환자의 사정결과가 다음과 같을 때 우선적인 중재는?

- 전신부종, 핍뇨
- 검붉고 거품이 난 소변
- 혈압 160/100mmHg, 체온 37.8℃

① 수분섭취 증가
❷ 매일 체중 측정
③ 고단백 식이 섭취
④ 신체 활동량 증가
⑤ 다른 환자와의 격리

해설
급성 사구체(토리)신염 간호중재
- 수분섭취 제한
- 섭취량 배설량 모니터링
- 고단백 식이 제한
- 침상안정
- 체중 측정

1-4. 환자의 간호력 중 급성 사구체신염의 원인으로 예측되는 것은?

① 변비
② 저혈압
③ 고염 식이
④ 운동 부족
❺ 호흡기 감염

해설
사구체 신염(토리콩팥염)의 원인
- 편도, 인후, 피부 등에서의 용혈성 연쇄상구균 감염
- 용혈성 연쇄상구균 감염 → 항체형성 → 항체와 세균의 일부가 결합 → 항원·항체복합체 형성 → 토리(사구체)에 침전 → 염증반응이 일어남
- 혈뇨, 단백뇨, 고혈압, 부종, 핍뇨 등의 증상이 나타난다.

1-5. 항원-항체 반응의 면역장애로 인해 발생하는 요로계 염증성 장애질환으로 옳은 것은?

① 신결핵
② 요도염
③ 방광염
④ 신우신염
❺ 사구체신염

해설
사구체신염은 대부분 연쇄상구균이 면역 반응을 일으켜 2~3주 후 항원-항체 반응의 결과 복합체가 순환하다가 사구체에 침전됨으로써 염증반응을 초래하여 발생된다.

1-6. 2주 전에 편도선염을 동반한 감기를 심하게 앓은 후 소변량 감소와 얼굴 부종으로 내원하였으며, 소변검사 결과 혈뇨 및 단백뇨가 나왔으며, 혈압은 160/110mmHg였다. 의심되는 질환으로 적절한 것은?

① 수신증
② 방광염
③ 신결석
④ 급성 신우신염
❺ 급성 사구체신염

해설

급성 사구체신염의 주요 증상은 요량이 감소하고 혈뇨, 단백뇨, 고혈압, 부종 등이 있다.

1-7. 단백뇨나 혈뇨가 오래 지속되고 혈액검사에서 혈액 요소질소(BUN)와 크레아티닌(Creatinine) 농도가 상승되는 질환으로 적절한 것은?

① 방광염
② 요도염
③ 요관결석
❹ 급성 사구체신염
⑤ 급성 신우신염

해설

급성 사구체신염의 경우 요분석 검사에서 혈뇨, 단백뇨, 적혈구, 원주세포, 백혈구가 검출되며 혈액검사에서 BUN과 크레아티닌(Creatinine) 농도가 상승된다.

1-8. 급성 신부전 환자에게 간호중재가 필요한 검사결과는?

① 요비중 1,010
❷ 혈청칼륨 7.0mEq/L
③ 혈청요소질소 6mg/dL
④ 혈청나트륨 136mEq/L
⑤ 혈청중탄산염 23mEq/L

해설
고칼륨혈증
• 혈청칼륨의 수치가 5.5mEq/L 이상의 상태로 급성 심정지 위험이 있는 상태이다.
• 심전도를 확인하고 양이온 교환수지를 구강이나 직장으로 투여한다.

2 신증후군(Nephrotic syndrome)

(1) 신증후군의 정의 및 원인

① 정의 : 사구체 기저막의 심각한 손상으로 사구체의 투과성 증가, 혈장 단백질이 빠져나가는 상태
② 원인 : 사구체 기저막에 손상을 주는 질환(사구체신염, SLE, 당뇨, 상기도 감염, 림프종 등)

(2) 증 상

단백뇨, 저알부민혈증, 부종, 고지혈증, 과응고상태

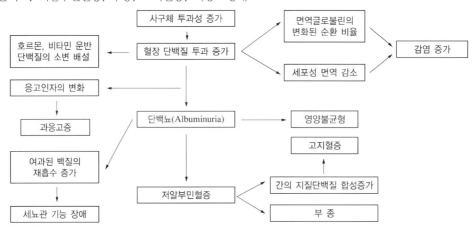

[신증후군의 병태생리]

① 단백뇨 : 3.5g/day 이상 지속, 핵심 양상, 다른 임상증상은 단백뇨의 이차적 증상
② 저알부민혈증

    ㉠ 소변으로 알부민 과다 상실 ┐
    ㉡ 간에서 낮은 알부민 합성률 ├ → 저알부민혈증
    ㉢ 신장의 알부민 이화작용 증가 ┘

③ 부종 : 교질삼투압의 저하로 인한 간질로의 수분이동, 사구체 여과율 감소

    ㉠ 안면부종에서 시작해 점차 전신으로 파급, 하지의 요흔성 부종, 음낭 부종 동반
    ㉡ 심한 경우 : 복수, 폐부종, 늑막 삼출, 호흡곤란

④ 고지혈증

    ㉠ 감소된 혈청 알부민에 대한 반응으로 간에서 지단백합성 증가
    ㉡ 혈중 콜레스테롤 250mg/dL 이상

⑤ 과응고상태 : 간에서 Factor V, Ⅷ, Fibrinogen 합성 증가

(3) 치 료

① 단백뇨 조절
  - ㉠ 단백질 적당히 제한 : 고단백 식이는 오히려 신기능 악화 : 소변으로 알부민 배설량을 증가시킨다.
  - ㉡ 사구체 내부 압력 낮춤 : 안지오텐신 전환효소 억제제(ACEI)

② 부종 조절
  - ㉠ 저염식이, 수분섭취 제한
  - ㉡ 신중한 이뇨제 사용
  - ㉢ I/O 측정, 복부 둘레 및 사지 둘레 측정

③ 고혈압 조절
  - ㉠ 염분 식이 제한
  - ㉡ ACEI, ARB, 이뇨제, 칼슘통로차단제

④ 고지혈증 조절 : 저지방식이, 콜레스테롤을 줄이는 식이

⑤ 과응고성 장애 조절 : 심부정맥혈전증이나 폐색전증 같은 임상의 변화가 있을 때 헤파린 사용

⑥ 기타 증상 조절 : 신증후군 장기간 지속, 스테로이드 호르몬 치료 : 칼슘, 비타민 D 보충

(4) 간호중재

① 감염예방 : 단백질 소실로 신체방어력 저하, 스테로이드의 사용으로 감염증상이 가려진다.
  - ㉠ 백혈구수 저하 시 보호격리
  - ㉡ 수분섭취, 배설 권장

② 활동 유지
  - ㉠ 잦은 체위변경 : 돌출부위 피부 손상 예방
  - ㉡ 관절범위운동 : 관절경축 예방
  - ㉢ 자기간호 격려

③ 피부 간호
  - ㉠ 부종, 부동으로 인한 피부통합성 장애 위험
  - ㉡ 공기매트, 압박 감소 침요

④ 식이 요법
  - ㉠ 염분 제한, 충분한 열량 공급
  - ㉡ 단백질 섭취량은 사구체 여과율에 따라 조절

출제유형문제 ★최다빈출문제

2-1. 신증후군 시 부종 증상이 일어나는 원인은?

① 레닌 부족
② 교질삼투압 증가
❸ 교질삼투압 저하
④ 혈장삼투압 증가
⑤ 모세혈관 정수압 저하

2-2. 다음 중 신증후군의 4대 증상으로 옳지 않은 것은?

① 고지혈증
② 심한 단백뇨
③ 전신 부종
④ 저알부민혈증
❺ 혈장량 증가

해설
신사구체막의 손상으로 사구체 모세혈관이 혈청 단백을 투과하여 단백뇨를 초래하고 교질삼투압을 저하시킨다. 모세혈관 내의 정수압이 상대적으로 높아지면 혈관 내 체액을 보유하지 못하고 혈관 내의 체액이 조직 내로 이동하여 전신부종을 초래하고 혈장량은 감소한다.

해설
신증후군의 4대 증상은 심한 단백뇨, 저알부민혈증, 전신부종, 고지혈증이다.

비뇨기계 기능 장애

제 6 장

1 요정체(Urinary retention)

(1) 정의 및 원인

① 정의 : 신장에서 만들어진 소변을 방광이 온전하게 비워내지 못하는 상태

② 원 인

   ㉠ 기계적 요정체 : 방광출구, 요도 폐쇄(예 전립선 비대, 요도협착, 결석 등)

   ㉡ 기능적 요정제 : 요관의 연동운동장애, 방광요관역류, 신경인성 방광

(2) 증 상

요로 감염과 결석 형성 용이

① 치골상부의 불편감과 팽만감

② 빈뇨, 발한

③ 요로감염 : 뿌연 소변색, 배뇨 시 작열감, 긴박뇨, 발열

(3) 치 료

① 약물요법

   ㉠ 원인에 따라 선택적 사용

   ㉡ 콜린성 약물 : 감각이나 신경의 문제로 인한 요정체

② 배액법

   ㉠ 요관이 막히지 않았거나 부분적 폐쇄인 경우 방광경으로 요관에 카테터 삽입

   ㉡ 신루술(Nephrostomy), 신우절개술(Pyelostomy)

      • 요관 폐색 시

      • 신우에 직접 카테터 삽입

      • 배액 유지 중요 : 몇 분만 폐쇄되어도 신우에 큰 압력을 가하므로, 체위변경 시 관이 눌리거나 꼬이지 않도록 주의

   ㉢ 치골상부 방광 절개술(치골상 카테터, Suprapubic catheterization)

      • 도뇨가 어려운 경우 치골상 피부를 절개하여 카테터를 방광으로 삽입

      • 카테터 끝이 방광벽에 닿거나 침전물, 혈괴로 폐색되지 않는지 관찰

      • 장점 : 요로 감염률이 낮고 환자의 배뇨능력 평가 용이, 편안함

• 단점 : 시행과정의 위험성, 카테터 위치 이동, 혈뇨, 장천공 등

(4) 간호중재

① 배뇨촉진
  ㉠ 요의를 느끼면 가급적 바로 배뇨하도록 하여 요정체를 예방한다.
  ㉡ 따뜻한 변기, 장소 제공
  ㉢ 좌위 : 복강 내압을 증가시켜 배뇨 증진
  ㉣ 물 흐르는 소리를 들려주거나 따뜻한 물에 손을 담그도록 한다.
  ㉤ 따뜻한 물로 좌욕, 회음부 세척
② 인공도뇨(Catheterization)
  ㉠ 배뇨 촉진 방법이 효과가 없을 경우
  ㉡ 치골상이나 요도로 삽입, 엄격한 무균술
  ㉢ 요의를 느끼고 자가 간호가 가능한 환자 : 간헐적 도뇨 교육 실시
  ㉣ 계속 배액해야 하는 경우 : 유치도뇨관 삽입

출제유형문제 · 최다빈출문제

1-1. 치골상부도뇨관(Suprapubic urinary catheter)을 삽입하고 있는 환자를 간호할 때 가장 중요한 일은?

① 환자의 정상적인 배뇨능력 평가는 필요치 않다.
② 환자 이동 시 배뇨 주머니는 침상 위에 놓는다.
③ 요로 감염률이 높으므로 감염예방을 철저히 한다.
④ 세균성장을 감소하기 위해 배뇨 주머니를 2시간마다 비워 준다.
❺ 관강이 작아 도뇨관이 막히거나 꼬이기 쉬우므로 세심한 관찰이 필요하다.

1-2. 여성 대상자가 6시간 이상 소변을 보지 못하고 복부팽만감을 호소하고 있다. 어떤 간호를 가장 우선적으로 해 줄 것인가?

❶ 회음부에 따뜻한 물을 부어 준다.
② 유치도뇨관을 연결해 준다.
③ 이뇨제를 투여한다.
④ 손과 발을 찬물에 담가 준다.
⑤ 배를 손바닥으로 강하게 눌러 준다.

[해설]
치골상부도뇨관의 관강은 아주 작기 때문에 혈괴나 침전물, 꼬임 등으로 잘 막히기 쉬운 것이 가장 큰 단점이다.

[해설]
요정체 간호
• 기계적인 폐색 없이 요정체가 있는 경우 카테터를 삽입하기 전에 배뇨하게 한다.
• 정상적인 배뇨 체위를 취해 주고, 수도꼭지를 틀어 물소리를 들려 주며, 회음부에 따뜻한 물을 붓거나 물에 손을 담그게 한다. 따뜻한 물속에 앉게 하는 것도 요도 괄약근을 이완시키는 데 도움을 준다.

2 요실금(Urinary incontinence)

(1) 정의 및 원인

① 정의 : 요도괄약근의 기능부전으로 소변이 불수의적으로 흘러나오는 상태(사회적, 위생적 문제)

② 원 인

　㉠ 괄약근 조절 장애

　㉡ 방광경부 협착, 산과적 외상, 노화, 감염, 신생물, 신경장애

　㉢ 약물(진정제, 수면제 등), 술, 분변 매복 등

　㉣ 심리적 원인 : 퇴행, 의존성, 반항심, 불안정 등

(2) 종류 및 생태병리

종 류	병태생리	치 료
복압성 (Stress, 스트레스성)	• 요도 괄약근 허약 • 복압상승 시 실금(기침, 재채기, 웃음, 코풀기, 운동 등) • 대개 여성에서 나타남(폐경 후, 다산부)	• 골반저 근육 운동(케겔 운동) • 비만인 경우 체중 조절 • Estrogen 크림 • 질 내 장치(Cone) 삽입 • 요도 내 콜라겐 주입
긴박성 (Urge, 절박성)	• 강한 요의와 함께 불수의적 방광수축으로 갑작스럽게 다량의 실금 • 요의 흐름을 저지시키지 못함 • 운동 신경장애 : 억제성 배뇨근 조절 장애 • 운동신경원 척수 병소	• 원인 치료 • 골반저 근육 운동 • 방광 훈련 • 항콜린성 약물 • 전기자극
역리성 (Overflow, 축뇨성)	• 방광의 정체와 과잉 팽만으로 소변이 넘쳐 불수의적으로 소량의 요 배설 • 방광출구의 폐쇄 • 요배출을 제대로 할 수 없어 발생	• 원인질환 치료 • 인공도뇨 • Valsalva 수기 • α-교감신경 차단제 • 콜린성제제
반사성 (Reflex, 계속적)	• 배뇨행위를 억제하지 못하고 배뇨 반사자극을 받으면 즉시 배뇨 • 흉추 10번 위쪽 병소 • 중추신경계 관여 없이 방광수축	• 원인질환 치료 • 방광 훈련 • 체외 소변 수집 기구
기능적 (Functional)	• 화장실에 가는데 필요한 시간 동안 괄약근 조절 불가능 • 신체적 제한, 지남력 상실, 환경장애	• 원인질환 치료 • 이동보조기구 • 방광 훈련 • 간이 소변기

(3) 증 상

① 심리적 문제 : 고립감, 우울, 자존감 저하

② 신체적 문제 : 감염, 욕창, 영구적 방광손상

(4) 치료 및 간호중재

① 생활습관 변화

㉠ 카페인 섭취 제한

- 카페인은 중추신경계 자극, 이뇨 및 평활근 작용을 한다.

- 홍차, 커피, 콜라 등 제한

㉡ 신체활동

- 규칙적, 적절한 신체 활동은 골반저근 강화

- 규칙적으로 변기에 앉기

㉢ 수분섭취

- 낮 동안 2,000~2,500mL를 섭취하여 배뇨반사를 자극

- 밤에는 수분섭취를 제한하여 충분한 수면 유지

- 침대에 패드 적용이 가능하나 기저귀는 금지 : 자연방뇨를 허용하는 것으로 이해할 수 있다.

- 수분섭취 배뇨량을 배뇨일지에 기록한다.

- 피부를 건조하게 유지

㉣ 정상 체중 유지 : 비만은 요실금의 위험인자

② 골반저근훈련(Pelvic floor muscle training, PFMT) : 골반저근 수축의 강도와 지속성 증가

㉠ 골반저근 강화운동(케겔 운동, Kegel exercise)

- 하루 3회 이상, 1회에 10번 이상 수축과 이완 반복

- 매일 꾸준히, 점차 횟수를 늘리는 것이 효과적

㉡ 바이오피드백 : 자율신경의 생리적 변수를 부분적으로 조절

㉢ 전기자극 : 표면 전극을 질, 항문, 피부에 부착하고 골반저근 자극을 위해 전류를 공급한다.

㉣ 질 콘

- 콘(Cone) 모양의 무게별로 다른 질 내 삽입물

- 가벼운 질콘부터 질 내에 삽입하여 떨어지지 않도록 골반저를 수축하고 점진적으로 무거운 콘으로 교체

③ 방광훈련 프로그램

㉠ 환자 자신이 배뇨시간을 조절하여 배뇨간격을 점차 늘려가는 방법

㉡ 배뇨일지 기록, 골반저근 운동, 심상요법 등을 함께 시행

④ 약물요법 : 원인에 따라 적절한 약물 투여

㉠ 긴박성 요실금 : 배뇨근이완제, 항콜린제제, 삼환계 항우울제

㉡ 복압성 요실금 : 요도내압 증가 약물(에스트로겐, α-교감신경 효능제, β-교감신경 차단제 등)

⑤ 외과적 중재

㉠ 방광요도 고정술(Vesicourethropexy, Marchal-Marchetti 법) : 복직근 근막에 요도를 고정하여 방광경부 지지

㉡ 인공요도괄약근 이식술

㉢ 요도주위 콜라겐 주입

출제유형문제 최다빈출문제

2-1. 분만 등으로 골반근육이 이완된 여성에게 흔한 요실금으로 해당되는 것은?

① 일류성 요실금 ② 기능성 요실금
③ 긴박성 요실금 ❹ 복압성 요실금
⑤ 손상성 요실금

2-2. 복압성 요실금이 있는 대상자에 대한 간호사의 적절한 간호중재는?

① 발살바 수기법을 적용한다.
② 요도 인공괄약근을 삽입한다.
③ 요로 전환술을 시행할 수 있다고 정보를 준다.
❹ 비만한 경우 체중감소가 도움이 된다는 정보를 준다.
⑤ 골반근육이 수축된 여성에게서 흔하게 발생한다.

해설
여성에게 흔한 요실금은 복압성이다.

해설
복압긴장성 요실금은 갑작스러운 복압상승으로 소변의 흐름 조절이 불가능하여 발생한다. 기침이나 무거운 물건을 들거나 웃음, 긴장 시에 발생하며 치료나 간호중재로는 골반저근육운동(케겔 운동), 비만한 경우 체중감소, 질 내 장치삽입, 에스트로겐 크림, 콘돔 카테터 등을 적용해 볼 수 있다.

3 신경인성 방광(Neurogenic bladder)

(1) 정 의

　① 중추나 말초신경계 병소에 의해 발생되는 방광기능 장애

　② 소변정체, 요실금과 밀접하게 관련

(2) 유형과 원인

　① 상위 운동신경원 장애

　　㉠ 천골 위쪽

　　㉡ 방광 : 경직, 과잉반사

　② 하위 운동신경원 장애

　　㉠ 천골 아래

　　㉡ 방광 : 반사소실, 이완성 방광, 요실금

(3) 증상, 치료, 합병증

　① 증 상

　　㉠ 주증상 : 소변정체, 실금

　　㉡ 빈뇨, 긴박뇨, 야뇨, 혈뇨, 요로 감염 등

　② 치료 : 방광훈련, 약물, 수술

　③ 합병증 : 자율적 반사장애

　　㉠ 심각하고 치명적인 합병증

　　㉡ 상위 운동신경 병소 환자에게 우선적으로 영향

　　㉢ 장기의 확대, 피부통증 자극에 의해 시작

　　㉣ 고혈압, 서맥, 홍조, 발한, 망막출혈, 경련, 뇌졸중으로 진행

　　㉤ 예방 : 방광 팽만 방지

(4) 치료 및 간호중재

　① 방광훈련 프로그램

　　㉠ 수분섭취 제한, 배뇨훈련, 방광운동을 포함

　　㉡ 배뇨시작과 배뇨를 지속할 수 있도록 반사 반응을 돕는 방법 학습

　　㉢ 방광훈련은 4시간 간격(5회/일), 소변량에 따라 횟수조정, 1회 소변량 400cc 정도

　② 간헐적 인공도뇨 : 자가도뇨 교육

　　㉠ 방광의 과팽창 방지를 위해 요도 카테터를 삽입하여 소변 제거

　　㉡ 도뇨 간격을 철저하게 유지하는 것이 중요

　　㉢ 효과 : 독립성, 이동성 증진

③ 약물요법

    ㉠ 방광수축반사 억제

    ㉡ 항경련제, 항콜린성 제제, 알파교감신경 차단제 투여

④ 수 술

    ㉠ 방광기능 회복

    ㉡ 외조임근 절개술, 방광경의 성형술, 요로전환술 등

※ 배뇨유도 방법

- Valsalva 수기 : 몸을 앞으로 기울여 복부에 손, 팔로 압력을 주면서 대변을 보듯이 힘주어 배뇨하는 방법
- Crede 수기
  - 주먹 쥔 손을 방광에 대고 천천히 압력을 가해 소변을 짜내는 것
  - 주의 : 괄약근 이상, 요로 폐쇄 시 금기
- 치골상부 자극 : 손 끝으로 가볍게 치골 상부를 두드리는 것

출제유형문제 최다빈출문제

신경인성 방광 중 치명적이고 심각한 합병증으로 고혈압, 서맥, 홍조, 발한, 경련, 뇌졸중으로 진행되는 것은?

① 상위 운동신경원 장애
❷ 자율적 반사장애
③ 하위 운동신경원 장애
④ 말초신경병변증
⑤ 중추신경병변증

해설
자율적 반사장애
심각하고 치명적인 합병증으로 장기의 확대, 피부 통증 자극에 의해 시작되어 고혈압, 서맥, 홍조, 발한, 망막출혈, 경련, 뇌졸중으로 진행되는 증상이다.

안심Touch

제 7 장

악성 신생물

1 신장암(Kidney tumour, Kidney cancer)

(1) 원인 및 위험요인

① 가장 중요 위험요인 : 흡연

② 비만, 지방이 많은 식사(우유, 동물성 지방)

③ 석면, 카드뮴이나 휘발유 등의 물질에 노출

④ 염료, 고무제품, 페인트, 가죽제품 가공하는 직업

(2) 증 상

① 초기 증상이 없어 발견이 어렵다.

② 3대 증상 : 혈뇨, 옆구리 통증(Flank pain), 복부 종양 덩어리 촉진

③ 전이가 잘되는 곳 : 폐, 간, 뼈

구 분	신장 선암(Renal adenocarcinoma)	신우, 요관 신생물
발 생	신장에서 발생하는 가장 흔한 종양	신우, 요관의 암은 비교적 드묾

증 상	• 3대 증상
	   – 옆구리 통증
	   – 혈 뇨
	   – 종양 덩어리 촉진
		• 통증 없는 혈뇨 : 75%
		 • 옆구리 통증 : 혈액 응고물의 요관 통과로 인한 산통
		 • 요관이 폐색되면 요관 주행을 따라 방사되는 요통

치 료	• 신장 절제
	   – 방사선요법
	   – 화학요법
		• 신장, 요관 절제술(요로 전환술, 요관 스텐트 삽입)
		 • 방사선요법
		 • 화학요법

(3) 진 단

① 정맥신우 조영술, 신단층 조영술로 종양 발견, 초음파로 종양과 낭종 구별

② 혈관 촬영술, 경피적 침흡인, CT

(4) 치료 및 간호중재

① 방사선요법이나 화학요법에 잘 반응하지 않는다. → 수술 제거가 가장 안전하다.

② 신절제술 : 복부나 흉복부를 통해 신장 또는 주위조직까지 절제한다(부분적, 근치적).

③ 수술 후 간호 : 일반적인 모든 암환자 간호와 유사

    ㉠ 횡격막 근접 부위 절제 : 심호흡이 어렵다. 무기폐, 폐렴

    ㉡ 폐환기 증진 : 심호흡 권장, 체위변경 권장, 조기이상 권장

    ㉢ 남아 있는 신장 기능 확인 : 요량(25~30cc/hr 이하는 신혈류 감소를 의미), BUN, 크레아티닌 확인

    ㉣ 소변배설량 유지, 방광 팽만 예방

    ㉤ 출혈 예방(누워 있는 대상자의 등 뒤의 출혈 확인), 절개부위 지지

    ㉥ 배액관, 드레싱 관리

    ㉦ 통증관리

출제유형문제 최다빈출문제

신장암에 관한 설명 중 옳은 것은?

① 30~40대의 남자에게 호발한다.

② 방사선이나 화학요법에 잘 반응한다.

③ 가장 중요한 위험요인은 급성 감염이다.

④ Cortisol, 부갑상선 호르몬의 수치가 감소한다.

❺ 육안으로 보이는 혈뇨, 둔한 옆구리 통증 등이 전형적인 증상이다.

해설

신장암

• 50~70대 남자에게 호발한다.

• 중요한 위험요인은 흡연이 대표적이다.

• 석면, 염료, 고무제품, 페인트 등을 가공하는 직업과 관련된다.

• 일차적인 치료는 신장절제술이다(방사선이나 화학요법에 잘 반응하지 않음).

• ACTH, HCG, Cortisol, 부갑상선 호르몬의 수치가 증가한다.

2 방광암(Bladder cancer)

(1) 원인 및 위험 요인

① 비뇨기계 암 중 가장 발생 빈도가 높은 악성 종양

② 남자 > 여자, 50~70세 호발

③ 방향성아민(Aromatic amine) : 고무, 가죽, 염색(직업병으로 가능), 인공감미료, 페인트화공약품 등

④ 흡연, 만성 방광염, 결석, 주혈흡충증, 과도 음주

(2) 증 상

① 초기 증상 : 무통성 혈뇨, 옆구리 통증, 덩어리 촉진

② 방광의 이상과민성 : 빈뇨, 급박뇨, 배뇨장애

③ 요로계 폐색증상, 누공증상, 비뇨기계 감염 증상

(3) 진 단

① 정맥 신우조영술, 초음파, CT, MRI,

② 방광경을 통한 조직검사

(4) 치료 및 간호중재

① 약물요법

  ㉠ 국소 항암화학요법

   • 알킬화 항암 약물을 도뇨관을 통해 방광 내로 점적

   • 소변을 참고 체위를 다양하게 변경하여 약물이 골고루 접촉될 수 있게 한다.

   • 2~3시간 후 소변을 보거나 도뇨관 개방, 방광을 씻어내기 위해 수분섭취를 증진한다.

  ㉡ 전신적 항암화학요법 : Cisplatin, Doxorubicin, Methotrexate 등

  ㉢ 부작용 : 무균성 방광염, 직장 항문염, 출혈성 방광염

② 방사선요법

  ㉠ 수술 전 종양 크기의 감소 목적으로 주로 사용한다(고농도 방사선 조사).

  ㉡ 수술 후 재발 방지, 증상 완화, 항암화학요법과 병용

  ㉢ 조사방법

   • 내부조사 : 라듐을 종양에 직접 심거나 유치도뇨 풍선에 동위원소를 가득 채워 주위 조직은
     보호하면서 종양 부위에 조사

   • 외부조사 : 수술 및 화학요법과 병행 시 효과적

  ㉣ 부작용

   • 직장항문염, 심한 방광염, 배뇨곤란, 빈뇨, 긴박뇨, 야뇨증, 설사

   • 누공 형성 : 방광-질(여자), 대장-방광(남자)

③ 수술요법

　　㉠ 경요도절제술(Transurethral resection) : 요도를 경유하여 시행하는 수술(초기)

　　　• 수술 전 간호 : 수술에 대한 정보제공, 수술 후 혈뇨가 나올 수 있음을 교육

　　　• 수술 후 간호

　　　　－ 24시간 침상안정

　　　　－ 지속적인 방광세척, 배액 카테터 훑어주기

　　　　－ 출혈증장 관찰 : 소변의 색깔 변화

　　　　－ 감염증상 관찰 : 잦은 체온측정

　　　　－ 배뇨양상 관찰

　　　　－ 수분섭취 증가 : 혈괴 완화

　　㉡ 부분 방광절제술(Partial cystectomy) : 방광의 양성종양, 경요도절제술로 제거하기 어려운 일차 종양 제거술

　　㉢ 전방광적출술(Total cystectomy) : 방광 전체 적출

　　㉣ 근치방광절제술(Radical cystectomy) : 방광과 주변 조직의 제거

　　　• 수술 전 간호

　　　　－ 수술에 관한 정보제공 : 평상시 배뇨 습관 변화, 생활양식 변화

　　　　－ 수술 후 혈뇨가 나올 수 있고 성기능 장애가 생길 수 있음을 교육

　　　　－ 장준비 : 관장, 항생제(네오마이신) 투여

　　　　－ 요로전환술 필요성 교육

　　　• 수술 후 간호

　　　　－ 드레싱 관찰

　　　　－ 감염증상 관찰 : 잦은 체온 측정

　　　　－ 배뇨곤란 완화

　　　　－ 수술 후 48시간 이내 맑은 소변 기대

　　㉤ 요로전환술(Urinary diversion)

　　　• 목 적

　　　　－ 전방광적출술 후, 선천성 기형, 신경인성 방광, 요로폐색 시 요배설 통로의 형성

　　　　－ 방광과 요도 제거 시 영구적 요로전환술 필수

• 방 법

요로전환 방법	설 명	고려사항
신우루(Nephrostomy, Pyelostomy)	튜브를 신장의 신우에 삽입하여 소변이 튜브를 통해 배출	• 일시적 시술 • 배뇨관 폐쇄, 감염 → 수신증 위험
요관루 (Ureterostomy)	요관이 복벽으로 나온다.	• 외부저장기구 필요 • 많은 수분 섭취 : 신우신염 예방 • 감염이 가장 큰 위험
방광루 (Vesicostomy)	방광전벽을 복부로 끌어올려 방광으로 통하는 구멍 생성	• 외부 저장기구 필요 없다. • 자주 도뇨관 삽입 → 감염 위험성 • 피부 관리 필수 • 신경성 방광에 설치
회장도관 (Ileal conduit)	• 방광 적출 후 요관을 회장에 문합 • 회장루를 통해 지속적으로 흐른다.	• 외부저장기구 필요 • 피부 관리 : 따뜻한 물, 순한 비누
요관 S상 결장루 (Ureterosigmoidostomy)	• 방광 적출 후 요관을 S상 결장 하부에 문합 • 소변이 직장으로 배출	• 매 2시간마다 배뇨 • 장에서 소변의 암모니아 흡수 : 혈중 농도 증가 위험 • 만성 신우신염 유발 : 요관, 신우로 분변 섞인 소변 역류 가능성 • 만성적 감염으로 요관 협착, 수신증 위험

• 수술 전 간호중재
  - 요로전환에 관한 자세한 교육실시
  - 장준비 : 수일 전부터 저잔류 식이, Neomycin 투여(장내 세균 멸균), 하제와 관장
  - 루 설치부위 선택 : 제와부, 늑골경계, 치골, 장골능 피하도록 하고, 의복에 의한 압력을 피하기 위해 주로 좌우 하복부에 설치
• 수술 후 간호중재
  - 활력징후 점검
  - 환기증진 : 심호흡 권장, 체위변경 및 조기이상 권장
  - 삽입된 도뇨관의 개방성과 배설량 감시
  - 수술부위 관찰
  - 위장관계 합병증 예방
  - 감염·복막염 위험
  - 출혈 : 수술 후의 결손 또는 장점막 출혈, 착용기구의 변경이나 요 채집주머니 부착 이상으로 발생할 수 있다.

간 호	고려사항
삽입된 도뇨관의 개방성과 배설량 감시	• 플라스틱 주머니를 루에 부착, 중력 배뇨장치에 연결하여 요 흐름 측정 • 처음 24시간 동안 매시간 소변량 측정, 이후에는 8시간마다 측정 • 수술 직후 소변 내에 나타나는 혈액은 점차적으로 사라진다. • 회장 또는 결장도관에서는 정상적으로 소변에 점액이 나타날 수 있다. • 탈수, 요관폐색, 신기능 손상 등 관찰
수술부위 관찰	• 절개부위를 안전하게 하고 드레싱이 젖으면 즉시 교환한다. • 수술 직후에는 밝은 분홍색 또는 붉은색이며, 부종이 있을 수 있다(1주일간). • 거무스레하고 청색증을 띠면 혈액공급 부전, 괴저 위험 → 응급처치를 요한다. • 카테터의 부적절한 위치는 점막에 압력을 주어 괴사를 초래한다. • 소변주머니는 장루와 주변 피부상태 관찰을 위해 수술 후 24~48시간 이내에 교환한다. • 루의 탈출, 돌출, 퇴축 등의 상태를 확인한다. • 6~8주에 걸쳐 장루의 크기가 서서히 감소한다.
위장관계 합병증 예방	• 장음이 없으면 구강섭취 금기 • 장폐색 예방을 위해 비위장관 튜브를 설치한다. • 구강섭취가 허용되면 하루 3,000cc의 수분섭취를 권장한다.

(5) 요루 관리 및 자가간호

① 비뇨기계의 원활한 기능 유지 및 합병증 예방

② 자가간호를 위한 피부 관리, 요배설법, 요루 기구 관리에 대한 교육

③ 교환 및 세척

　㉠ 주머니를 바꿀 때마다 인공루 주위 피부를 비누와 물로 청결히 닦고 건조시킨다.

　㉡ 주머니를 바꾸고 건조시키는 동안 피부로 소변이 흘러나오지 않도록 인공루 위에 거즈심지나 탐폰을 삽입한다.

　㉢ 인공루 주머니의 개구부는 요루의 크기보다 크게 자른다.

　㉣ 착용기구 교환은 가능한 소변생성 속도가 느린 이른 아침에 실시, 3~5일마다 교환한다.

　㉤ 소변이 주머니의 1/3~1/2 정도 채워지면 주머니를 비운다.

　㉥ 착용기구는 비누와 미지근한 물로 철저히 씻기고 말린다.

　㉦ 뜨거운 물로 하는 세척은 주머니를 상하게 하므로 금지한다.

　㉧ 냄새가 제거되지 않으면 희석식초용액이나 방취제에 20~30분간 담근 후 흐르는 물에 헹구어 건조시킨다.

　㉨ 방취제 알약을 주머니에 넣어 사용할 수도 있다.

④ 피부 간호

　㉠ 접착물질은 접착제 제거제로, 피부의 결정체는 희석식초용액으로 닦는다.

　㉡ 소변으로부터 피부 보호(Karaya 분말, 항생제크림, Nystatin 등 사용)

⑤ 일상 활동 증진

　㉠ 배뇨습관의 변화로 생활양식의 변화가 요구된다.

　㉡ 특수 접착제나 판 고정 벨트를 사용하여 수영이나 운동이 가능하다.

　㉢ 땀을 흘리거나 주머니가 가득차면 판이 피부에서 떨어질 수 있으므로 주의해야 한다.

ㄹ 정서적 지지, 자조모임 참석

⑥ 식이조절

ㄱ 주스와 같이 요를 산성화시키는 음식을 권장한다.

ㄴ 충분한 수분섭취 : 소변농축으로 인한 결정체 형성 및 감염 방지(2,000mL/day 이상)

ㄷ 가스를 생성하는 음식 섭취를 제한한다.

⑦ 합병증 관찰

ㄱ 요로감염 : 역류방지밸브가 있는 주머니 사용

ㄴ 피부감염 : 소변접촉으로 인한 자극(홍반, 칸디다증, 알레르기성피부염)

ㄷ 출혈 : 장루세척 시 발생하는 소량의 출혈은 정상이나 심한 경우 보고, 장루 외의 요로출혈은 감염 또는 결석 등을 의심할 수 있다.

ㄹ 탈장 : 수술로 치료하거나 복원이 필요치 않은 경우도 있다.

ㅁ 협착 : 소변이 도관에 남아 배설장애, 전해질 불균형을 유발(산독증)한다.

ㅂ 잠재적 합병증 : 폐색, 상피증식, 루의 경축, 요산칼슘 결석 등

ㅅ 대변이 매우 묽어져 항문으로 자주 누출, 스트레스 실금, 팽만

출제유형문제 최다빈출문제

2-1. 방광암의 가장 큰 위험요인으로 맞는 것은?

❶ 흡 연
② 페인트
③ 염색약품
④ 인공조미료
⑤ 골반의 방사선 조사

해설
일차적 위험요인은 흡연이다. 그 외 유발요인으로는 염색약품, 고무, 가죽, 페인트와 같은 작업장의 발암물질, 커피, 기생충 감염, 골반의 방사선 치료 등이 있다.

2-2. 다음 중 방광암의 일차적 증상은?

① 소변량 감소
❷ 무통성 혈뇨
③ 배뇨 장애
④ 하복부 통증
⑤ 하복부 종괴

해설
방광암의 일차적인 증상은 무통성 혈뇨이다.

2-3. 요관루형성술(Ureterostomy)을 받은 대상자를 위한 간호중재로 옳은 것은?

① 인공루 주위 피부를 알코올로 세척한다.
② 인공루의 색깔이 정상적으로 청색증을 가질 수 있다.
③ 수술부위가 회복됨에 따라 인공루는 검게 색깔이 변화된다.
④ 자아상이 손상될 수 있으므로 인공루는 가능한 쳐다보지 않도록 한다.
❺ 주기적으로 요로 부착물과 소변주머니를 갈아주어 소변이 주위의 피부로 새지 않도록 한다.

해설
인공루를 받아들일 수 있도록 바로 쳐다보고 자연스럽게 이야기할 수 있도록 돕는다. 요배액은 소변주머니를 부착해서 계속해서 소변이 흘러나올 수 있도록 해야 한다. 루가 검게 되거나 청색증을 띠면 혈액순환 장애를 의미하며 응급조치가 요구된다.

2-4. 요관회장루(Ureteroileostomy) 형성술 후 간호중재로 적절한 것은?

① 카테터는 매일 교체해야 한다.
② 소변수집 주머니는 매일 깨끗한 것으로 교환한다.
③ 토마토는 소변 냄새를 제거하므로 섭취를 권장한다.
❹ 수술 후 연동운동이 회복될 때까지 보통 3~5일간 금식시킨다.
⑤ 소변주머니의 냄새를 제거하기 위해 과산화수소 용액을 점적한다.

해설
수술 후 연동운동이 회복될 때까지 보통 3~5일간 금식시키고 비위관을 삽입한다. 소변 냄새를 강하게 하는 음식에는 토마토와 아스파라거스가 있다. 소변수집 주머니는 매 4~5일 또는 소변이 샐 때마다 교환한다. 소변 냄새를 제거하는 데는 희석된 식초용액이 도움이 된다.

2-5. 방광암으로 경피적 요로전환술을 실시한 환자가 소변 냄새로 인한 불편감을 호소하며 체뇨주머니 관리에 대해 질문을 하였다. 간호사의 대답으로 가장 적절한 것은?

① 주머니를 자주 바꾸어 주세요.
② 뜨거운 물로 씻어 주세요.
③ 흐르는 물에 씻어 주세요.
④ 방취제를 주기적으로 복용하세요.
❺ 희석한 식초 용액에 20~30분간 담가 주세요.

해설
소변 냄새에 대한 관리는 흐르는 물에 헹구어 건조시키고 냄새가 사라지지 않으면 희석한 식초 용액이나 방취제에 적어도 20~30분간 담가 두거나 방취제 알약을 주머니 속에 넣는다. 크랜베리 주스와 같은 요를 산성화시키는 음식을 권한다. 충분한 수분섭취를 하게 한다.

2-6. 방광적출술 후 요로전환술을 받은 환자의 인공루 주위 피부 간호중재로 옳은 것은?

① 매일 소금물로 씻고 건조시킨다.
② 맑은 물로 씻고 매일 드레싱한다.
❸ 배뇨 주머니를 인공루에 꼭 맞게 부착한다.
④ 배뇨 주머니를 당분간 부착하지 않는다.
⑤ 불편한 피부부위를 마사지하며 온찜질을 적용해 준다.

해설
개구부 주위의 피부는 매일 드레싱하지는 않으며 배뇨 주머니를 부착하지 않으면 흘러내리는 소변으로 피부가 더 많은 상처를 받는다. 배뇨 주머니를 인공루에 꼭 맞게 부착하여 소변유출로 인한 피부자극을 예방한다. 불편한 피부부위를 마사지하거나 온찜질을 적용하면 피부부위가 더 악화될 수 있다.

안심Touch

MEMO

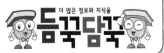

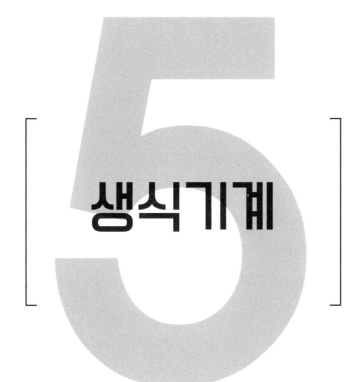

PART

5

생식기계

간호사 국가고시

성인간호학 I

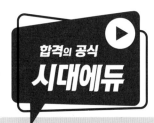

제 1 장

유방 질환

1 유방의 구조 및 기능

(1) 외부 및 내부 구조

① 외 부

ⓐ 위치 : 제2~6늑골 사이, 흉추겨드랑이 중심선

ⓑ 무게 : 150~250gram(성인), 400~500gram(수유부)

ⓒ 피부 : 젖샘의 주위로부터 젖무리까지 펼쳐진 부분

ⓓ 젖무리(Areola, 유륜)

• 유두 주위의 색소가 침착된 부분

• 핑크색, 검붉은 장밋빛

• 몽고메리 선(Montgomery's gland) : 증대된 지방샘

ⓔ 유두(Nipple) : 예민한 발기성 조직, 15~20개의 젖샘관 개구

② 내 부

ⓐ 실질(Parenchyma) : 샘조직(Gland tissue), Cooper's ligament(쿠퍼인대, 유방 모양을 지지해주는 제인대)

ⓑ 기질(Stroma) : 지지조직

• 기질의 양이 상대적으로 유방의 크기, 강도 결정

• 지방 및 섬유성 결체조직

(2) 기 능

① 수유 기능 : 유즙 생산과 분비

② 성적 흥분

(3) 유선(Lactiferous duct)

① 각각 15~20개의 엽으로 구성

② 유선의 발달(호르몬)

ⓐ 프롤락틴 : 유즙생산

ⓑ 프로게스테론 : 선포(Alveoli) 발달

ⓒ 에스트로겐 : 분비관(Duct) 발달

출제유형문제 최다빈출문제

유선을 발달시키는 호르몬 중 유즙을 생산하는 것은?

❶ 프롤락틴
② 에스트로겐
③ 프로게스테론
④ 샘조직
⑤ 쿠퍼인대

해설
프롤락틴 호르몬은 유즙을 생산한다.

❷ 유방의 양성질환(Benign disorders of breast)

(1) 유방의 양성질환

① 정의 : 실질적인 질환이기 보다는 정상 생리과정으로 생기는 양성 변화를 말한다.

② 종 류

    ㉠ 섬유낭포성 질환(Fibrocystic disease)

      • 유방조직의 변화에 의한 양성 종양, 유방의 상위·바깥 사분면, 보통 양측성, 가장 흔한 유방장애

      • 자유롭게 움직이고 윤곽이 확실한 둥근 종괴, 압통이나 불편감을 동반하기도 한다.

      • 일생 동안 정기 검진을 받도록 교육한다.

    ㉡ 섬유선종(Fibroadenoma)

      • 둥글고 딱딱하며 움직이는 무통성 덩어리

      • 치료 : 필요시 절제(저온절개술 등)

    ㉢ 유두종(Papilloma)

      • 작은 종양이 유관에 발생

      • 유관이 막히기도 하고 종양에서 분비물을 만들어 유두로 배출하기도 한다.

      • 치료 : 유두종 절개(맘모톰 시술 등)

    ㉣ 유방염(Mastitis)

      • 유방의 염증이나 감염상태, 모유수유 여성에게 흔하다.

      • 치료 : 항생제, 배농

    ㉤ 여성형 유방(Gynecomastia)

      • 남성의 유방이 여성의 유방처럼 발달하는 경우

      • 남성과 여성 호르몬 간의 불균형, 여성 호르몬에 대한 유선 조직의 민감 반응

(2) 간호중재(유방자가검진 교육)

① 시 기

    ㉠ 매월 월경이 끝난 직후 5~7일 이내(유방이 가장 부드러운 시기)

    ㉡ 폐경기 후에는 매월 일정한 날을 정하여 정기적으로 시행한다.

    ㉢ 경구 피임약 복용 시 새로 복용을 시작하는 첫 복용 날짜에 시행한다.

② 방 법

    ㉠ 거울 앞에 서서 유방을 비춰 보기

    ㉡ 두 팔을 차렷 자세로 옆구리에 붙이거나, 두 팔을 머리 위로 높이 든 채 또는 두 손을 허리에 대고 앞으로 몸을 숙이기 : 유방과 유두의 대칭성, 피부의 변화 등 관찰

    ㉢ 다음으로 똑바로 누워 왼쪽 혹은 오른쪽 어깨와 등 아래에 두꺼운 수건이나 베개를 받치고 왼손 혹은 오른손을 머리 뒤에 괴기

    ㉣ 반대편의 가운데 세 손가락을 모아서 손가락 전체로 유방조직을 부드럽게 둥글리는 형태로 촉진하기

ⓜ 촉진할 때 유방의 양쪽을 체계적으로 완전하게 해야 한다.
③ 관찰 내용
　　㉠ 유방의 대칭성, 유두 분비물 유무
　　㉡ 유방의 피부변화
　　㉢ 유방 덩어리 촉지, 액와 림프절 촉지

유방암 조기 발견에 대한 교육 후 알게 된 내용 중 옳은 것은?

① 유방암은 항상 통증이 심하다.
② 유방에서 만져지는 덩어리는 모두 악성 암이다.
③ 유방암은 폐경이 빨리 오는 경우 발생할 확률이 높다.
④ 한쪽에 유방암이 발생하였던 사람은 다시 유방암에 걸리지 않는다.
❺ 유방암은 겨드랑이가 연결된 유방의 위쪽 바깥쪽 부분에 잘 생긴다.

해설
유방암은 통증이 없으며 종괴가 부드럽지 않고 단단하며 모양이 불규칙적이고 움직이지 않는 특성이 있다. 발생은 양쪽 유방의 상외측에서 50%의 발생을 보이고 다음으로 유륜부위가 19%, 상내측이 15%, 하외측이 11%, 하내측이 5% 정도의 발생을 보인다.

3 유방암(Breast cancer)

(1) 정의 및 원인

① 정의 : 유방의 악성 종양을 말한다.

② 원 인

    ㉠ 연령 : 50세 이상의 여성 위험

    ㉡ 가족력 : 유전적 요인과 관련(유전자 돌연변이 BRCA1, BRCA2와 관련)

    ㉢ 출산력 : 출산력이 없거나 30세 이후 첫 자녀를 출산한 경우 위험 증가

    ㉣ 월경력 : 조기 초경(12세), 늦은 폐경(55세) 위험 증가(에스트로겐 노출 시간이 길기 때문)

    ㉤ 에스트로겐 투여, 피임제제 복용 여성

    ㉥ 방사선

    ㉦ 음주, 폐경 후 체중 증가와 비만

(2) 증 상

① 호발부위 : 상외측(50%)

② 초기 : 통증 없이 단단하고 모양이 불규칙적이며 움직이지 않고 윤곽이 뚜렷하다.

③ 후 기

    ㉠ 오렌지 껍질 같은 피부

    ㉡ 유방 비대칭 : 환측 상승

    ㉢ 유두 함몰, 위축

    ㉣ 흉벽에 고정

(3) 진 단

① 유방촬영술(Mammography) : 조기발견

② 생검(Biopsy) : 세침흡인생검(Needle Bx.), 절제생검(Excisional Bx.)-정확한 진단

③ 영상검사 : CT, MRI, PET(비정상적인 림프절이나 뼈 전이 등을 확인)

(4) 치 료

① 수술요법

방 법	적응증	제거 조직
부분유방절제술 (Quadrantectomy)	한 개의 4분원 내에 중심부가 여러 개인 암	전체 유방의 1/4 제거
단순유방절제술 (Simple mastectomy)	암이 심하게 진전되어 예후가 안 좋은 경우	주위조직과 유방 모두
변형근치절제술 (Modified radical mastectomy)	• 암이 크거나 중심부가 여러 개 • 방사선 치료를 원치 않는 초기 유방암	• 림프절과 유방조직 • 흉근을 남겨둘 수 있다.
근치유방절제술 (Radical mastectomy)	암종이 흉근에 접해 있거나 전이	유방조직, 림프절, 흉근 모두 제거

② 화학 요법 : 수술 후 보조요법, 림프절 전이가 있는 경우 → 화학요법의 부작용 오심, 구토, 골수억제, 탈모증, 구내염, 무월경

③ 호르몬 요법 : 1차적 치료의 보조요법, 재발이나 전이된 경우, Estrogen과 Progesterone 수용체 양성

※ 대표적 치료제 : Tamoxifen(Nolvadex), Toremifen(Fareston), Raloxifene(Evista)

④ 방사선 요법

㉠ 목적 : 재발방지, 전이방지

㉡ 부작용 : 방사선을 치료 받는 부위의 림프부종, 폐렴, 피부변화, 식도염

㉢ 피부간호

- 치료부위를 건조하게 유지
- 물로만 닦고 비누를 사용하지 않는다.
- 연고, 파우더, 로션을 사용하지 않는다.
- 자극, 마찰을 가하지 않는다.
- 찬바람에 노출시키지 않는다.

(5) 간호중재

① 수술 후

㉠ 활력징후 사정 : 출혈, 쇼크 예방

㉡ 압박 드레싱 : 수술 부위 유합 촉진

㉢ 환측 부위 팔 보호 : 혈압 측정, 정맥주사 금지, 제모 시 면도기 사용 금지

㉣ 부종(환측에 잘 생김) 예방

- 림프선 종창
- 부종 완화 위해 환측을 상승시켜 정맥과 림프 순환을 증진

㉤ 운 동

- 근육의 위축과 단축 예방, 근육의 긴장 유지, 림프계와 혈액 순환의 증진
- 목표 : 4~6주 안에 서서히 운동 범위 회복

- 수술 직후 : 주먹을 쥐고 펴는 손운동, 공을 압축시키는 운동, 팔꿈치를 굽히고 펴는 운동
- 손운동, 머리 빗기, 세수하기
- 로프 돌리기, 벽 오르기, 팔꿈치의 굴곡·신전 운동, 어깨운동 등
- 운동을 안 하면 수술한 쪽 팔 근육의 굴곡 구축 발생 : 환측 팔이 몸에 붙고 머리가 기울어지는 기형적 체위가 될 수 있다.

② 배액관 관찰 및 개방성 유지

③ 무거운 물건 들기 금지

④ 수술 부위 피부

　㉠ 목욕 후 크림을 바르고 마사지

　㉡ 건조하게 유지

　㉢ 태양광선을 피하고 벌레에 물리지 않도록 주의

　㉣ 피부는 부드럽고 유연하게 유지

　㉤ 감염 예방

　㉥ 수술 받은 쪽에 보석 착용은 하지 않는다.

　㉦ 꽉 끼는 반지는 착용하지 않는다.

　㉧ 상처입지 않게 주의한다.

⑤ 사회심리적 간호중재

　㉠ 자가간호 증진

　㉡ 자존감 강화

　㉢ 자조모임 정보제공

　㉣ 가족 지지체계

⑥ 방사선요법을 받는 환자의 간호중재

　㉠ 1년간 태양 노출을 최소화한다.

　㉡ 쑤시는 통증은 정상임을 교육한다.

　㉢ 일반적인 방사선요법 간호를 한다.

출제유형문제 최다빈출문제

3-1. 유방의 악성질환은?

① 섬유신종(Fibroadenomas)

② 만성 유선염(Chronic mastitis)

③ 관내 유두종(Intraductal papilloma)

④ 낭포성 세포증식(Cystic hyperplasia)

❺ 유방선암종(Breast adenocarcinoma)

해설
①, ②, ③, ④는 양성질환이고 ⑤ 유방선암종은 악성질환이다.

3-2. 유방암의 발병 위험이 높은 경우는?

① 마른 여성
② 초경이 늦은 여성
③ 출산 경험이 많은 여성
④ 사회경제적 수준이 낮은 여성
❺ 동물성 지방을 많이 섭취하는 여성

3-3. 유방암을 의심할 수 있는 증상은?

① 양쪽 유륜의 크기가 다르다.
② 일시적인 유두의 함몰이 있었다.
③ 흰색 분비물이 유두에서 나왔다.
❹ 유방의 피부가 오렌지 껍질처럼 되었다.
⑤ 유방을 세게 눌렀을 때 통증이 느껴진다.

3-4. 유방암 환자의 치료에 대한 내용으로 옳은 것은?

❶ 타목시펜은 에스트로겐 호르몬의 수치를 감소시켜 암을 억제한다.
② 항암화학요법은 후기 전이 암환자의 생명연장의 우선치료이다.
③ 방사선요법은 유방암 환자에게는 효과가 없으므로 사용하지 않는다.
④ 수술요법은 유방암환자에게 적용할 수 있는 전신적 치료 중의 하나이다.
⑤ 방사선요법을 한 후에는 피부관리를 위해 매일 깨끗이 세척하는 것이 필요하다.

해설
유방암의 위험요소로는 출산 경험이 없는 자, 30세 이후에 첫 자녀를 가진 자, 비만한 자, 장기간 호르몬 치료를 받은 자, 초경을 12세 이전에 시작했거나 폐경이 50세 이후에 있는 경우, 지속적인 유방 문제와 자궁, 난소, 대장의 악성종양이 있었던 자 등이다.

해설
유방암의 증상은 무통의 단단한 덩어리 촉진, 혈액성의 유두분비물이 있거나 양쪽 유방 모양의 크기나 모양이 다르며 유두함몰이나 유방피부가 오렌지 껍질처럼 모공이 커지고 두꺼워지거나 괴사가 있게 된다.

해설
타목시펜은 에스트로겐 호르몬의 활동을 차단하여 수술 후 전이를 일으킬 수 있는 암세포를 파괴시키기 위해 수술 전, 수술 중, 수술 후에 방사선요법을 사용한다. 수술요법은 국소요법이며 방사선요법을 한 피부는 감염가능성이 높기 때문에 자극을 최소화한다.

제2장

남성 생식기 질환

1 남성 생식기 구조와 기능

(1) 외부 구조

① 음낭(Scrotum) : 복부 골반강 밖에 매달려 있는 피부 주머니
② 음경(Penis)
  ㉠ 정자가 여성 생식기 속으로 들어가도록 유도하는 성교기관
  ㉡ 발기조직(3개의 해면체)

(2) 내부 구조

① 고환(Testis)
  ㉠ 음낭 속에 위치한 난원형 구조
  ㉡ 정세관 : 정자형성(Sertoli cell)
  ㉢ 간질세포 : 테스토스테론 분비(Leydig cell)
② 부고환(Epididymis) : 정자를 성숙, 저장, 운반
③ 정관(Vas deferens) : 정자를 요도로 배출
④ 요도(Urethra) : 소변, 정액 운반
⑤ 부속선(Accessory gland) : 정액 생산
  ㉠ 정낭 : 황색의 점성도 높은 알칼리성 액체 분비
  ㉡ 전립선 : 우유와 비슷한 약산성 액체 분비, 정자 활성화
  ㉢ 요도구선 : 진하고 맑은 점액 생산, 사정되기 전에 방출하여 산성의 요를 중화

출제유형문제 최다빈출문제

고환에서 테스토스테론을 분비하는 곳은?

① 정세관
❷ 간질세포
③ 정 관
④ 정 낭
⑤ 전립선

해설

고 환
• 음낭 속에 위치한 난원형 구조
• 정세관 : 정자 형성
• 간질세포 : 테스토스테론 분비

안심Touch

2 **전립선 질환**

(1) 전립선염(Prostatitis)

   ① 원인 : 박테리아 곰팡이균, 성매개 질환과 연관된다.

   ② 증 상

      ㉠ 급성 세균성 전립선염 : 오한, 발열, 동통, 배뇨장애, 혼탁뇨, 음낭 통증

      ㉡ 만성 세균성 전립선염 : 압통, 배뇨 곤란

   ③ 진단 : 요성분 검사, 요배양 검사, PSA(전립선특이항원) 검사, 직장수지검사

   ④ 치 료

      ㉠ 항생제 투여

      ㉡ 침상안정, 휴식

      ㉢ 알코올 섭취 제한

   ⑤ 간 호

      ㉠ 통증완화, 좌욕

      ㉡ 전립선 비우는 것의 중요성 교육 : 규칙적 성생활, 전립선 마사지 등

(2) 양성 전립선 비대증(Benign prostatic hyperplasia, BPH)

   ① 정의 : 전립선의 선, 세포조직에 양성 신생물이 증가하여 배뇨 장애 발생

   ② 원 인

      ㉠ 안드로겐 상승과 연관

      ㉡ 50대 남성에게 흔한 질환

      ㉢ 위험 요인 : 가족력, 환경, 고지방식이, 흡연

   ③ 증 상

      ㉠ 정상 세포의 증식, 선의 증식 → 요도 주위 압박 → 소변 배출 어려움 → 장기간 방광내압 상승 → 요관 확장 → 신우와 신배 확장 → 신장실질조직 위축 → 신장기능부전

      ㉡ 전립선의 비대와 결절 조직 증가

      ㉢ 요로 폐색 증상

         • 배뇨 긴장, 배뇨시작의 지연, 감소된 소변 흐름

         • 배뇨 후 방울방울 떨어진다.

         • 야뇨, 배뇨 곤란, 혈뇨, 긴급뇨

   ④ 진 단

      ㉠ 국제 전립선증상 점수표(소변 흐름, 증상 등 점수)

      ㉡ 요검사, 전립선 특이항원검사, 요류 및 잔뇨량 측정법, 압력요류 검사, 방광경 검사, 경직장초음파검사 등

⑤ 치 료
  ㉠ 약물 치료
    • 알파 차단제 : 평활근 이완으로 전립선 요도의 압력과 긴장 완화, 요 흐름 촉진, Alfuzosin (Uroxatral)
    • 안드로겐 억제제 : 전립선 크기 감소, Finasteride(Proscar)
  ㉡ 외과적 치료
    • 경요도 전립선 절제술(Transurethral resection of the prostate, TURP)
      – 가장 흔히 사용하며, 절개하지 않고 요도를 통해 전립선 조직을 제거한다.
      – 유치도뇨관을 삽입하여 24시간 동안 지속적으로 세척한다.
    • 치골상 전립선 절제술
      – 비대된 조직이 매우 큰 경우
      – 하복부 절개 후 방광을 통해 전립선을 제거
      – 수술 후 간호
  ㉢ 활력징후 사정, I/O 확인
  ㉣ 수술 후 장운동이 돌아올 때까지 금식
  ㉤ 규칙적 도뇨관 관리(요도의 유치도뇨관, 치골상부의 도뇨관)
  ㉥ 하복부 절개 배액관 : 수술 후 4~7일 후 제거
    • 레이저 전립선 절제술
    • 경요도 극초단파 열치료(Transurethral microwave therapy, TUMT)
⑥ 경요도 전립선 절제술 간호중재
  ㉠ 수술 전
    • 불안 감소, 항생제 투여
    • 수분섭취 권장 : 2,500~ 3,000mL/일
  ㉡ 수술 후
    • 합병증 : 출혈, 방광경련, 요정체, 감염
    • 출혈증상 관찰, 배뇨장애 관찰
    • 통증 완화 : 배뇨관 폐쇄 관찰, 방광경련으로 인한 통증을 완화하기 위해 진통제 투여, 2~3일간 매일 2,000~3,000mL 수분섭취
    • 24시간 침상안정 후 조기이상
    • 감염예방 : 항생제 복용과 방광세척
    • 방광세척 : 무균술, 생리식염수 사용(물, 저장성 용액은 전해질 결핍이나 수분중독증 유발가능), 튜브의 위치와 세척액의 색을 주의 깊게 관찰, 섭취량과 배설량을 정확하게 기록, 보통 60~100cc의 적은 양의 생리식염수를 사용해 간헐적 세척
    • 치골상부 온찜질, 좌욕
    • T 바인더로 지지
    • 직장체온, 튜브, 관장 금지

ⓒ 환자교육
- 6~8주간 무거운 물건 드는 것을 금지하고, 힘든 운동, 운전을 피함, 변비 예방
- 방광을 자극하는 음식 제한 : 맵고 짠 음식, 커피, 술, 산성 주스 등
- 충분한 수분섭취로 혈액응고 형성을 방지한다.
- 발기는 정상적으로 가능하며, 발기부전을 경험하는 사람은 드물다는 사실을 교육한다.

(3) 전립선 암(Cancer of prostate)

① 정의 : 전립선 실질에 일어나는 악성 종양으로, 원인불명
② 증상 : 전이될 때까지 무증상, 배뇨곤란, 출혈, 잔뇨, 빈뇨, 야뇨, 요정체
③ 진 단
ㄱ 직장수지검진 : 단단한 결절 촉진
ㄴ 혈액검사 : PSA가 증가한다.
※ 전립선 특이항원(Prostate specific antigen, PSA)
전립선의 상피세포에서 합성되는 단백분해 효소로 전립선 이외의 조직에서는 거의 발견되지 않아
전립선 암을 판정하는데 유용한 종양표지자(악성 종양의 확진 표지자는 아님)
ㄷ 방사선 검사
④ 예방 : 조기진단이 중요하며, 40세 이상 남성은 1년에 1번 정기 직장내진검사를 한다.
⑤ 치 료
ㄱ 외과적 치료 : 근치전립선 절제술(치골후부 접근법, 회음부 접근법)
ㄴ 호르몬 요법 : 안드로겐 수치 감소
ㄷ 방사선 치료 : 외과적 수술 조건이 나쁘고 수술을 원치 않는 고령의 대상자
ㄹ 화학요법
⑥ 간호중재(양성 전립선 비대증 외과적 치료 후 간호와 유사)

출제유형문제 최다빈출문제

2-1. 경요도 전립선 절제술을 받은 환자에게 방광세척을 시행하려 한다. 이에 대한 간호로 적절한 것은?

① 멸균증류수로 세척한다.
❷ 배액관의 개방성을 유지하며 세척한다.
③ 수술 후 한 번만 세척한다.
④ 자가도뇨하도록 교육한다.
⑤ 냉찜질을 적용한다.

해설
경요도 전립선 절제술 환자의 방광세척술
- 24시간 침상 안정
- 생리식염수를 이용하여 지속적인 방광 세척 (혈전을 제거하기 위해)
- 세척용액을 포함하여 섭취 및 배설량을 정확히 측정한다.
- 소변이 맑아지면 2~3일 후 방광세척을 제거한다.
- 출혈, 감염, 배뇨곤란을 관찰한다.
- 수술 후 2~3일간 매일 2~3L의 수분을 섭취한다.
- 수술 24시간 후부터 조기이상, 심호흡, 기침을 격려한다.

2-2. 경요도 전립선 절제술을 받은 환자의 퇴원교육 내용은?

❶ 오래 앉아 있지 않는다.
② 배에 힘을 주는 운동을 한다.
③ 성관계를 바로 시작할 수 있다.
④ 소변 줄기가 가늘어지는 것은 정상이다.
⑤ 하루에 1L 이하로 수분섭취를 제한한다.

해설

경요도 전립선 절제술을 받은 환자의 퇴원교육
• 운전 등 오래 앉아 있는 행동을 피한다.
• 6~8주간 무거운 물건 드는 것을 피한다.
• 격렬한 운동을 금지한다.
• 혈액응고 형성을 예방하기 위해 충분한 수분섭취

2-3. 전립선을 확인하기 위하여 사용하는 검진방법은?

① 문 진
② 시 진
❸ 촉 진
④ 타 진
⑤ 청 진

해설

직장수지검사는 배뇨 시작의 어려움, 빈뇨, 긴박뇨와 같은 전립선 문제의 증상이 있는 남성에게 시행한다.

2-4. 초기 단계의 전립선 암에서의 징후와 증상이 아닌 것은?

① 체중 감소
② 혈뇨(Hematuria)
③ 배뇨곤란(Dysuria)
❹ 뼈의 통증(Bone pain)
⑤ 요폐색(Urinary obstruction)과 관련된 방광촉진

해설

초기 단계의 전립선 암은 증상이 없으며, 암이 진행될수록 전립선의 위치 때문에 요폐색이 유발된다. 체중감소, 혈뇨, 배뇨곤란, 요폐색이 초기 단계 증상이고, 뼈의 통증은 호르몬치료 혹은 전이가 있을 경우 나타난다.

2-5. 전립선 암의 전이를 확인하기 위한 검사로 옳은 것은?

① K.U.B.
② 직장검진
③ 초음파검사
④ Acid phosphatase test
❺ Prostate specific antigen test

해설

혈액 검사 중 Prostate specific antigen test의 증가는 전립선 암을 의심할 수 있다.

2-6. 전립선 암이 흔히 전이되는 경우는?

① 뇌
② 폐
③ 간
④ 신 장
❺ 골반 뼈

해설

전립선 암이 흔히 전이되는 장소는 골반 뼈와 요추, 흉추, 대퇴골과 늑골이다. 폐, 간, 콩팥과 같은 장기로의 전이는 말기가 될 때까지 잘 나타나지 않는다.

2-7. 호르몬제를 투여 받고 있는 60세의 전립성 암환자가 통증을 호소하면서 왜 이렇게 아픈 거냐고 질문한다. 담당간호사의 설명 중 옳은 것은?

① 암 자체가 원인입니다.

❷ 호르몬제가 통증을 유발합니다.

③ 영양상태가 나빠 통증이 유발됩니다.

④ 암세포가 신경을 눌러서 통증이 유발됩니다.

⑤ 부동으로 인해 뼈가 약해져서 통증이 유발됩니다.

해설

전립선 암에서 사용하는 호르몬제는 전신적인 뼈의 통증을 유발한다.

3 음낭 질환 및 고환암

(1) 음낭 질환

① 고환염(Orchitis)

원 인	증 상	치 료
• 부고환염이 확대되며 동반 • 이하선염 후 고환염은 불임 가능성	• 피로, 오심, 구토 • 고환 종창, 압통	• 음낭지지, 절대안정 • 온 · 냉습포, 항생제

② 부고환염(Epididymitis)

원 인	증 상	치 료
바이러스, 세균, 결핵, 기생충 등에 의한 감염	• 부 종 • 통 증	• 음낭지지, 냉습포 • 항생제, 진통제

③ 음낭수종(Hydrocele)

원 인	증 상	치 료
고환 내 액체 저류	• 통 증 • 당기는 불편감	• 수류절제술 • 음낭지지, 침상안정

(2) 고환암(Testicular cancer)

① 정 의
  ㉠ 고환의 악성 신생물로 조기 전이된다.
  ㉡ 15~35세 청소년과 젊은 청년층에서 흔하다.

② 원인 : 잠복고환, 감염 등

③ 증 상
  ㉠ 통증 없는 고환증대(부종), 점진적 중량감
  ㉡ 하복부, 회음부, 음낭에 둔통과 무거운 느낌, 통증(소수)
  ㉢ 전이 관련 증상 : 요통, 뼈통증, 호흡곤란, 의식수준 변화

④ 진단 : 고환 초음파, 혈액검사(AFP, HCG, LDH), CT

⑤ 치 료
  ㉠ 고환 절제술
  ㉡ 화학요법, 방사선요법

안심Touch

⑥ 간호중재

　　㉠ 예방 : 잠복고환 교정

　　㉡ 조기 발견

　　㉢ 고환 자가검진

　　　• 목욕 직후 몸이 따뜻할 때(음낭이 이완할 때)

　　　• 정상은 달걀형, 대칭적 구조, 덩어리가 없다.

　　　• 탄력성 촉진

　　　• 부고환 촉진(부드럽게 촉진)

　　　• 정삭(Spermatic cord)촉진(정상 : 튼튼하고 부드러운 관상 구조)

출제유형문제 최다빈출문제

3-1. 고환암을 의심할 수 있는 증상으로 옳은 것은?

① 외관상 크기의 변화는 없다.
② 배뇨 시 극심한 통증이 있다.
③ 부종과 함께 몸무게가 증가한다.
④ 하지의 통증 및 부종이 발생한다.
❺ 하복부와 서혜부위가 무겁게 느껴진다.

3-2. 이하선염을 앓은 대상자의 합병증으로 음낭이 붓고 심한 통증과 함께 오심과 구토의 증상을 나타내는 질병은?

① 매 독
② 임 질
❸ 고환염
④ 전립선염
⑤ 부고환염

3-3. 음낭 내 감염 중 가장 흔한 것으로 비뇨기계 감염, 임균, 대장균 등이 원인이 되며, 35세 이내의 남성에게서 자주 생기는 질환은?

① 매 독
② 고환염
❸ 부고환염
④ 전립선염
⑤ 음부포진

해설

고환암인 경우 종양 내 출혈로 인한 부종이 발생하며 외관상 모양이 커지게 되며 음낭에 불편감이 발생한다.

해설

고환염은 이하선염 대상자의 약 18% 정도에서 합병증이 나타나며, 보통 이하선염이 나타난 지 4~6일 후에 고환염이 발병할 수 있으며 약 70%는 일측성 고환염이다. 주증상은 음낭이 붓고 심한 통증과 오심, 구토이다.

해설

부고환염은 주로 비뇨기계 감염성 접촉에 의한 임균감염, 대장균 등의 감염에 의해 발생되며 음낭 내 감염 중 가장 흔하며 젊은 남성에게서 발병률이 높다.

4 정관절개술(Vasectomy)

(1) 정관절개술의 정의

① 정자의 통로인 정관을 절단한다.

② 사정할 때 정자가 몸 밖으로 나가지 못하게 하는 원리를 이용한 피임 수술

(2) 특 징

① 정관시술 후에도 정자는 계속 생산이 되지만 정관이 막혀 있어서 정낭까지 도달할 수 없고, 사정 시 몸 밖으로 배출될 수가 없다.

② 전립선에서 만들어진 정액은 수술과 관계없이 성교 시 사정된다.

③ 정자 없는 정액이 사정되므로 임신이 성립될 수 없다.

④ 정관시술을 받았다고 해도 남성호르몬의 분비 기능은 정상적으로 작용하며 남성의 2차 성정, 성욕, 성감에 아무런 변함이 없을 뿐 아니라 성교 시 정액이 제대로 배설된다.

(3) 수술 후 간호

① 음낭에 경미한 부종과 통증, 소량의 출혈 가능 : 음낭에 찬 물주머니를 대주거나 좌욕을 한다.

② 음낭 부종 시 음낭부위에 지지대를 사용하면 불편감이 있고, 통증이 경감한다.

③ 1~2일 동안 힘든 운동은 금지한다.

④ 정액 검사에서 정자가 없다는 것이 판명될 때까지 다른 피임법을 사용(약 6주 정도)한다.

출제유형문제 최다빈출문제

정관절개술 후 간호중재로 옳은 것은?

① 음낭에 더운 물주머니를 대준다.

② 좌욕은 금지한다.

③ 바로 운동할 수 있다.

④ 다른 피임법을 사용하지 않아도 된다.

❺ 음낭 부종 시 지지대를 제공한다.

해설

정관절개술 후 간호 중재

• 음낭에 찬 물주머니를 대주거나 좌욕을 한다.

• 1~2일 동안 힘든 운동은 금지한다.

• 정액 검사에서 정자가 없다는 것이 판명될 때까지 다른 피임법을 사용하도록 한다.

• 음낭 부종 시 음낭부위에 지지대를 사용한다.

성 전파성 질환

제 **3** 장

성 전파성 질환

1 임질(Gonorrhea)

(1) 임질의 원인

① Neisseria gonorrhoeae(임균)에 의해 발생하고, 성접촉에 의해 감염된다.
② 임질환자는 클라미디아(Chlamydia)와 같은 다른 성병도 동반할 수 있다.
③ 잠복기 : 여자(3일~불특정), 남자(3~30일) → 3~8일

(2) 증 상

① 여 성
  ㉠ 초기 증상은 드물다.
  ㉡ 가벼운 화농성의 질 분비물(노랗거나 황록색)
  ㉢ 애매하지만 골반이 충만된 느낌
  ㉣ 복부불편감, 통증
  ㉤ 방광에 침범된 경우 배뇨 시 작열감, 빈뇨, 절박뇨
② 남 성
  ㉠ 요도염이 첫 증상
  ㉡ 심한 배뇨곤란(아침의 첫 배뇨 시 나타난다)
  ㉢ 요도에서 화농성 분비물
  ㉣ 음경의 종창 혹은 음경귀두염, 고환의 통증과 종창
  ㉤ 남녀 모두 치료하지 않을 경우 합병증으로 피부염, 심장염, 뇌막염, 관절염 등

(3) 진 단

① 임상 증상
② 균검사(핵산증폭검사, 효소면역검사)
③ 균배양검사

(4) 치료 및 간호

① 초기 치료 시 효과적이다.

② Rocephin(Ceftriaxone) 단일용량투여, 내성이 생긴 경우 Trobicin(Spectinomycin) 사용

③ 감염된 사람을 조기 발견하여 성 파트너와 함께 치료

④ 스크리닝 검사를 실시하여 환자의 조기발견

출제유형문제 최다빈출문제

1-1. 임질의 원인균은?

① Candida albicans

② Treponema pallidum

③ Tuberculus bacillus

④ Chlamydia trachomatis

❺ Neisseria gonorrhea(Gonococcus)

해설
임질의 원인균은 Neisseria gonorrhea (Gonococcus)이다.

1-2. 임질의 주요 전파과정으로 옳은 것은?

① 비말로 전파된다.

② 음식에 의해 전파된다.

❸ 성접촉에 의해 전파된다.

④ 주사침에 의해 전파된다.

⑤ 혈액주입에 의해 전파된다.

해설
대부분 감염된 환자와 성접촉으로 감염된다.

2 클라미디아 감염(Chlamydial infections)

(1) 원 인

① 원인균 : Chlamydia trachomatis(클라미디아 트라코마티스균)이며, 가장 흔한 성 전파성 질환이다.

② 임균성 감염과 밀접하게 관련이 있다.

③ 잠복기 : 1~3주

(2) 증 상

① 초기 증상이 많지 않다.

② 남성 : 요도염, 직장염, 부고환염

③ 여성 : 자궁 경부염, 요도염, 바르톨린샘염, 성교 통증, PID

④ 합병증 : 남성(부고환염, 불임, 반응성 관절염) 여성(만성 골반통, 불임)

(3) 진 단

① 핵산증폭 검사(NAT), 직접형광항체검사(DFA)

② 효소면역검사(EIA), 균 배양

(4) 치 료

① 약물요법

② Doxycycline(Vibramycin), Zithromax(Azithromycin)

③ 성 파트너와 함께 치료

출제유형문제 최다빈출문제

클라미디아가 원인이 되는 질병은?

① 칸디다증

❷ 부고환염

③ 연성하감

④ 콘딜로마

⑤ 트리코모나스 질염

해설
Chlamydia가 원인균이 되는 질환
• 비임질성 요도염
• 부고환염
• 서혜부 림프육아종
• 골반염증성 질환

3 매독(Syphilis)

(1) 매독 원인

① 매독균(Treponema pallidium) : 열, 건조, 세척에 쉽게 파괴

② 잠복기 : 10~90일(평균 21일)

(2) 증 상

① 1기

㉠ 하감(Chancre)이 성기, 입술, 유두, 손, 구강, 항문, 직장에 출현

㉡ 감염성 높음, 6주 후 소실

㉢ 국소 림프절이 비대해진다.

② 2기

㉠ 감염 후 6주~6달, 전신 증상

㉡ 편평 콘딜로마(Condylomata lata) : 유행성 감기와 유사, 권태감, 미열, 두통, 근육통, 신체발진

(1~3개월 사이 소실)

③ 3기

㉠ 2기 발진 쇠퇴 후 1년~수년간 잠복기를 지나 발현

㉡ 고무종(Gummas), 심혈관 매독, 신경매독, 유산, 선천성 매독

(3) 진 단

① VDRL 검사

② FTA-ABS, TPHA 검사

(4) 치 료

① Penicillin G : 모든 단계의 매독 치료에 선택, 임신기에도 효과적이다.

② Tetracycline, Erythromycin

③ 신경 매독 : 주기적인 혈청검사, 뇌척수액 검사(3년 동안)

출제유형문제 최다빈출문제

3-1. 매독 2기에 나타나는 주요 증상인 것은?

① 은백색의 구진
② 림프절 비대
③ 궤 양
❹ 편평 콘딜로마
⑤ 골고무종

매독 1기의 증상은 은백색의 구진, 연성하감, 궤양, 림프적 비대가 나타나며 2기에서는 편평 콘딜로마가 대표적이고 3기에서는 매독성 관절염, 골고무종, 구루병, 대동맥염 등이 나타난다.

3-2. 매독진단검사 중 특이성과 예민성이 높기 때문에 많이 이용되며 감염 후 3~4주일부터 양성으로 나타나는 검사는?

❶ TPHA-test
② VDRL test
③ FTA-ads test
④ Cardiolipin-Microfloulation
⑤ Wassermann test

해설
매독의 진단 검사 중 TPHA-test는 특이성과 예민성이 높기 때문에 많이 이용되고 있으며, 감염 후 3~4주일부터 양성으로 나타나며 장기간 양성을 보인다.

3-3. 35세 매독(Syphilis) 환자에게 퇴원 시 교육해야 할 내용은?

① 증상이 나타날 때 병원을 방문한다.
② 별 다른 추후검사가 필요하지 않다.
③ 퇴원 후 매달 한 번씩 검사를 실시한다.
④ 퇴원 1년까지만 주기적인 검사를 받으면 된다.
❺ 치료시작 후 첫 6개월 동안은 2주 간격으로 검사를 실시한다.

해설
치료하는 동안 주기적인 검사를 필요로 한다. 검사는 처음 6개월 동안은 2주 간격으로 다음 6개월 동안은 매달마다, 다음 4년 동안은 3~4개월마다 병원을 방문하도록 한다.

기출유형 문제

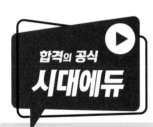

기출유형문제

01 다음 중 알레르기성 천식이나 기생충 감염이 있을 때 특징적으로 증가하는 항체는?

① IgA

② IgD

③ IgE

④ IgG

⑤ IgM

해설

제1유형 아나필락틱

- 관련 항체 : IgE
- 발현시간 : 즉시
- 매개물질 : 비만세포(히스타민, 류코트리엔, 프로스타글란딘)
- 증상 및 질환
  - 아나필락틱 쇼크(과민반응 중 가장 심각함) : 소양증, 부종, 콧물 → 호흡곤란, 청색증, 천명음
  - 아토피성(음식, 약물에 의해 발생함) : 건조열, 기관지 천식, 아토피 피부염, 알레르기, 두드러기(담마진)

02 병동 내에 반코마이신내성 장알균(VRE) 양성 환자가 발생하였다. 이때 적절한 감염관리지침은?

① 음압실 격리

② 양압실 격리

③ N95 마스크 착용

④ 가운과 장갑 착용

⑤ 모자와 고글 착용

해설

반코마이신내성 장알균(VRE) 양성 환자가 발생했을 경우 강화된 접촉전파 주의가 요구된다. 독방이나 코호트 격리가 필요하며 격리실 출입 시 혈액, 체액, 기타 오염된 물품, 손상된 피부, 점막 접촉이 예상되는 경우 장갑을 착용한다. 환자 처치 시 감염원과 접촉하여 옷이 오염될 가능성이 있는 경우에는 세탁된 가운이나 비닐 앞치마를 입는다.

03 교통사고로 경골(Tibia)의 개방성 골절로 다량의 출혈이 있는 환자에게 우선적인 응급처치는?

① 석고붕대 적용

② 대퇴동맥의 맥박 확인

③ 양팔을 부축하여 이동

④ 골절된 뼈의 선열 재배치

⑤ 골절부위 상부의 압박 지혈

해설

다량의 출혈이 있을 경우 혈액 보충, 통증 경감, 적절한 부목 제공, 골절부위 상부의 압박지혈 등의 중재를 한다.

04 아파트 3층 높이에서 떨어져 응급실에 온 환자에게 출혈로 인한 쇼크가 예상되는 사정결과는?

① 소양증

② 혀의 부종

③ 맥박수 증가

④ 소변량 증가

⑤ 중심정맥압 증가

해설

출혈성 쇼크의 증상

• 맥박 : 100회 이상

• 호흡 : 20~30회

• 핍 뇨

• 불안, 초조, 혼돈

• 차고, 축축하고, 창백한 피부

03 ⑤ 04 ③ **정답**

05 뜨거운 물로 발등에 화상을 입은 환자가 내원하였다. 피부에 발적이 보이고 통증을 호소할 때 우선적인 간호중재는?

① 표피 제거
② 붕대 적용
③ 냉습포 적용
④ 알코올 소독
⑤ 정맥 수액 공급

[해설]

표재성 화상

- 표피만 손상되므로 피부 파괴가 가장 적으며, 기저상피세포와 기저막이 남아 있어 상피세포가 완전히 재생될 수 있다.
- 햇빛과 같은 낮은 강도의 열에 오랫동안 노출되었거나 높은 강도의 열에 짧은 시간 동안 노출되어 발생된다.
- 이때 냉습포를 적용하게 되면 3~5일 안에 빠르게 치유되고 상처가 남지 않는다.

06 인공관절인 고관절 전치환술을 받고 절대 안정 중인 환자에게 '비효과적 말초조직 관류의 위험'이라는 간호진단을 내렸을 때 간호중재는?

① 하지운동을 제한한다.
② 무릎 밑에 높은 베개를 받쳐준다.
③ 항혈전스타킹을 적용한다.
④ 드레싱을 자주 교환한다.
⑤ 예방적 항생제를 투여한다.

[해설]

말초조직관류의 위험이 있을 경우 심부정맥혈전증, 혈전성 정맥염, 폐색전증을 일으킬 수 있으므로 적절한 말초순환을 도모하기 위해 간호중재가 계획되어야 한다. 항색전 스타킹, 공기압력기계 다리운동, 조기이상, 적절한 수분 섭취가 필요하다.

07 교통사고로 다발성 손상을 입은 환자의 의식이 혼미(Stupor)일 때 초기 사정 순서는?

① 기도 → 호흡 → 순환
② 출혈 → 통증 → 기도
③ 순환 → 호흡 → 기도
④ 호흡 → 통증 → 출혈
⑤ 통증 → 기도 → 호흡

[해설]

의식이 혼미할 경우 의식 확인 및 기도유지 → 호흡 → 순환의 순으로 사정을 한다.

08 전신마취를 하여 장 복부수술을 받은 지 2일이 지난 환자가 복부 불편감을 호소하고 복부팽만이 관찰되었을 때 우선적으로 사정할 것은?

① 혈 당
② 장 음
③ 중심정맥압
④ 대변배양검사
⑤ 24시간 소변량

해설

복부팽만은 장 수술로 인해 생긴 장 내 가스의 흡수 지연과 마취 회복 과정에서 삼킨 공기 그리고 혈액에서 장으로 전달되는 가스 등에 의해 나타난다. 일반적으로 24시간이 지나면 정상적인 장의 연동운동이 회복될 때까지 지속되며 이때 장음을 사정해야 한다.

09 응급실에 온 30세 환자가 의식이 저하되며 통증에만 반응하고 호흡이 불규칙할 때 우선적인 중재가 필요한 간호진단은?

① 운동장애
② 급성 통증
③ 자기돌봄결핍
④ 의사소통장애
⑤ 비효과적 호흡양상

해설

정상과 비교하여 호흡이 불규칙하다면 이 부분이 우선순위가 되어야 한다.

10 다음 중 호스피스 간호에서 설명하는 죽음의 의미로 가장 적절한 것은?

① 언급하지 않아야 할 개념이다.

② 삶에 대한 희망을 포기하는 것이다.

③ 종교를 통해서만 수용이 가능한 것이다.

④ 삶의 자연스러운 과정으로 인식하는 것이다.

⑤ 환자의 의사에 따라 여생을 단축시키는 것이다.

해설

호스피스 대상자의 여생을 인위적으로 연장시키거나 단축시키지 않으며 살 수 있는 만큼 잘 살다가 자연스럽게 편안히 생을 마감할 수 있도록 돕는 것이 호스피스 간호에서 설명하는 죽음이다. 즉, 죽음을 삶의 일부로 자연스럽게 받아들이도록 한다.

11 호스피스 병동에 입원한 췌장 말기암 환자가 병실에서 불안해 하며 혼자 울고 있다. 이때 적절한 간호중재는?

① 수면제를 투여한다.

② 회복될 것이라고 위로한다.

③ 손을 잡고 환자 옆에 있어 준다.

④ 감정표현을 자제하도록 조언한다.

⑤ 시간이 지나면 기분이 좋아질 것이라고 말한다.

해설

환자 곁에 앉아서 손을 잡고 환자의 말에 귀를 기울여주면서 환자의 감정에 초점을 맞추어 이해하려고 노력해야 한다.

12 30년의 흡연 경력이 있는 진행성 식도암 환자에게 확인할 수 있는 특징적인 사정 자료는?

① 구강 건조   ② 연하곤란

③ 체중 증가   ④ 미각 상실

⑤ 시력 저하

해설

식도암의 증상

• 연하곤란증이 가장 심함

• 식도폐색 증상(침과 목구멍의 점액분비 증가, 역류)

• 후기 : 통증, 혈액 섞인 위 내용물 역류, 체중 감소

13 다음 중 속쓰림을 호소하는 환자의 사정결과 위궤양으로 의심되는 주관적 정보는?

① "커피를 마시면 통증이 사라져요."

② "제산제를 먹으면 통증이 심해져요."

③ "식사를 많이 해야 통증이 가라앉아요."

④ "식사 직후 30분 운동하면 통증이 사라져요."

⑤ "식사 후 1시간 정도 지나면 통증이 나타나요."

[해설]

위궤양의 증상

• 좌상복부와 등 위쪽의 타는 듯한 느낌

• 식후 30분~1시간 후 통증(음식에 의해 악화됨)

• 구토 후에 완화됨

14 응급실을 방문한 소장 폐색 환자에게 확인할 수 있는 사정결과는?

① 황 달   ② 식욕 증가

③ 심한 복통   ④ 고칼륨혈증

⑤ 타액분비 증가

[해설]

장폐색

• 국소적 영향

　－ 울혈, 혈관이 약해짐, 혈액순환 감소와 장내 압력의 증가 등이 있다.

　－ 증가된 압력은 역연동을 초래하며 구토를 일으키게 하는데, 구토는 장이 지나치게 팽만되는 것을 예방할 수 있다.

• 전신적 영향

　－ 세포외액과 순환혈량이 감소되고 독혈증과 복막염이 초래된다.

　－ 통증은 팽만과 장이 내용물을 폐색 부위로 통과시키려는 강력한 연동운동의 결과로 생긴다.

　－ 소장의 통증은 복부 상부와 중앙에서 느낄 수 있다.

15 하부식도 괄약근의 부적절한 이완으로 식후 속쓰림과 역류, 연하통, 쉰 목소리, 가슴통증을 호소하는 환자에게 필요한 검사는?

① 심장초음파   ② 폐기능검사

③ 뇌혈관조영술   ④ 바륨 연하검사

⑤ S상결장경검사

[해설]

이완불능증을 확진하기 위해 사용하는 진단적 검사는 바륨 연하검사(식도 조영술), 내시경 및 식도 내압 측정검사 등이 있다. 바륨 연하검사 시 비추진적인 파동과 식도 확장이 나타나면 이완불능증에 대해 양성을 나타내는 것으로 간주한다.

16 부분적 위절제술을 받은 환자가 병동으로 옮겨진 후 2시간이 지났다. 환자의 사정결과가 다음과 같을 때 우선적인 간호중재는?

> • 창백한 피부, 복부팽만
> • 혈압 80/50mmHg, 맥박 130회/분
> • 혈청크레아티닌 1.0mg/dL, 소변량 20mL/시간

① 복위를 취해준다.　　　　　　　② 방광세척을 시행한다.
③ 정맥 내 수액을 투여한다.　　　　④ 처방된 진통제를 투여한다.
⑤ 덤핑증후군의 증상을 확인한다.

해설

수술 후 저혈압은 일반적으로 이완기 혈압이 90mmHg 이하이거나 환자의 기준혈압보다 20% 이하로 떨어진 것을 말하며 뇌, 심장, 신장 등의 신체 주요 기관의 저관류에 의해 발생한다. 또한 수술 중 출혈과 체액의 불충분한 보충이 주된 원인이 되므로 위와 같은 상황에는 정맥 내 수액을 투여하고 출혈의 유무를 확인해야 한다.

17 담낭조영술이 예정된 환자에게 아이오딘(요오드)계 조영제 투여 전 알레르기 유무를 확인하여야 할 음식은?

① 달 걀　　　　　　　　　　　　② 미 역
③ 카 레　　　　　　　　　　　　④ 시금치
⑤ 소고기

해설

조영제에 들어 있는 염료는 아이오딘(요오드)을 함유하고 있으므로 환자들의 과거력에서 아이오딘이나 해산물에 대한 알레르기 반응을 세밀하게 관찰해야 한다.

18 간경화증 환자에게서 사고장애 등 감정의 변화가 일어나고 있다. 이 환자에게 간성뇌병증이 의심되는 특징적인 사정 결과는?

① 고혈당　　　　　　　　　　　　② 장관출혈
③ 잦은 설사　　　　　　　　　　　④ 소변량 증가
⑤ 자세고정 불능

해설

간성뇌병증의 기전은 혈중 암모니아의 상승에 의한다고 설명된다. 혈중 암모니아가 상승되면 전조단계에는 성격과 행동, 감정의 변화로 쉽게 분노하거나 우울해진다. 또한 증상 발현단계가 되면 정신변화가 지속되고 시간, 장소, 사람에 대한 지남력이 저하된다. 특히 Asterixs 현상이 나타나는데 이는 진전 혹은 자세고정 불능이라고 하며 팔을 들어서 손목을 직각으로 세웠을 때 팔목과 손가락의 진전이 나타나는 상태를 말한다.

19 B형 간염 항체가 음성인 간호사가 B형 간염 환자의 주사침에 찔렸을 때 감염관리실에 보고한 후 적절한 조치는?

① 2주간 침상안정

② 스테로이드 투여

③ 정맥 수액 공급

④ 항바이러스제 주사

⑤ 면역글로불린 주사

해설

B형 간염 면역글로불린은 B형 간염을 전혀 앓은 적이 없거나 B형 간염바이러스에 노출된 후 예방을 위해 필요하다.

20 다음은 의식을 잃고 쓰러져 응급실에 온 84세 당뇨병 환자의 사정결과이다. 어떤 상태를 의미하는가?

- 빠르고 거친 호흡, 호흡 시 아세톤 냄새, 빈맥, 건조한 피부
- 혈당 : 600mg/dL
- 동맥혈가스분석 : pH 7.28, PaO_2 90mmHg, $PaCO_2$ 40mmHg, HCO_3^- 13mEq/L

① 케톤산증

② 간성뇌병증

③ 호흡성 산증

④ 대사성 알칼리증

⑤ 고삼투압성 고혈당성 증후군

해설

당뇨병성 케톤산증의 임상 증상 및 징후

- 혼수(후기 징후)
- 눈동자가 가라앉음
- 아세톤 냄새
- 구강점막의 마름, 입술이 갈라지고 홍조를 띤 뜨거운 피부
- 갈증(초기 증상)
- 혈당이 250mg/dL 이상(고혈당)
- 대사성 산증
- 빈맥
- 오심 및 구토
- 포타슘 불균형으로 EKG의 변화
- Kussmaul 호흡
- 저혈압(쇼크는 후기 징후)
- 핍뇨나 무뇨(후기 징후)
- 허약감, 마비, 감각 이상

21 비만한 45세 남자가 장게실염으로 입원하였다. 게실염을 확인할 수 있는 특징적인 사정결과는?

① 기 침
② 연하곤란
③ 가슴앓이
④ 잦은 트림
⑤ 좌하복부 통증

해설

게실염

- 좌하복부에 미열이 동반되는 경련성 통증이 지속적으로 나타나고, 인접기관으로 퍼지면 방광이나 질에 누공이 생겨 복막염을 초래할 수 있다.
- 염증이 골반층이나 후복막 조직으로 침투되면 농양이 생길 수 있다.
- 염증이 반복되면 장이 좁아지고 결국 폐색을 초래할 수 있다.

22 평소에 치열이 있는 50대 남자가 항문직장농양으로 수술을 받았다. 수술 부위 통증으로 배변을 어려워할 때 간호중재는?

① 금식하도록 한다.
② 정체 관장을 한다.
③ 반좌위를 취하게 한다.
④ 따뜻한 물로 좌욕을 하게 한다.
⑤ 변기에 오래 앉아 있도록 한다.

해설

치열 수술 후 간호중재

- 수술 후에는 옆으로 눕거나 복위로 눕게 한다.
- 대부분의 경우 배뇨곤란이 오므로 방광의 팽만을 예방하고 여자 환자는 엎드린 자세로 배뇨하게 함으로써 통증과 상처의 오염을 예방한다.
- 통증은 좌욕, 국소적인 열과 냉의 적용이나 국소마취제 연고 등으로 조절한다.

23 대장암으로 수술한 48세 김씨는 전체대장절제술(Total proctocolectomy)로 영구적 회장루가 있다. 이 환자의 피부손상을 예방하기 위한 간호중재는?

① 장루에 물이 닿지 않도록 한다.
② 장루 주머니는 12시간마다 교환한다.
③ 콩류, 양배추, 생과일 섭취를 권장한다.
④ 장루 주위의 피부를 소독제로 매일 소독한다.
⑤ 주머니 부착 전 장루 주위 피부에 피부보호제를 적용한다.

해설

장루 간호
• 장루와 주위 피부를 물로 깨끗이 닦는다.
• 장루가 2/3 정도 채워지면 교환한다.
• 마늘, 양파, 계란, 생선, 양배추, 양념류, 브로콜리 등 냄새를 유발하는 음식은 금한다.
• 시금치, 파슬리, 요구르트, 버터밀크 등은 냄새를 감소시킨다.
• 주머니 부착 전 장루 주위 피부에 피부보호제를 적용한다.

24 심부전으로 입원한 78세 이씨는 지금 이뇨제를 투여하고 있다. 이 환자의 혈청 칼륨치가 5.8mEq/L로 나타났을 때 이러한 상태를 일으킨 것으로 의심되는 약물은?

① 만니톨(Mannitol)
② 메톨라존(Metolazone)
③ 토르세미드(Torsemide)
④ 스피로놀락톤(Spironolactone)
⑤ 하이드로클로로티아자이드(Hydrochlorothiazide)

해설

스피로놀락톤은 포타슘 보존 이뇨제로 고포타슘혈증을 일으킬 수 있다.

25 루프성 이뇨제인 푸로세미드(Furosemide)를 장기간 투여할 때 나타나는 전해질 불균형은?

① 저칼륨혈증   ② 저인산혈증
③ 고칼슘혈증   ④ 고나트륨혈증
⑤ 고마그네슘혈증

해설

루프성 이뇨제인 푸로세미드(라식스)는 헨레 고리의 상행 루프에서 나트륨의 재흡수를 막고 포타슘의 배설을 증가시켜 이로 인해 저칼륨혈증이 나타난다.

26 펌프기능 장애인 우심부전 환자에게 '체액과다'라는 간호진단을 내릴 때 눈에 띄는 사정결과는?

① 수포음
② 농축뇨
③ 경정맥 팽대
④ 구강점막 건조
⑤ 중심정맥압 저하

해설

우심부전으로 인한 전신 정맥계의 울혈은 하지, 소화기관, 간, 신장 등에 울혈을 일으키고 이로 인해 하지 및 전신 부종, 간 비대, 경정맥 울혈 등을 볼 수 있다.

27 35세 김씨는 만성 사구체신염으로 진단받았다. 이 환자에게 예상되는 검사결과는?

① 단백뇨
② 요비중 증가
③ 고알부민혈증
④ 헤모글로빈 증가
⑤ 대사성 알칼리증

해설

만성 사구체신염의 검사결과는 소량의 단백뇨, 원주체, 백혈구, 신세뇨관 세포와 지속적인 혈뇨 등이 나타난다. 또한 빈혈이 심해지는 경향이 있으며 요검사에서 비중은 고정되어 있다.

28 방광염으로 입원한 45세 여성인 신씨는 방광경검사를 받고 병실로 돌아왔다. 이 환자의 진술 중 우선적인 간호중재가 필요한 것은?

① "소변을 자꾸 보고 싶어요."
② "소변에 핏덩이가 보여요."
③ "소변이 시원하게 안 나와요."
④ "기침할 때 소변이 찔끔 나와요."
⑤ "소변볼 때 따가운 느낌이 있어요."

해설

방광경 검사 후 분홍색의 요는 아주 흔히 볼 수 있지만, 요 속에 선홍색의 핏덩이가 섞였다면 즉시 보고해야 한다. 또한 골반 내 혹은 하복부의 갑작스러운 통증은 요도, 방광 혹은 요관 천공의 전조일 수 있다.

29 경요도 전립선 절제술 후 요로배액을 촉진하기 위해 방광세척을 받고 있는 환자에게 제공할 간호중재는?

① 멸균증류수로 세척한다.

② 방광팽만 시 유치도뇨관을 잠근다.

③ 방광경련 시 유치도뇨관을 재삽입한다.

④ 맑은 소변이 나오면 2~3일 후 유치도뇨관을 제거한다.

⑤ 세척액을 주입 시 저항이 있으면 압력을 주어 주입한다.

> **해설**

경요도 전립선 절제술 후의 방광세척 간호

- 보통 60mL에서 100mL의 적은 양의 생리식염수를 사용하여 간헐적인 세척을 한다. 지속적인 세척을 하는 경우 맑은 요를 유지하거나 분홍색을 유지하도록 한다.
- 물은 전해질 결핍이나 수분 중독증을 유발할 수 있으므로 생리식염수를 사용하도록 한다.
- 섭취량과 배설량을 정확하게 기록하며 세척을 위해 주입된 액도 정확하게 계산하도록 한다.
- 요로 카테터가 삽입되어 있는 동안은 막히지 않고 개방되어 있어야 한다. 요의 출구가 혈괴, 전립선 조각, 점액덩어리, 튜브의 꼬임, 카테터의 위치변경 등 여러 원인으로 막힐 수 있으므로 간호사는 배액이 잘 되고 있는지 자주 사정하도록 한다.
- 카테터가 혈괴나 침전물에 의해서 막히게 되면 감염이나 방광팽만, 방광경련과 같은 합병증을 유발할 수 있다. 방광경련은 방광팽만이 있을 때 나타나며 카테터 풍선의 자극이나 지혈을 위해 풍선에 액체를 과다하게 채웠기 때문에 발생한다. 그러므로 카테터가 방광경련을 유발하는 경우에는 빨리 제거하도록 한다.
- 방광세척이나 폐색으로 인한 방광의 과다팽만을 예방하는 것이 중요하다. 방광이 과다팽만되면 응고된 혈관에 긴장을 가함으로써 출혈을 유발하게 된다.
- 만약 방광팽만이 있으면 카테터 세척을 하여 혈괴나 전색을 깨끗이 제거하고 배뇨를 촉진하도록 한다.
- 카테터에 세척액 주입 시 저항이 있거나 세척액이 튜브를 통해 배액이 되지 않으면 액체를 억지로 주입하기 않도록 하고 곧바로 의사에게 보고하도록 한다.
- 경요도 전립선 절제술을 시행한 경우 요가 맑아지면 2~3일 후에는 제거한다.

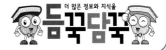

참 / 고 / 문 / 헌

- 윤은자 외(2021). 성인간호학. 수문사

- 황옥남 외(2018). 성인간호학. 현문사

좋은 책을 만드는 길 독자님과 함께하겠습니다.

도서나 동영상에 궁금한 점, 아쉬운 점, 만족스러운 점이
있으시다면 어떤 의견이라도 말씀해 주세요.
SD에듀는 독자님의 의견을 모아 더 좋은 책으로 보답하겠습니다.

www.sdedu.co.kr

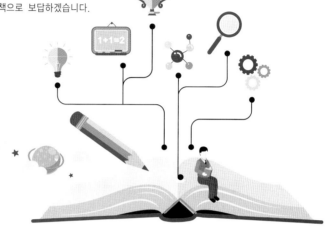

간호사 국가고시 성인간호학 1

개 정 1 판 1 쇄 발행	2022년 07월 05일 (인쇄 2022년 05월 18일)
초 판 발 행	2021년 11월 05일 (인쇄 2021년 09월 06일)
발 행 인	박영일
책 임 편 집	이해욱
편 저	노연경 · 박문귀 · 박지영
편 집 진 행	윤진영 · 김달해
표 지 디 자 인	권은경 · 길전홍선
편 집 디 자 인	심혜림
발 행 처	(주)시대고시기획
출 판 등 록	제10-1521호
주 소	서울시 마포구 큰우물로 75 [도화동 538 성지 B/D] 9F
전 화	1600-3600
팩 스	02-701-8823
홈 페 이 지	www.sdedu.co.kr
I S B N	979-11-383-2564-6(14510)
	979-11-383-2563-9(세트)
정 가	24,000원

SD에듀와 함께
간호사 면허증을
취득해보세요!

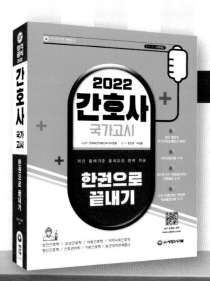

2022 간호사 국가고시 한권으로 끝내기

- 최신 출제 경향을 완벽하게 분석한 핵심이론
- 출제 비중이 높은 적중예상문제 수록
- 누구나 쉽게 이해할 수 있는 명쾌한 해설
- 최신 개정의 보건의약관계법규 반영

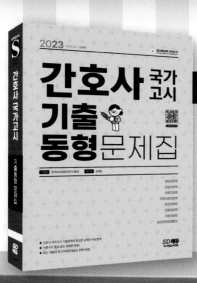

2023 간호사 국가고시 기출동형문제집

- 최신 출제기준과 출제유형 적용!
- 과목별 문제 구성으로 취약 과목만 학습 가능
- 이론서가 필요 없는 상세한 해설 수록!
- 최신 개정의 보건의약관계법규 완벽 반영

※ 도서의 이미지는 변경될 수 있습니다.

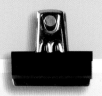

SD에듀가 준비한

치과위생사
국가시험

최근 출제기준 · 출제유형 완벽 적용!

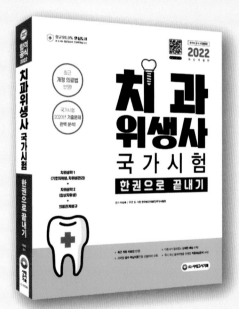

치과위생사 국가시험
한권으로 끝내기

✓ 최근 개정 의료법 반영!

✓ 이론서가 필요 없는 상세한 해설 수록!

✓ 과목별 필수 핵심이론만을 선별하여 수록!

✓ 치과위생사 최신 출제유형을 반영한 적중예상문제 수록!

※ 도서의 이미지는 변경될 수 있습니다.

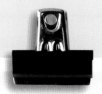
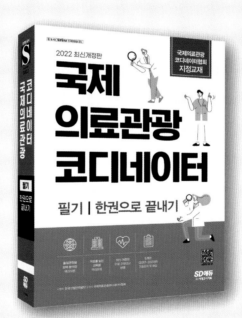

2023

합격의 공식 **시대에듀**

www.**sdedu**.co.kr

합격을 위한 동반자,
시대에듀 동영상 강의와
함께하세요!

합 격 을 위 한 필 수 선 택 !

간호사
국가고시
동영상 강의

HD 고화질 동영상	+	1:1 맞춤 학습	+	모바일 강의
강의 제공		문의 서비스 제공		무료 제공

수강회원을 위한 **특별한 혜택**

HD 고화질 동영상 강의 제공
보다 선명하고 뚜렷하게 고화질로 수강

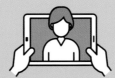

모바일 강의 무료 제공
언제 어디서나 자유롭게 강의 수강

1:1 맞춤 학습 Q&A 제공
온라인 피드백 서비스로 빠른 답변 제공